satt schlank gesund

Dr. Detlef Pape - Dr. Rudolf Schwarz - Helmut Gillessen

satt schlank gesund

Das Ernährungs-Praxisbuch nach dem Insulinprinzip
inkl. Tipps zu Bewegung und Immunsystem

Mit Fachbeiträgen von
Prof. Dr. Wildor Hollmann und
Prof. Dr. Gerhard Uhlenbruck

zum Abnehmen
und Gewichthalten

Auch bei Bluthochdruck, Übergewichtszuckerkrankeit und Fettstoffwechselstörungen

Umschlaggestaltung: www.empewe.de
Bildnachweis: Stockfood, Zefa, Mauritius

Dr. med. Detlef Pape
Arzt für Innere Medizin
Zweigertstraße 37
45130 Essen

Dr. med. Rudolf Schwarz
Arzt für Innere Medizin/Arbeitsmedizin
Stadtwerke Köln GmbH
Parkgürtel 24
50823 Köln

Helmut Gillessen
Prokurist und Personalleiter
Stadtwerke Köln GmbH
Geschäftsführer KölnBäder GmbH
Stadtwerke Köln GmbH
Parkgürtel 24
50823 Köln

Mit 223 Abbildungen und 36 Tabellen

ISBN: 3-7691-0432-3

www.aerzteverlag.de

Bibliografische Information Der Deutschen Bibliothek
Die Deutsche Bibliothek verzeichnet diese Publikation in der Deutschen Nationalbibliografie; detaillierte bibliografische Daten sind im Internet über http://dnb.ddb.de abrufbar.

Die Dosierangaben sind Empfehlungen. Sie müssen dem einzelnen Patienten und seinem Zustand angepasst werden. Die angegebenen Dosierungen wurden sorgfältig überprüft. Da wir jedoch für die Richtigkeit dieser Angaben keine Gewähr übernehmen können, bitten wir Sie dringend, insbesondere bei seltener verordneten Arzneimitteln, die Dosierungsempfehlungen des Herstellers zu beachten.

Gesamtherstellung:
Deutscher Ärzte-Verlag GmbH, Köln

5 4 3 / 614

Inhalt

Dank

Für die wissenschaftliche Mitarbeit in unserem Hauptkapitel Ernährung danken wir Frau Dr. med. Andrea Schwarz.
Sie hat als Ernährungsmedizinerin mit Sachverstand und didaktischem Geschick die Entwürfe und Ideen des Autorenteams aus Sicht der Ernährungspraxis durch Text und Grafiken ergänzt. Besonders hervorzuheben ist das Konzept zum „Baukastensystem Nomadenmahlzeit“.

Dank und Anerkennung für ihr Engagement gebührt Frau Sabine Kapinos. Bei ihr liefen alle Fäden des Buchprojektes zusammen und sie hat mit viel Einfallsreichtum die Beiträge der Autoren in Text und Bild bearbeitet und zu einem Ganzen zusammengeführt. Insbesondere sind hervorzuheben die qualifizierte Durchsicht und Bearbeitung der Autorenmanuskripte und Abbildungen, die Bildredaktion und die Organisation der vielfältigen Arbeitsschritte bei der Entstehung des Buchprojektes.

Für die Abfassung der Fachbeiträge zu den Themen Immunsystem und Hirnfunktion sowie den freundschaftlichen und anregenden Dialog danken wir Herrn Prof. Gerhard Uhlenbruck und Herrn Prof. Wildor Hollmann ganz herzlich.

Für die freundliche Unterstützung bei der Erstellung dieses Buches bedanken wir uns ganz herzlich bei der GEW RheinEnergie AG und beim Kölner Stadtwerke-Konzern. Als Wirtschaftsunternehmen beispielhaft haben die Unternehmen das Buchprojekt mit seiner präventiven Intention in vielfältiger Weise gefördert und damit erheblich zum Gelingen beigetragen.

Bei Herrn Ulf Kessler, Leiter der Betriebskantine GEW RheinEnergie AG, bedanken wir uns für die „Tipps vom Küchenchef“.

Ebenfalls gilt der Dank Herrn Dr. Martin Mittwede und seinem Team für die Bereitstellung der Rezeptvorschläge und deren fotografische Illustration.

Über dieses Buch

Ein Ernährungspraxisbuch nicht nur für Übergewichtige – auch der Normalgewichtige profitiert.

Seit den 60er Jahren lässt sich in der Langzeitbeobachtung feststellen, dass der deutsche Durchschnittsbürger im statistischen Mittel jährlich 0,5 kg an Gewicht zunimmt. Dies betrifft leider auch viele Normgewichtige, körperlich aktive und sportliche Menschen, die über die berufliche Situation an Schreibtischarbeitsplätzen einen erzwungenen Bewegungsmangel erleiden.

Darüber hinaus nimmt die stoffwechselaktive Muskelmasse bereits ab dem 30. Lebensjahr um bis zu 1% jährlich ab. Hieraus resultiert ein verringerter Energieverbrauch durch den gesunkenen Grundumsatz je Kilogramm verminderter Muskelmasse.
Durch diesen altersbedingten biologischen Rückbau der Muskelmasse entsteht, unterstützt durch Bewegungsmangel, eine zunehmende Unempfindlichkeit der Muskelzelle gegenüber Insulin (Insulinresistenz), was zu einer Verwertungsstörung der Nährstoffe führt.

Dass nur wenige genetisch Bevorzugte ihr Leben lang essen und trinken können, was sie möchten, beweist die Tatsache, dass in Deutschland 60% der über 40-jährigen übergewichtig geworden sind.

Im ersten Buchteil stellen wir Ihnen den aktuellen Wissensstand moderner Ernährungslehre und neue Erkenntnisse zum menschlichen Stoffwechsel vor. Im Zentrum der Ausführungen steht das „Insulinprinzip“ mit seinen vielfältigen Stoffwechselwirkungen und seiner Funktion als „Dickmacherhormon“ bei Fehlernährung und Bewegungsmangel.

Grundlage der Ernährungsempfehlungen dieses Buches ist die Unterscheidung von zwei Kostverwertungstypen, den so genannten „Nomaden“ und „Ackerbauern“, mit unterschiedlichen Insulinantworten auf Kohlenhydratmahlzeiten.
Bei einer nicht typgerechten Ernährung in Verbindung mit Bewegungsmangel entsteht Übergewichtigkeit mit der Entwicklung eines „metabolischen Syndroms“: Zuckerkrankheit, Fettstoffwechselstörung, Bluthochdruck und Gicht.
Sie lernen den Entstehungsmechanismus dieser Krankheiten zu verstehen und wie sie mit Nahrung zu verbessern oder gar zu heilen sind.

In einem Selbsttest (Nomaden-Check) können Sie bestimmen, zu welchem Ernährungstyp Sie gehören und welche Ernährungsweise, insbesondere betreffend der Kohlenhydratzufuhr, zu Ihnen passt.

Ernährungsleitlinien mit vielen praktischen Tipps und Rezeptvorschlägen zur Änderung des Essverhaltens mit der Zielsetzung Abnehmen bzw. Gewichthalten runden den ernährungsberatenden Buchteil ab.
Ernährungsbücher mit Rezeptempfehlungen gibt es in Mengen. Doch leider entsprechen die allermeisten bezüglich Mengenangaben und Speisenkomposition nicht den Standards, die nach heutigen wissenschaftlichen Erkenntnissen für eine gesunde und vitale Ernährung gültig sind. So ist z.B. der Kohlenhydratanteil der Speisen zu niedrig, und Fette, die als Geschmacksträger dienen, werden reichlich verwandt.
Bei der Vielfalt von Möglichkeiten, die Sie heute in der Gestaltung Ihrer Ernährung haben, fällt es somit nicht leicht, die richtige Auswahl zu treffen.

Die Rezepte in diesem Buch entsprechen dem Prinzip: „Essen Sie sich satt und gesund!“ und wurden nach der Energiepyramide zusammengestellt.
Die Mahlzeitenvorschläge sind sowohl für über- als auch für normalgewichtige Menschen geeignet, die durch eine gesunde Ernährung Übergewichtigkeit und Ernährungskrankheiten vermeiden möchten.

Im Abschnitt „Ernährungspraxis“ erklären wir Ihnen, wie Sie Ihren Nährstoffbedarf zum Gewichthalten und Abnehmen am besten decken können.

Wie man mit Hilfe von Antioxidantien, Vitaminen und sekundären Pflanzenstoffen aus der Naturapotheke das Immunsystem stärkt und sich so u.a. vor Krebserkrankungen schützen kann, ist in den wissenschaftlichen Ausführungen von Prof. Dr. Gerhard Uhlenbruck, Immunbiologe an der Universität Köln, dargestellt.

Da ein dauerhafter Gewichtserhalt bzw. eine Gewichtsnormalisierung nur im Zusammenwirken von Ernährung und Bewegung möglich ist, stellen wir Ihnen im Bewegungsteil das Basiswissen für ein gesund erhaltendes moderates Bewegungsprogramm dar. Der Einstieg in „Spaßbewegung“ wie zügiges Wandern, Walken und Joggen wird praxisnah beschrieben, und Sie erleben, wie Sie mit Hilfe der „Bewegungshormone“ der „Insulinfalle“ entkommen.

Abgerundet wird der Bewegungsteil durch einen Beitrag von Prof. Dr. Wildor Hollmann, Universität Köln, zum Thema „Auswirkungen von Bewegung auf die Hirnfunktion“, der die zentrale Rolle des Muskels für die Stoffwechselgesundheit und die geistige Fitness unterstreicht.

Kombinieren Sie die Ernährungsempfehlungen dieses Buches mit einem moderaten Bewegungsprogramm und Sie sind auf dem richtigen Weg zu Gesundheit und Vitalität!

Essen und bewegen Sie sich satt, schlank und gesund!

Dr. Detlef Pape
Dr. Rudolf Schwarz
Helmut Gillessen

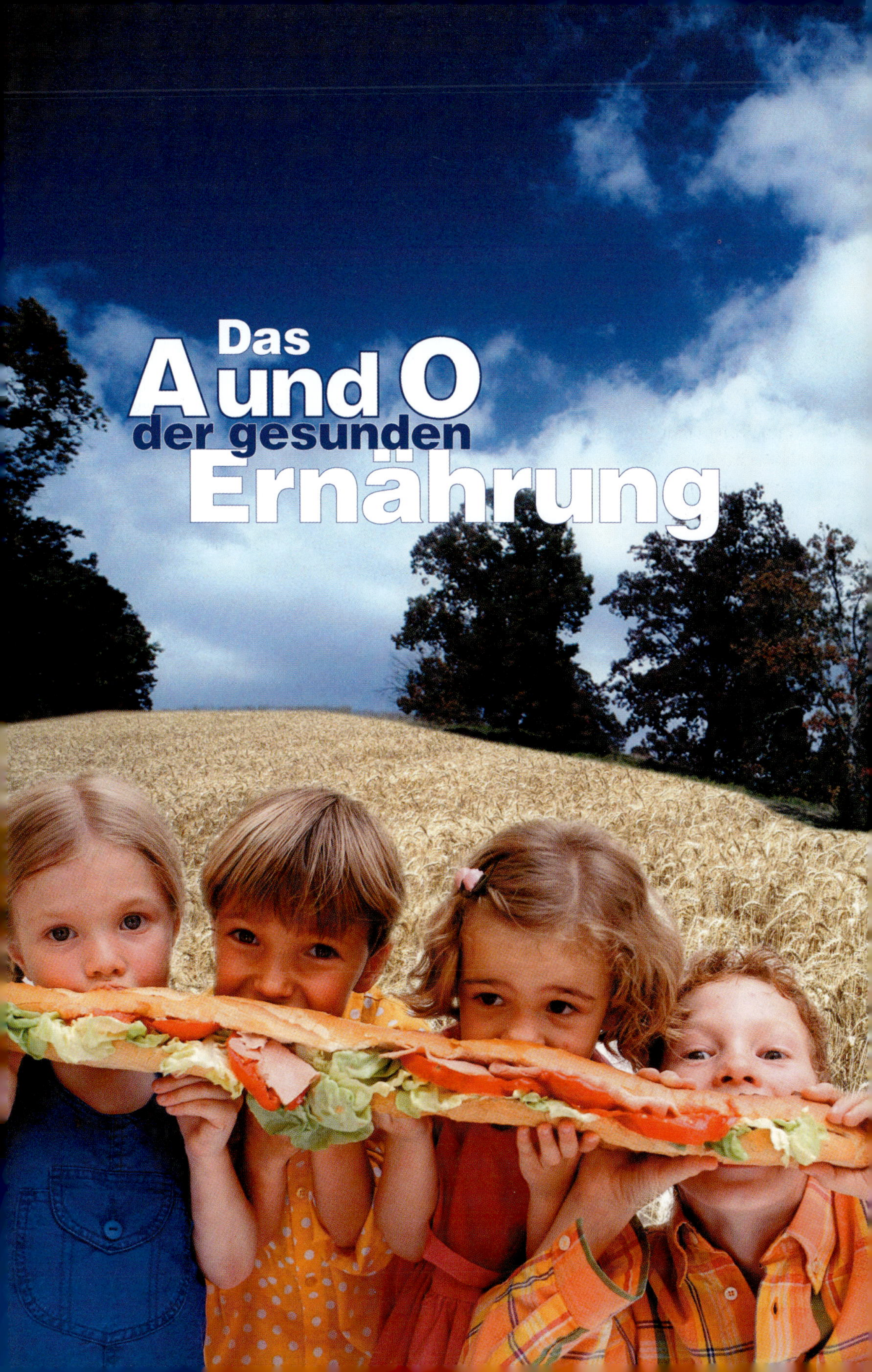
Das
A und O
der gesunden
Ernährung

Ernährungsgeschichte, Insulin und Ernährungskrankheiten

Es war einmal ...

Von Jägern, Sammlern und Ackerbauern

Seit mehreren Jahrzehnten wogt ein schier unerschöpflicher Streit zwischen Befürwortern und Gegnern verschiedenster Ernährungsformen und Diäten. Teilweise mit ideologischer Verbissenheit geführt wird das Pro und Contra in Bezug auf unterschiedlichste Lebensmittelmischungen. Turbulent und verwunderlich wird es, wenn es um Abnehmdiäten geht.

In einer kürzlich erschienenen Testzeitung wurden 80 Diäten verglichen. Irritiert stellt der Leser fest, dass gegen zu große Körperfettmassen sowohl eiweißreiche Diäten (Fleisch gegen Fett) als auch fettreiche (Fett gegen Fett) und kohlenhydratreiche Diäten (Stärke gegen Fett) helfen. Daneben gibt es Trennkost-Diäten, Mischkost-Diäten, Blutgruppen-Diäten, Fastenkuren, Formula-Diäten, Psycho-Diäten und in jüngster Zeit auch Internet-Diäten.

Tatsächlich gibt es viele Menschen, die in einem Jahr mit dieser Methode und im nächsten Jahr mit jener Methode überschüssige Pfunde verlieren. Nun scheint es aber nicht die eine Diät für alle zu geben und schon gar keine, die bei genetisch angelegter Neigung zu Übergewichtigkeit auch zu einem dauerhaften Halten des erreichten Zielgewichtes beiträgt. Im Gegenteil: Zahlreiche wissenschaftliche Untersuchungen zeigen, dass die überwiegende Zahl von übergewichtigen Menschen nach erfolgreicher Abnahme hartnäckig und beständig wieder in Richtung ihres vormaligen Übergewichtes zunehmen. Und dies paradoxerweise bei einem häufig noch überreichlich gefüllten Energiereservoir von mehreren 100.000 kcal in den Fettspeichern. Als einen Hauptübeltäter beschreiben die Menschen ein mehr oder weniger diffuses Gefühl, das allgemein als „Hunger" bekannt ist.

Die Forschungsergebnisse – gerade der letzten fünf Jahre – haben unser Wissen über die Steuerung von Hunger, Sättigung und Fettspeicherung stark erweitert. Ein bis zwei Dutzend Gene, eine ganze Handvoll von Botenstoffen (sog. Neurotransmitter) und diverse Hormone und Enzyme sind in ihrer Wirksamkeit miteinander verbunden und für Hunger, Sättigung und Fettspeicherung verantwortlich. Jedoch scheint – wie immer, wenn es unübersichtlich wird, ähnlich wie bei den zahllosen Diäten – ein einfaches, ein einheitliches Prinzip der Natur zu fehlen. Oder doch nicht?

Bei genauer Betrachtung wird es erkennbar: das **„Insulinprinzip"**, das sich die Natur seit vielen hunderttausend Jahren zur Nährstoffversorgung jeder einzelnen Zelle und zur Energiespeicherung bei Nahrungsüberfluss ausgedacht hat. Dieses recht einfach aufgebaute Eiweißhormon funktioniert in den verschiedensten Tierspezies seit Millionen von Jahren, beim Menschenaffen und natürlich auch beim Menschen. Starke Insulinreizungen traten bis vor 10.000 Jahren nur durch süßes Obst in wenigen Spätsommer- und Herbstmonaten auf (siehe „Igelprinzip“ Seite 30). Dann aber passierte etwas für die Evolution nicht Vorhersehbares: Der Mensch wurde Ackerbauer. Er sammelte Getreidekohlenhydrate, mahlte diese und erhitzte sie durch Kochen und Backen.

Insbesondere durch den Verzehr von Süßigkeiten ausgelöste starke Insulinreizungen können durch raschen Blutzucker-Abfall in kurzer Zeit das Gefühl von „Unterzuckerungshunger“ auslösen. Selbst bei unter- und normalgewichtigen Menschen treten Zittern, Schwächegefühl, Kopfschmerzen, Pulsbeschleunigung, Schwitzen und eben Heißhunger auf. Die Betroffenen lernen „instinktiv“, dass dagegen Essen und Trinken hilft, sie aber auch in kurzer Zeit enorm an Gewicht zunehmen können.

Änderungen der Insulinkonzentrationen durch Backen und Erhitzen
Testmahlzeiten aus Weizen

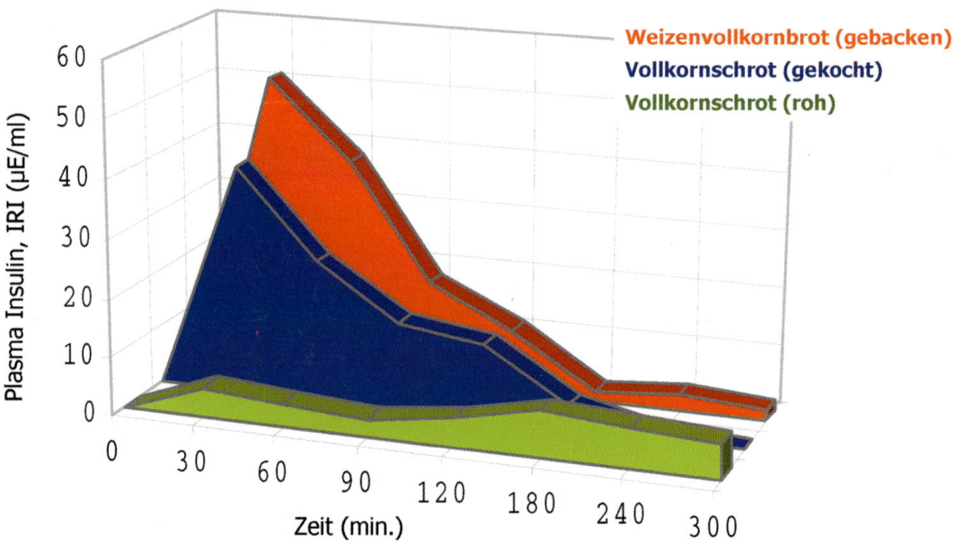

Durch das Erhitzen der Kohlenhydrate vervierfachte sich die Insulinausschüttung der Bauchspeicheldrüse (siehe Grafik), was die Nährstoffe in „Turbogeschwindigkeit“ in die Zellen einschleuste.

Nur durch ganztägige harte Feldarbeit und sehr geringe Fettmengen hielten sich beim schlanken Ackerbauern Energiezufuhr und -verbrauch die Waage.

Das Jahrtausende alte **Insulinprinzip: „durch Unterzuckerungshunger weiter essen für den Winterfettspeicher“** gilt bis heute. Es gerät jedoch in einen Konflikt mit dem heutigen Lebensmittelangebot.

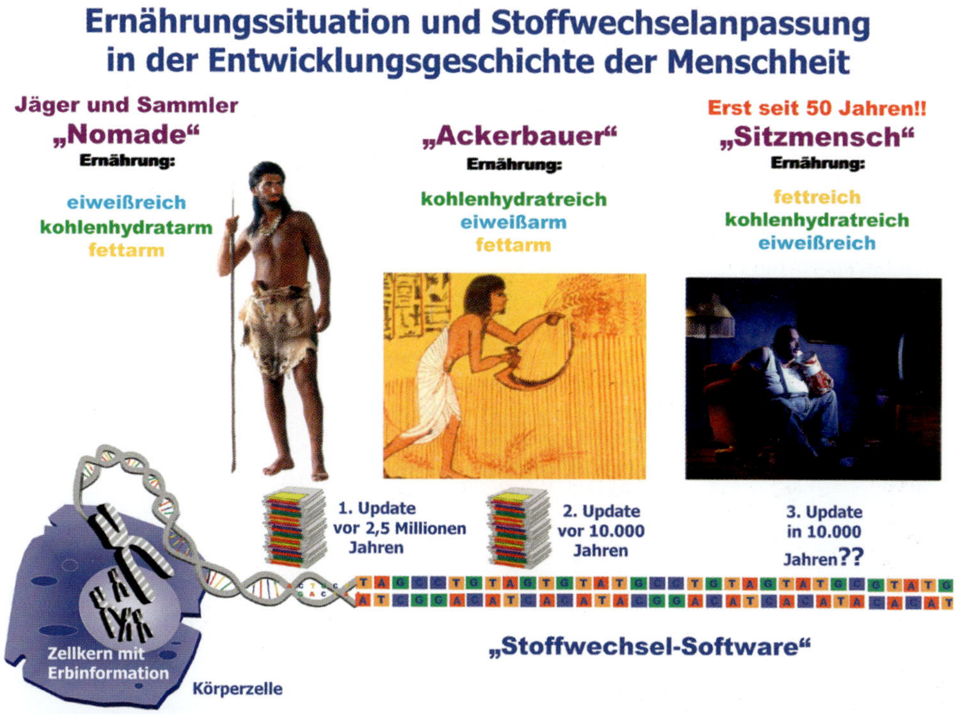

Aufgrund der permanenten Ernährung mit Kohlenhydraten ist seitdem eine extreme Anpassung der Bauchspeicheldrüse und der Muskel-Insulinrezeptoren, welche die Aufnahme von Zucker in den Muskel steuern, an die Kohlenhydratflut nötig. Normale Reaktionen der Bauchspeicheldrüse auf Kohlenhydrate sind bei vielen Menschen noch nicht erreicht. Grund: Die „Bio-Software“ des menschlichen Stoffwechsels ist aufgrund der nur langsamen Anpassung der Evolution an Veränderungsprozesse der Umwelt auch im heutigen „Chip-Zeitalter“ teilweise immer noch die „Software“ der Jäger und Sammler. Daher hat die Natur ein großes Problem mit unseren heutigen Ernährungs- und Lebensbedingungen. Die genetischen „Software-Programmierer“ laufen der dramatischen Veränderung, die erst seit 50 Jahren durch eine Überflussernährung mit verarbeiteten Lebensmitteln stattfindet, mit einer Verzögerung von mehreren tausend Jahren hinterher. Fazit: Es gibt noch kein aktuelles Update der Stoffwechselsoftware für die Lebensweise im Computerzeitalter mit Bewegungsmangel und ständig verfügbarem hochkalorischen Essen.

Von Vegetariern (Pflanzenessern), Carnivoren (Fleischessern) und Omnivoren (Allesessern)

Was war damals anders als heute?

Auf dem afrikanischen Kontinent trennten sich vor etwa 5 Millionen Jahren die Entwicklungslinien der Urmenschen von den Menschenaffen, mit denen wir heute noch zu ca. 98% ein identisches Erbgut teilen. Aus der Linie des **Australopithecus africanus,** einem Affenmenschen mit leichter gebautem Schädel und kleineren Zähnen, der vermutlich sowohl von Pflanzen als auch von Fleisch (Aas) lebte, entwickelte sich vor 2,5 Millionen Jahren eine Form mit größerem Hirnvolumen, der **Homo habilis**. Seit dieser Zeit spricht man endgültig von der Gattung Mensch. Vor ca. 2 Millionen Jahren überlebte als einziger der verschiedenen Urmenschen der **Homo erectus**, der sich von Afrika aus auf andere Kontinente ausbreitete. Rekonstruktionen von Skelettfunden, die ca. 500.000 Jahre alt sind, lassen auf eine außerordentlich starke Ähnlichkeit mit uns heutigen Menschen schließen. Seither wird die Gattung Mensch als **Homo sapiens** bezeichnet.

Die Menschenaffen und auch die Menschengattungen wurden vermutlich über Millionen von Jahren nicht älter als 30–40 Jahre mit einem Fortpflanzungsalter von ca. 20 Jahren als eine Generation. Rechnerisch haben sich also unser heutiger Verdauungstrakt und die Stoffwechselabläufe in über 250.000 Generationen entwickelt.

Als Sammler von überwiegend vegetarischer, unerhitzter Kost begannen die Menschen irgendwann auch mit der kooperativen Jagd in der Gruppe „nach tierischem Protein“, allerdings mit noch recht ungeeigneten Waffen. Es konnten meistens nur Kleintiere erbeutet werden als hochwertige Eiweißbeilage zu der übrigen Pflanzenkost. Über lange Zeitabschnitte haben wohl auch Insekten (Heuschrecken u.a.) zur Versorgung mit tierischem Eiweiß beigetragen. Tierskelette und menschliche Werkzeugfunde deuten darauf hin, dass die Menschen sich später tierische Fette als Nahrungsquel-

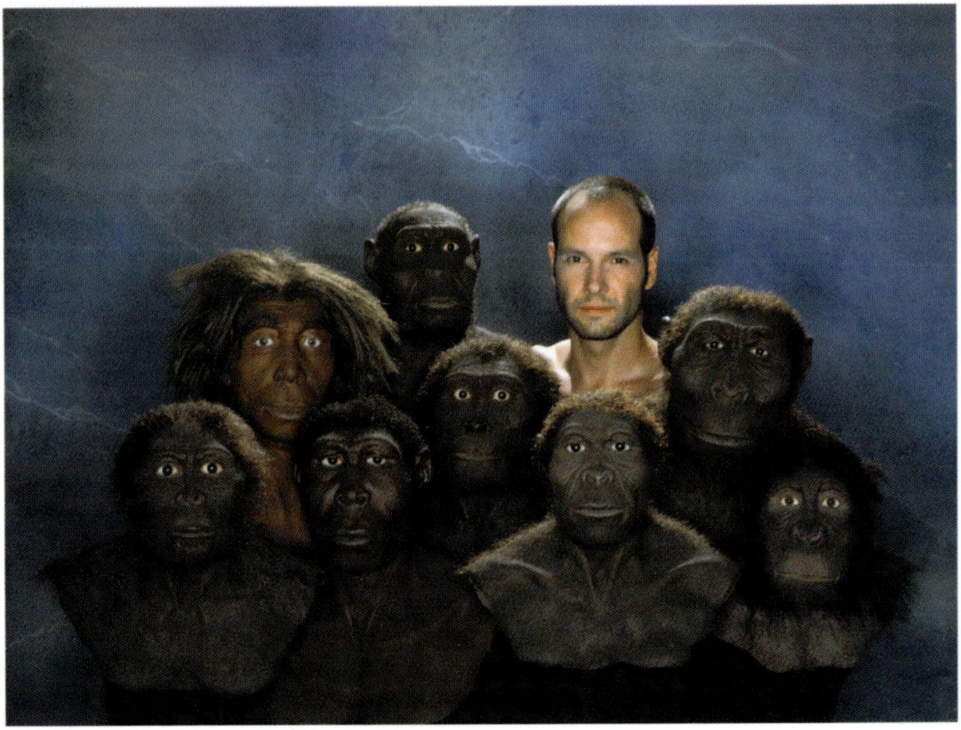

le erschlossen. Sie zertrümmerten Wirbelsäule, Schädel und Röhrenknochen von Beutetieren großer Raubtiere, um an Gehirn, Rücken- und Knochenmark zu gelangen. Während die **Neandertaler** ungefähr 100.000 Jahre in dieser Art überlebten, begann eine neue Epoche erst vor 40.000 Jahren mit dem **Cro-Magnon-Menschen**. Dieser entwickelte bereits ausgezeichnete Werkzeuge und Waffen, mit denen er auch Großwild jagen konnte. Die Ernährung von gesammelten Wurzeln, Blättern, Knospen und Früchten in der Kombination mit hochwertigem tierischen Protein führte zu einer deutlichen Lebensverlängerung von bis zu 60 Jahren und kann somit als erfolgreicher Fortschritt der Evolution angesehen werden. Größere Menschengruppen waren entstanden, aber auch schwerer zu ernähren, so dass vermutlich vor ca. 10.000 Jahren einzelne Menschengruppen das Leben als Sammler und Jäger aufgaben. Sie hatten gelernt, durch Sammeln und erneutes Aussäen einiger Samen die ersten stärkehaltigen Getreidesorten anzubauen und in Vorratslöchern ganzjährig aufzubewahren. Den Ursprung dieser Entwicklung vermutet man im Zweistromland, im heutigen Irak und Syrien. Es begann die erste Episode einer dramatischen Steigerung der Lebensmittelerzeugung und Lagerung, mit der eine größere Anzahl von Menschen auf kleineren Landflächen mehr oder weniger kontinuierlich ernährt werden konnte.
Dazu hat auch wesentlich die Entwicklung der Töpferkunst beigetragen, die eine bessere Vorratshaltung und bessere thermische Aufbereitung der Nahrung in Tongefäßen ermöglichte.

Wie Skelettuntersuchungen der Frühzeitmenschen ergaben, wurde dieser Vorteil schon damals aufgrund der relativ einseitigen Kost mit schnell resorbierbaren Kohlenhydraten bei rascher, hoher Kalorienzufuhr mit den ersten „Zivilisationskrankheiten" wie Karies, Blutarmut (Eisenmangel), Knochen- und Gelenkentzündungen (Vitaminmangel) und sogar kleinerem Körperwuchs (Eiweißmangel) erkauft.

An dieser Stelle setzen die Kritiker einer kohlenhydratreichen Ernährung ihre Argumente an und empfehlen die Rückkehr zu einer fleisch- und fettbetonten „Urnahrung". Bei nunmehr 6 Milliarden Menschen ist allerdings eine weltweite Ernährung durch überwiegend tierische Lebensmittel trotz Massentierhaltung nicht denkbar und wegen der Ressourcenverschwendung sicherlich auch nicht wünschenswert.

Dieses Praxisbuch versucht einen Kompromiss herzustellen für ein „friedliches Nebeneinander" von Kohlenhydraten, Eiweiß und Fett unter Berücksichtigung der sehr spezifischen Insulinwirkung der einzelnen Nährstoffgruppen.

Warum wir Kohlenhydrate essen müssen

Für einen täglichen Kohlenhydratbedarf des Menschen zwischen 100 und 250g sprechen der enorme Traubenzuckerbedarf (Glukose) des Gehirns (ca. 100–140g) und weiterer Körperorgane (nochmals 60–80g). Kohlenhydrate sind in den Verbrauchsorganen durch die Insulinwirkung in Sekundenschnelle verfügbar und können besonders leicht in den Körperzellen genutzt werden.
Die im Verlauf der Evolution an Kohlenhydratnahrung angepassten „Ackerbauern" (ca. 2/3 der Bevölkerung) schütten nach einer Kohlenhydratmahlzeit nur wenig Insu-

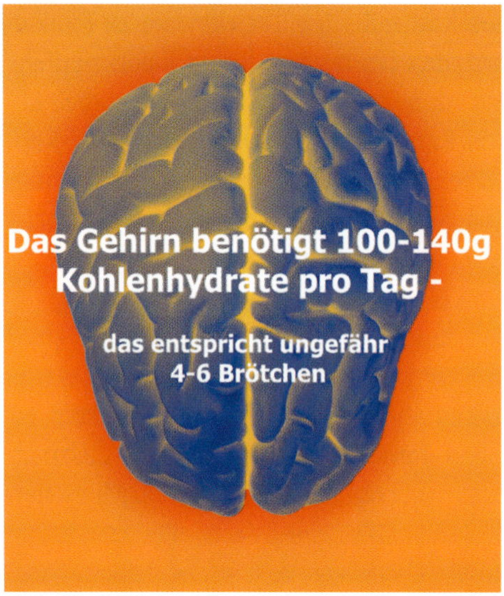

lin aus und überschüssige Kohlenhydrate werden einfach zu Wärme verbrannt.

Allerdings gibt es zahlreiche Hinweise, dass mehr als ⅓ der Bevölkerung noch immer die sehr alte Stoffwechselgenetik des „Jägers und Nomaden“ in sich trägt. Diese Menschen schütten insbesondere bei thermisch verarbeiteten Kohlenhydraten wie gekochten oder gebackenen Getreideprodukten sowie bei Milchprodukten mit Obst und Zucker, die einen hohen Blutzuckeranstieg bewirken, auch überhohe Insulinmengen aus. Dies führt zur **Insulinmast des Fettgewebes** mit einer nachhaltigen Körperverfettung bereits in frühesten Kinderjahren.

Insulin

Erlauben Sie uns, liebe Leserin, lieber Leser, Sie zum besseren Verständnis der Entstehung von Übergewicht und der Übergewichtskrankheiten mit dem stoffwechselaktiven **„Versorgungs“**- und **„Dickmacherhormon“** Insulin vertraut zu machen.

Die Wirkung von Insulin an der Zelle

Die Aufgabe von Insulin ist es, die Nährstoffe auf alle Körperzellen (insbesondere die Muskeln) zu verteilen, wodurch z.B. der Blutzucker (Glukose) schnell wieder auf seinen Ausgangswert sinkt.
Muskel-, Leber- und Fettzellen haben auf ihrer Zellmembran **Insulin-Rezeptoren**, an denen sich Insulin anlagert, nach dem „Schlüssel-Schloss-Prinzip“ einen Schließ-Kontakt öffnet und eine **Signalkette** auslöst. Diese veranlasst im Zellkern die Bildung von Transportern, welche durch einen **„Transportschacht“** in der Zellmembran die Aufnahme von Glukose, Aminosäuren und Fettsäuren in die Zelle ermöglichen. Dort können sie zur Energiegewinnung verbrannt oder als Bausubstrat verwendet werden.

Krank durch Insulinresistenz und Hyperinsulinämie

Ein kleines Kind verschließt, wenn es satt ist und nichts mehr essen will, trotzig seinen Mund. Ähnlich verhalten sich auch nährstoffsatte Körperzellen.
Ist bei einer Überernährung z.B. mehr Zucker im Blut vorhanden, als die Körperzellen verbrauchen können, schützen sie sich vor einer „Überzuckerung“ durch Einzug der Insulinrezeptoren an der Zellmembran (Down-Regulation) und werden damit insulinunempfindlich (resistent).

Insulin versorgt die Zellen mit Nährstoffen und „entsorgt“ überschüssiges Fett und Zucker in das Fettgewebe

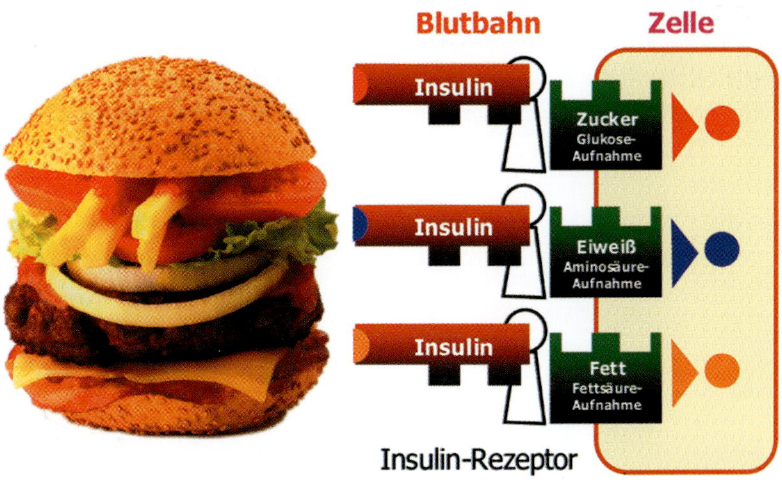

Aufnahme von Blutzucker in die Zelle durch Insulin

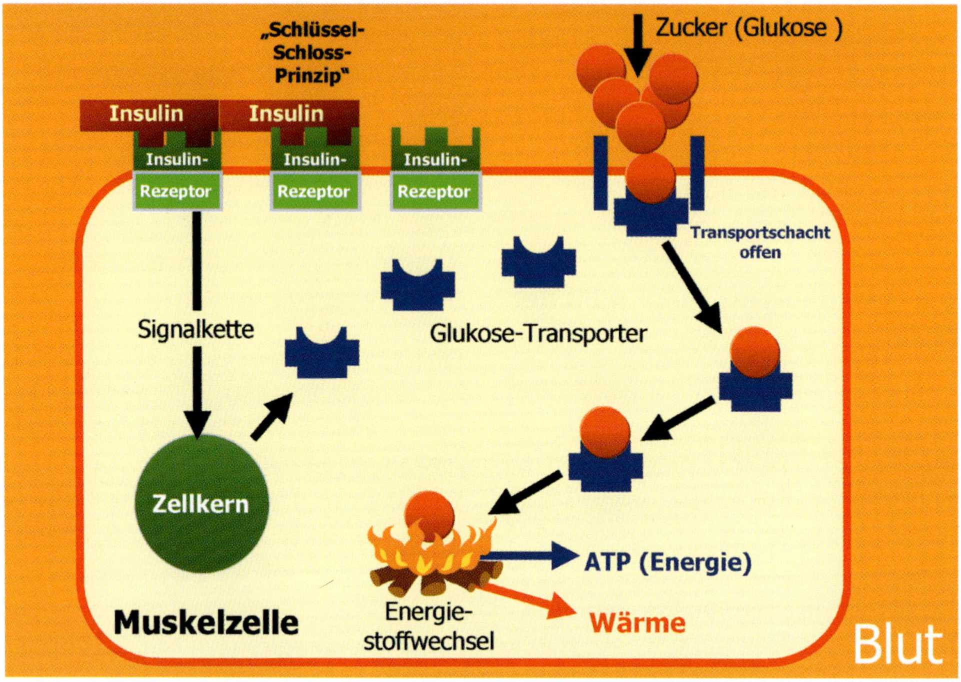

Aufnahme von Blutzucker in die Zelle durch Insulin

Diesen Zustand bezeichnet man als **Insulinresistenz**.

Die Zuckermoleküle stehen nun mit dem Insulin vor den verschlossenen Türen der Körperzellen und es kommt zu einem stundenlangen **Verwertungsrückstau** im Blut.

Um diese Stausituation zu beseitigen, versucht der Körper mit Gewalt, den Zucker in die blockierten Zellen einzuschleusen.

Wie macht er das?

Er verdoppelt, verdrei- oder vervierfacht dazu die Insulinausschüttung der Bauchspeicheldrüse **(Hyperinsulinämie)**. Diese hohe Insulinmenge zwängt mit hohem Druck einen Teil des Zuckers noch in die Muskelzelle hinein.

Was nicht mehr hinein geht, wird gemeinsam mit Nahrungsfetten in das Fettgewebe „entsorgt". Auf diese Art und Weise mästet Insulin das Fettgewebe.

Was macht die Zelle, wenn sie satt ist?

Sie schützt sich vor „Überfütterung", indem sie ihre Eingangstüren verschließt (Rückzug der Insulinrezeptoren= Insulinresistenz)

Eine Übermenge an Insulin (Hyperinsulinämie) versucht dennoch, Nahrung in sie hineinzuzwängen.

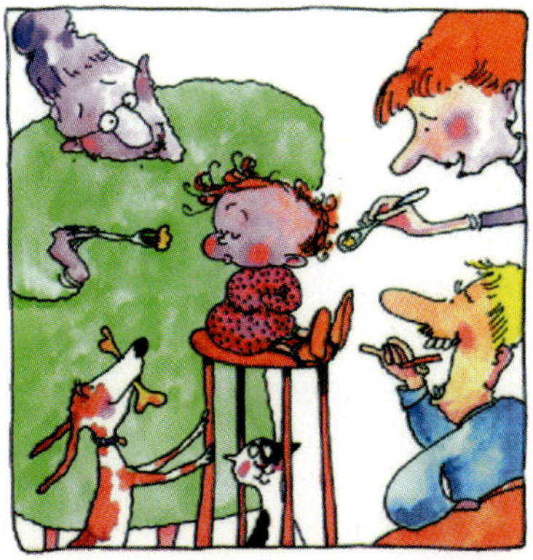

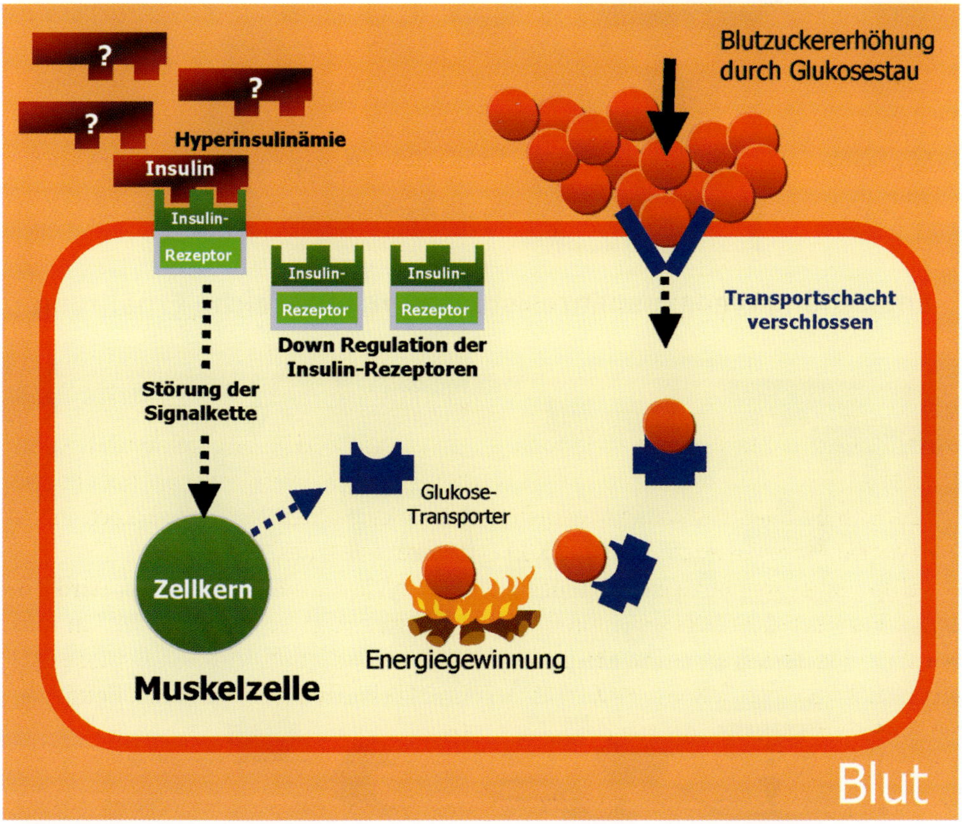

Entwicklung eines Aktivitätsverlustes der Insulinrezeptoren (Insulinresistenz) durch erhöhte Blutinsulinspiegel (Hyperinsulinämie)

Insulinresistenz durch „Metzger-“ und Käseplatte

Ein anderer Mechanismus der Entstehung einer Insulin-Resistenz ist die **Verfettung der Insulin-Rezeptoren von innen durch freie Fettsäuren**. Eine regelmäßige Ernährung mit viel fetter Wurst oder Käse stimuliert in der **Kombination: Kohlenhydrate, Fett und Eiweiß** maximal die Bauchspeicheldrüse, die darauf mit einer hohen Insulinantwort reagiert.

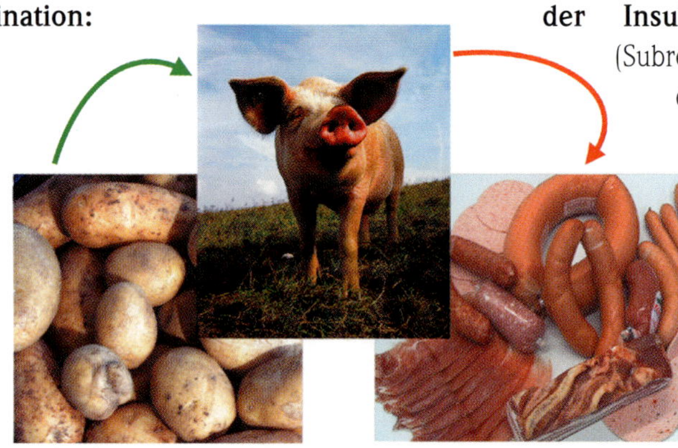

Insulin schleust die Kohlenhydrate der Frühstücksbrötchen, die Aminosäuren vom Wurstfleisch sowie die freien Fettsäuren vom Wurst- und Käsefett in die Zellen ein. Während die Kohlenhydrate und Aminosäuren von der Zelle gut verwertet werden können, führt ein stetiges Einschleusen von Fettsäuren, insbesondere beim unbewegten Muskel, zu einer **„inneren Verfettung“ der Insulinrezeptoren** (Subrezeptorblockade), was ebenfalls zur Entstehung einer Insulinresistenz führt. Gleichzeitig „verfettet“ auch

Entstehung einer Insulinresistenz durch fettreiche Ernährung

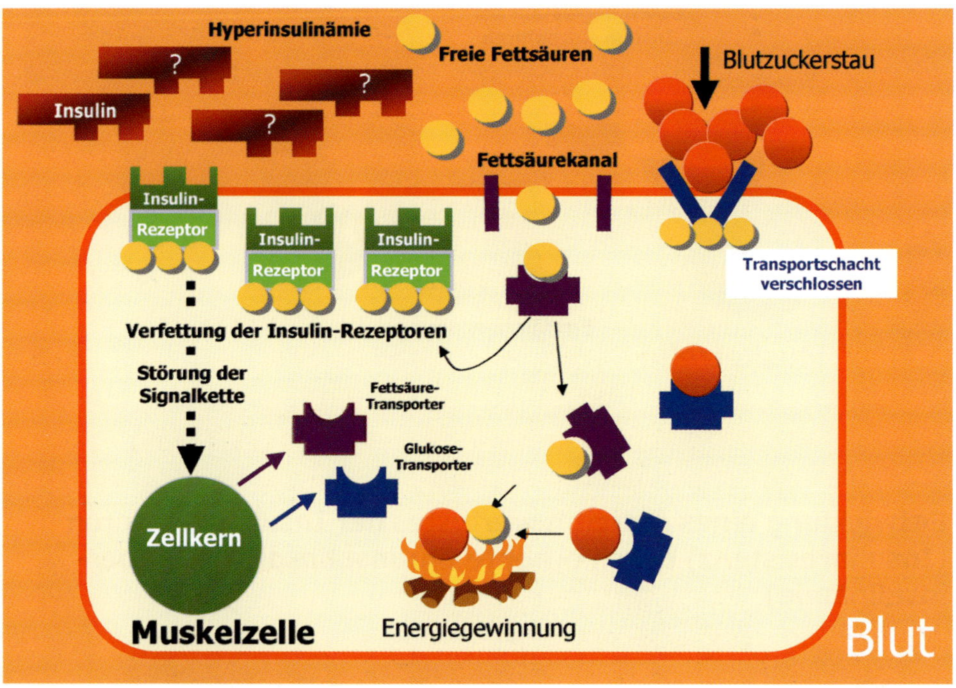

Innere Verfettung der Insulinrezeptoren

der Transportschacht für Glukose in der Zellmembran, was zu einer Verschlechterung des Zuckerstoffwechsels bis hin zur Zuckerkrankheit (Diabetes mellitus Typ 2b) führt.
Hält dieser Zustand eine längere Zeit an, kommt es zu der paradoxen Situation, dass die Zellen durch die Rezeptorblockade keine Nährstoffe mehr aufnehmen können und hungern, während in den Blutgefäßen eine krankmachende Überflusssituation herrscht.

„Schnelle Einfach- und Zweifachzucker" machen dick und hungrig

Hatten sich unsere Vorfahren nur von Stärkekohlenhydraten aus Getreide ernährt, vollzieht sich seit wenigen Jahrzehnten eine für den menschlichen Stoffwechsel nochmalige Beschleunigung der Insulinspirale durch „Flüssigzucker".

Seit der **„2. Ernährungsrevolution"** in der Menschheitsgeschichte (Züchtung von Hochertrags-Getreidesorten und Hochleistungszuckerrüben) werden Stärke- und Haushaltszucker (Saccharose) industriell in Megatonnen produziert und in einem bis dahin ungeahnten Ausmaß in die Nahrungskette des Menschen eingebracht, oft versteckt in industriell hergestellter Nahrung.
In einem Liter Limonade sind z.B. 110g Zucker, in einem Liter Fruchtnektar bis zu 200g Zucker „versteckt"!
Einfach- oder Zweifachzucker, z.B. aus Obst, Haushaltszucker, Limonaden, Süßigkeiten, Obstsäften usw. gelangen flüssig sehr rasch aus dem Darm in die Blutbahn und führen zu einem hohen Blutzuckeranstieg. Die Bauchspeicheldrüse des Menschen ist genetisch an diese schnell anflutenden Zuckermassen aus der Nahrung nicht angepasst und reagiert überschießend mit einer

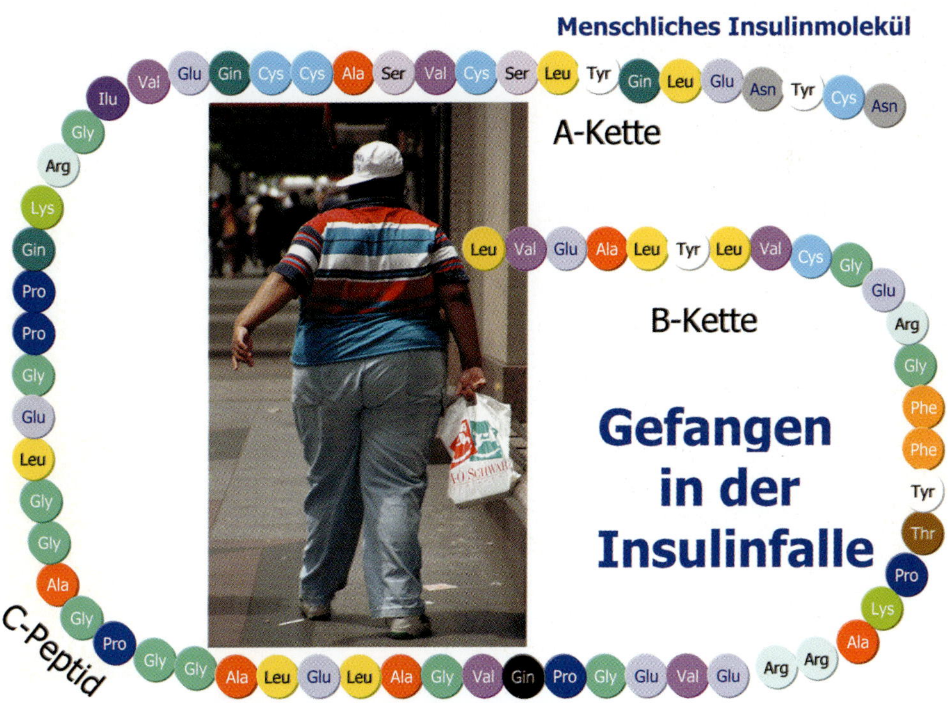

schnell ansteigenden und gleichzeitig hohen „Insulinantwort“. Dieser hohe Insulinspiegel verteilt die Glukose rasch auf die Körperzellen, was zu einer Senkung des Blutzuckers bis unter den Normalwert führt, so dass es nach solchen „Zuckermahlzeiten“ oft zu einer Unterzuckerung mit Heißhungergefühl kommt. Dies löst dann eine erneute Mahlzeiteneinnahme aus. Sie kennen das aus eigener Erfahrung: Man isst etwas und ist doch nicht satt.

Da wir in der Regel Zucker nicht pur, sondern oft zusammen mit Milchfett oder Kokosfett als „süße Fettigkeiten“ verzehren (z.B. in Form von Sahnejoghurt, Schokolade, Eis, Cremetorten usw.) „entsorgt“ die hohe Insulinmenge auch das von den Körperzellen nicht benötigte Fett sofort ins Fettgewebe.

Aus der modernen Massentierhaltung tritt weiteres tierisches Fett besonders aus Wurst und Fleischprodukten dazu.

Insulin als „Entsorger“ öffnet die Eingangstür des Fettgewebes und verschließt gleichzeitig dessen Ausgangstüren, die es dann für mehrere Stunden blockiert, um den Energievorrat zu sichern. Es macht ja auch keinen Sinn, einen Sack dauernd zu füllen, der unten ein Loch hat.

Diesen Vorgang bezeichnen wir als **„Insulinfalle“**, denn alle nicht benötigten Fett- und Zuckerkalorien werden im Fettgewebe wie in einer Falle für mehrere Stunden eingesperrt.

Wenn zuckerhaltige Getränke und häufiges Essen („Snacking“) als Ernährungsstil zur Gewohnheit wird, kommt es, unterstützt durch Bewegungsmangel, durch Insulin zu einer Dauerblockade der Fettzellen mit einer sehr früh zu beobachtenden (Fett-) Übergewichtigkeit (Insulinmast) schon bei Kindern.

Die „Insulinfalle"

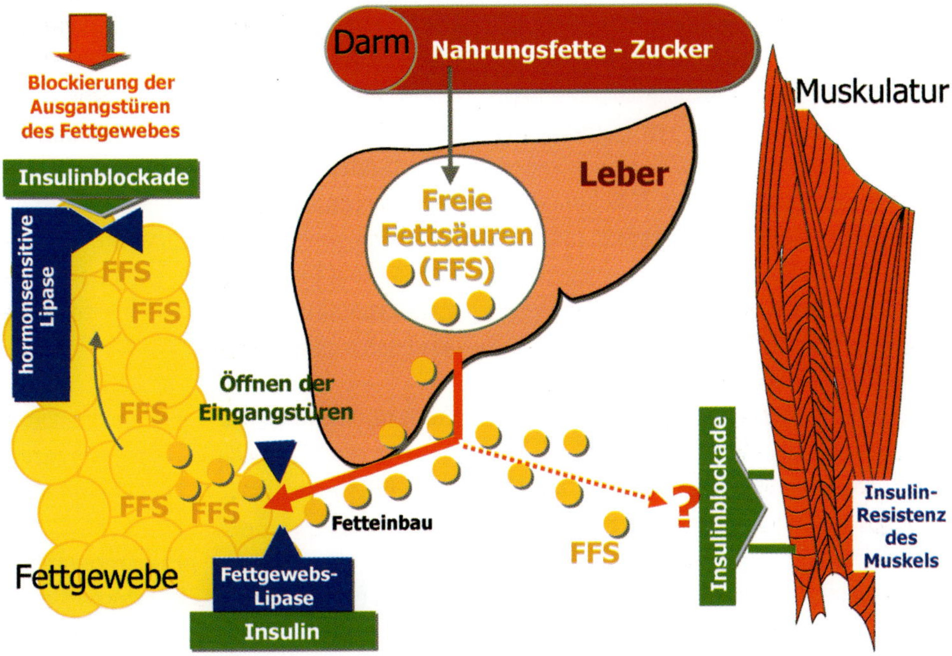

Insulin - das „Masthormon" der Fettzellen

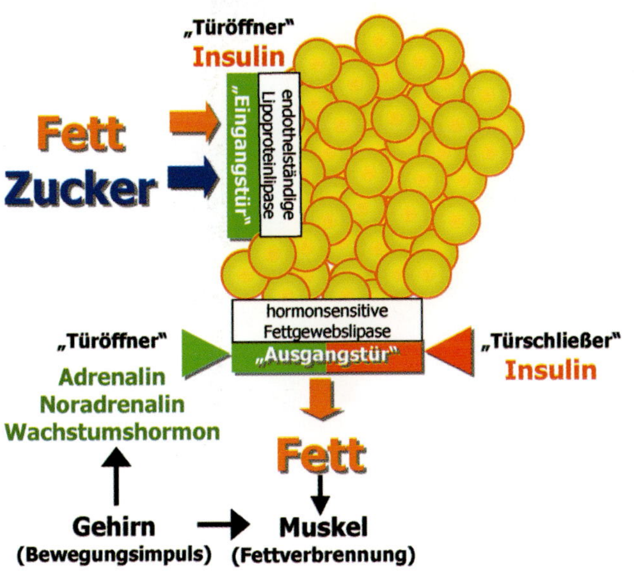

Fett und Zucker wird im Fettgewebe durch Insulin „eingesperrt", denn Insulin öffnet die „Eingangstüren" und verschließt die „Ausgangstüren". Nur die Bewegungshormone Adrenalin und Noradrenalin sowie das nachtaktive Wachstumshormon können die Ausgangstüren des Fettgewebes öffnen.

Lebensmittel und Insulinreaktion

Bei der Bewertung von Lebensmitteln hinsichtlich der Höhe der Insulinreaktion muss man berücksichtigen, dass wir Nahrung fast immer in Form von Mischkostmahlzeiten mit einem unterschiedlichen Mischungsverhältnis von Kohlenhydraten, Eiweiß und Fetten untereinander verzehren.
Auch verweilen verschiedene Nahrungsmittel eine unterschiedlich lange Zeit im Magen (Ballaststoff-, Fett- und Eiweißanteil) und vermischen sich dann mit nachfolgenden Mahlzeiten.
So werden bei einer Mahlzeit z.B. Kartoffeln, Fleisch, Bratensauce, Salat und Gemüse, Schokoladenpudding oder Obst als Nachtisch gemeinsam verzehrt. Die ganzen Köstlichkeiten werden im Magen gesammelt, vermischt und dann beginnt der Prozess der Verdauung.
Die Menge und das Mischungsverhältnis der in einer Mahlzeit enthaltenen Nährstoffe (Zucker, Eiweiß, Fett), **lösen in ihrem Zusammenwirken in der Bauchspeicheldrüse unterschiedliche Insulinantworten aus**, die bei jedem Menschen in Abhängigkeit von Körpergewicht, Muskelaktivität und Insulinrezeptorempfindlichkeit (Ackerbauer- oder Nomadentyp) verschieden hoch sein können.

Kohlenhydrat-Fett-Nährstoffkombinationen lösen eine relativ niedrige, **Kohlenhydrat-Eiweiß**-Kombinationen eine hohe Insulinantwort aus.
Die Betrachtung der praxisrelevanten Insulinantworten auf Mischkost sind Gegenstand neuester Forschung.

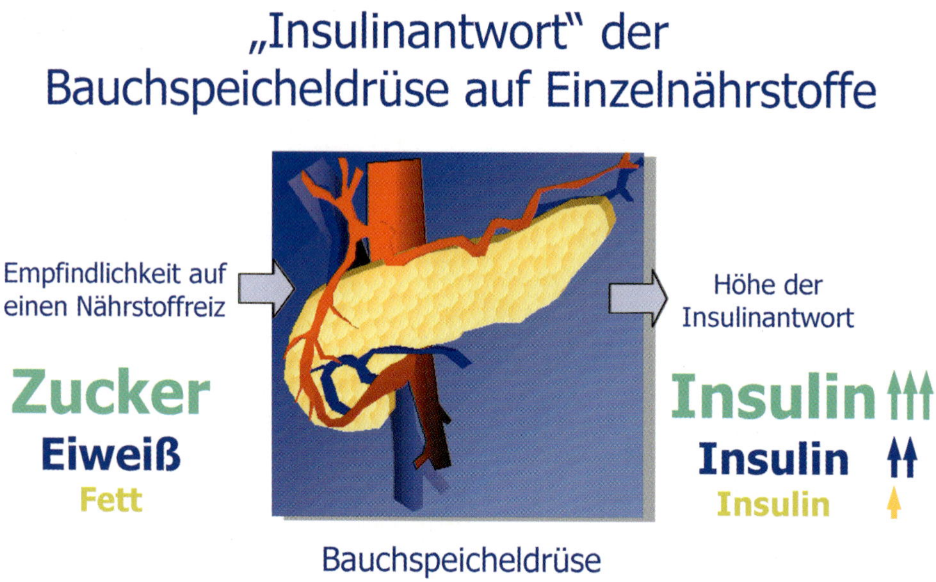

Neu: Der Insulinindex

Völlig überraschend haben jüngere Untersuchungen von Insulinausschüttungen nach Einzel- oder Mischkostmahlzeiten unsere bisherigen Vorstellungen über den Haufen geworfen. **Die Mischung von Kohlenhydraten (60%) wie Brot, Kartoffeln oder Zucker mit Eiweiß, also z.B. Fleisch oder Milch (40%), provoziert eine unerwartet heftige Insulinreaktion.**

Die „eiweißreiche" Mahlzeit der Grafik Seite 22 entspricht einem 200g Steak mit 2 Brötchen oder 200g Steak mit 400g Kartoffeln. Würde man dagegen die Brötchen lediglich mit 20g Margarine bestreichen, wäre die Insulinreaktion erheblich niedriger!

Paradoxerweise helfen uns hier bei gleicher Kalorienzahl Brotaufstriche aus Pflanzenfett, eine geringere Insulinreaktionen auszulösen und trotzdem den Tageskalorienbedarf zu decken.

Aber Achtung: Auch hier bedeutet fettreich nur eine maximale Tages-Verzehrsmenge von ca. 70g.

Ebenfalls hohe Insulinantworten wurden für Fruchtjoghurt oder bestimmte Milchschokoriegel gefunden.

Die in der Grafik Seite 22 beschriebene „eiweißreiche" Kohlenhydratmahlzeit ergibt hoch gerechnet auf einen Tagesenergiebedarf von 2.000 kcal allerdings eine extreme Nährstoffrelation: Wird nämlich dieser Tageskalorienbedarf zu 40% aus Eiweiß gedeckt, entspricht das einer Menge von 800 kcal oder 200g reinem Eiweiß, das in 1 kg Fleisch enthalten ist. Diese tägliche Verzehrsmenge ist medizinisch auf keinen Fall empfehlenswert.

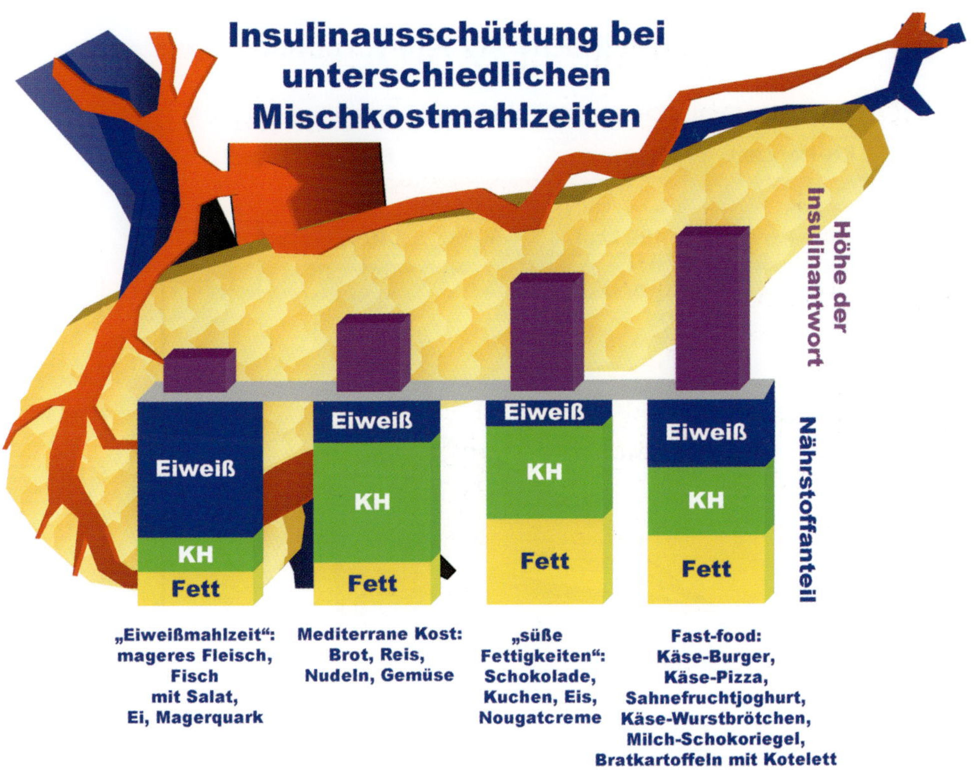

Aus der Insulinperspektive könnte jedoch eine neue „Insulin-Trennkost-Ernährung" eine große Zukunft haben. Die **„Insulintrennung"** ergibt sich in Form von **„Nur-Kohlenhydratmahlzeiten"** oder **„Nur-Eiweißmahlzeiten"**, die, pur gegessen, nur mit Gemüse und Salat kombiniert werden können. Dieses Prinzip finden Sie im Rezeptteil bei den Eiweißmahlzeiten (ab Seite 265).

Insulinscore

Ähnlich dem Glykämischen Index (GI), der den Blutzuckeranstieg berücksichtigt, wurde für Lebensmittel ein „Insulinscore" bestimmt, der die Höhe der Insulinausschüttung nach dem Verzehr bestimmter Lebensmittel beschreibt. Die Tabelle Seite 24 zeigt als Übersicht die Höhe der Insulinreaktionen für die getesteten Lebensmittel.

Die im roten Abschnitt für einige Lebensmittel unerwartet hohen und bisher unbekannten Insulinreaktionen führen zu zwei Schlussfolgerungen:

- Erstens bestätigt sich der hohe Glykämische Index (Seiten 80–84) von bestimmtem Obst (Bananen, Trauben) und von erhitzter Stärke (Vollkornbrot, Weißbrot, Kartoffel, Cracker).
- Zweitens muss sich bei der Bekämpfung von Übergewicht und Adipositas die Forschung intensiver um die Insulinreaktionen von Kohlenhydrat-Eiweißgemischen kümmern.

Überraschendes aus der Insulinforschung

Insulinantworten auf normale, fett- und eiweißreiche Kohlenhydratmahlzeiten

Zusammensetzung der Kohlenhydratmahlzeiten

KH-Mahlzeit	Energie	KH	Fett	Eiweiß
eiweißreich	400 kcal	60%	0%	40%
fettreich	400 kcal	60%	40%	0%
normal	400 kcal	60%	25%	15%

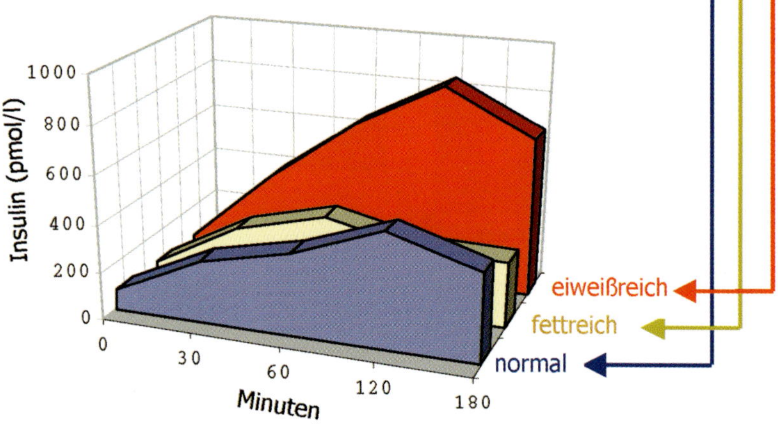

Die erhitzten Bohnen (Spitzenreiter in der Tabelle) enthalten bereits arttypisch neben der Stärke einen hohen pflanzlichen Proteinanteil von 18% (als Grundnahrung für arme Völker erwünscht, da biologisch hochwertig und preiswert).

Die übrigen Mischungen sind traditionelle oder industrielle Lebensmittel: Kekse und Kuchen (mit Eiern), Eis (Zucker und Milcheiweiß), Erdbeerjoghurt (Obstzucker mit Milcheiweiß).

Diese Ernährungssituation mit Kohlenhydrat-Eiweißgemischen gilt als „Goldstandard" unseres Life-Styles, in dem täglich zu Frühstück und Abendessen reichlich Wurst und Käse und zum Mittagessen eine große Fleischportion zu den Kohlenhydraten (Brot, Kartoffeln, Reis, Nudeln) verzehrt wird – von den fetten Süßigkeiten (Fruchtjoghurt, Schokoriegel) als „Snacking" zwischendurch einmal abgesehen.

Übergewichtige Kinder und Erwachsene sollten daher Fruchtjoghurt, Fruchtquark usw. nur als Nachtisch genießen.

Ein Brot mit Marmelade (Kohlenhydrat-Kohlenhydratgemisch mit niedriger Insulinantwort) sollte z.B. morgens dem Käse- oder Wurstbrot (Kohlenhydrat-Eiweißgemische mit hoher Insulinantwort) vorgezogen werden.

Insulinscore verschiedener Lebensmittel
(Referenzwert: Traubenzucker 100%)

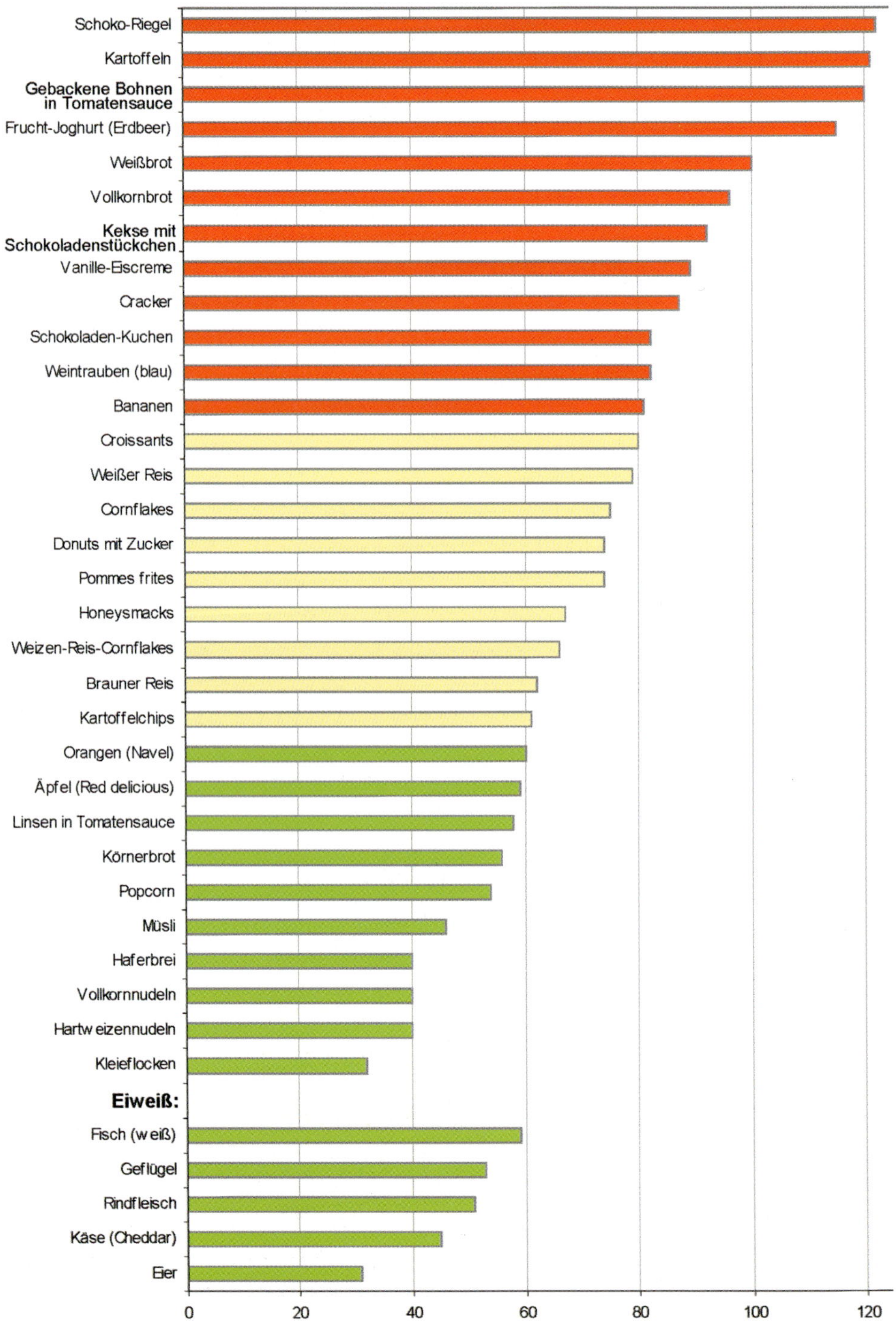

Zuviel des Guten – wie entstehen Übergewicht (Fett) und Ernährungskrankheiten?

Isst ein Mensch über längere Zeit das Falsche und kalorisch mehr, als er verbraucht, kommt es zu einer chronischen Überernährung. Wie bereits dargestellt schützen sich die Körperzellen in diesem Zustand des Überflusses vor einer schädlichen Überladung durch Nährstoffe, indem sie deren Aufnahme „verweigern". Dies führt in der Blutbahn zu einer „Stausituation" an Nährstoffen mit überhöhten Blutwerten von Zucker und Fett.

Da dieser Zustand vom Körper als krankmachend erkannt wird, werden die überschüssigen Zucker und Fette mit Hilfe von Insulin umgehend ins Fettgewebe „entsorgt", was zu einer Vermehrung des Fettgewebes führt. Hält dieser Zustand längere Zeit an, entwickeln sich schleichend und unmerkbar Stoffwechsel- und Ernährungskrankheiten. Alarmsignale wie Schmerzen werden dabei nicht ausgelöst, so dass sich der Betroffene, weil nichts weh tut, jahrelang als „kerngesund" in falscher Sicherheit wiegt. Obwohl Übergewichtigkeit der Vorläufer für viele Zivilisationskrankheiten ist, wird sie von vielen Menschen auch heute noch nicht ernsthaft als Krankheit gesehen, allenfalls als kosmetisches Problem, weil man einem gesellschaftlich definierten Schönheitsideal nicht mehr entspricht.

Fettzellen – die „Alles- und Immerfresser"

Fettzellen können sich bis auf das 200fache ihrer Größe mit überschüssigem Fett und Zucker voll saugen. Ist die Grenze ihrer Speicherkapazität erreicht, werden aus Bindegewebszellen (Präadypocyten) einfach neue Fettzellen gebildet.

Hungert man die Fettzellen durch eine Diät aus, stellen sie sich nur „schlafend" und liegen auf der Lauer, um am Ende der Hungerkur jede nicht verbrannte Kalorie wieder gierig aufzusaugen. Sie haben dabei nur ein Ziel: ihre leeren Fettspeicher wieder aufzufüllen. Dabei hilft ihnen ein durch Hungern ausgelöster **„Energiesparstoffwechsel"** mit einem erniedrigten Energiebedarf der übrigen Körperzel-

Die (fast) unendliche Geschichte der Fettzellen

Im Fettgewebe gibt es keine Platzprobleme!

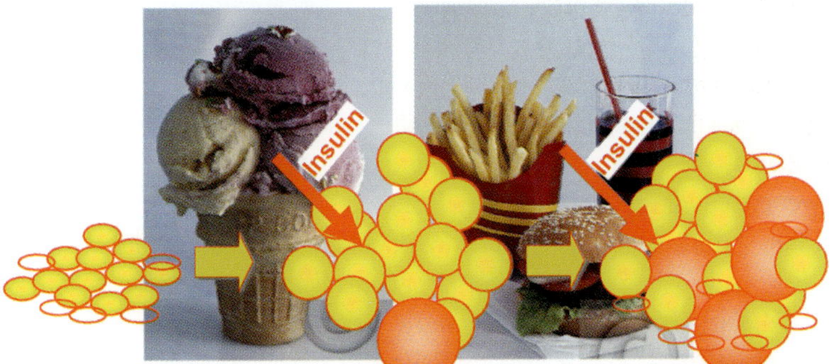

leere und hungrige Fettzellen

(Adipocyten)

gemästete und überladene Fettzellen

können bis auf das 200fache ihrer ursprünglichen Größe aufquellen

Hypertrophie

Bei Bedarf: Neubildung von Fettzellen aus Bindegewebszellen (Prä-Adipocyten)

Hyperplasie

len. Dieser bleibt noch für mehrere Wochen nach einer Hungerdiät bestehen. Das ist der Grund für die schnelle und überschießende Gewichtszunahme nach Beendigung von Fastenkuren (Jo-Jo-Effekt) bei Wiederaufnahme einer „normalen" Ernährung.

Warum Fettgewebe krank macht:

Fettgewebe ist ein intelligentes und hormonaktives Körperorgan.

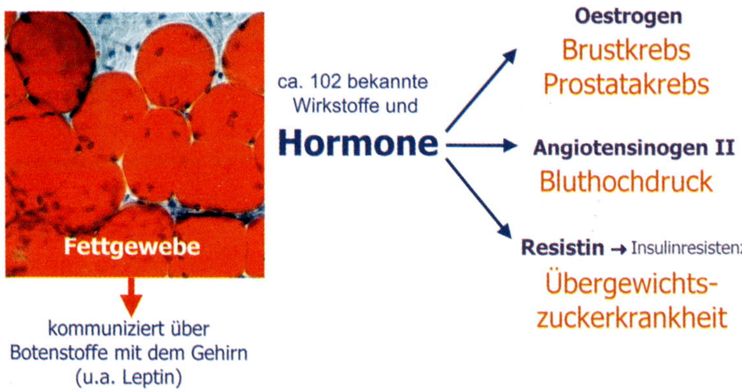

Fettgewebe – das zweitgrößte Körperorgan

Nahrungsüberschüsse kann der Mensch je nach „Kostverwertungstyp" im Stoffwechsel zu Wärme verbrennen („schlechter" Fettspeicherer) oder im Fettgewebe speichern („guter" Fettspeicherer). Dabei werden die Fettspeicher immer größer und der Betroffene wird übergewichtig.

Es gibt 3 Orte für die Fettspeicherung:

(a) **Innenspeicher 30%**
- Bauchfett (15%), leicht mobilisierbar
- Organfett (15%), nicht mobilisierbar

(b) **Außenspeicher 60%**
Unterhautfettgewebe, schwerer mobilisierbar, wird bei Puls > 130 nicht angezapft

(c) **Muskelfett** (intrazellulär) **10%**
(neu entdeckt)
ist bei Anstrengungen mit Puls > 130 im Muskel sofort verfügbar, verhindert Unterhautfettspeicher-Entleerung und füllt sich nach jeder Mahlzeit sofort wieder auf.

Früher glaubte man, das Fettgewebe habe ausschließlich eine Depotfunktion für Überschusskalorien. Heute weiß man, dass **Fettgewebe ein sehr reges stoffwechsel- und auch hormonaktives Körperorgan ist, das mit dem Gehirn über Botenstoffe kommuniziert und von dem viele Krankheitsursachen ausgehen**.

Die vom Fettgewebe gebildeten Botenstoffe, Hormone und Entzündungsstoffe sind Mitverursacher oder Auslöser von Brust- und Prostatakrebs oder Bluthochdruck und Übergewichtsdiabetes. Letzterer wiederum beschleunigt den Prozess der Arterienverkalkung.

Die Höhe der krankmachenden Hormon- und Wirkstoffausschüttung ist abhängig von der Größe des Fettgewebes.

Je mehr Fettgewebe, umso größer ist das Erkrankungsrisiko!

Von Nomaden und Ackerbauern

Eine veraltete Biosoftware für das „Fast-Food-Zeitalter"

Stoffwechselprozesse laufen nicht selbstständig ab, sondern müssen – wie in einem Chemiewerk – durch ein Netzwerk von „Bio-Computern" gesteuert und überwacht werden, die nach einem bestimmten Softwareprogramm funktionieren.

Wie eingangs schon erwähnt, ist die „Biosoftware" des menschlichen Stoffwechsels auf Grund der nur sehr langsamen Anpassung der Evolution an Veränderungsprozesse der Umwelt und die Ernährungsbedingungen in den Wohlstandsgesellschaften immer noch die Software der **„Jäger und Sammler"**.

Die Folge dieser Situation ist ein weltweiter kontinuierlicher Anstieg von Übergewichtigkeit und Ernährungskrankheiten auch bereits bei Kindern!
Derzeit vermutet man in Deutschland bereits über 5.000 übergewichtige Kinder unter 15 Jahren mit sog. „Alters-Diabetes", der korrekt als Verfettungs-Diabetes bezeichnet werden muss.
Bei den Erwachsenen steigt deren Anzahl z. Zt. stark an, so dass man davon ausgeht, dass in wenigen Jahren jeder zehnte Bundesbürger unter „Alters-Diabetes" leidet (Das sind ca. 8 Millionen Menschen!). Die Therapiekosten werden unser Krankenkassensystem zusammenbrechen lassen. Derzeitige Kosten für ernährungsabhängige Erkrankungen liegen bei ca. 62 Mrd. Euro jährlich.

Was war damals anders als heute?

Ein Blick in die Ernährungssituation der frühen Menschheitsgeschichte hilft uns, den Zusammenhang von Ernährung und Stoffwechsel besser zu verstehen.

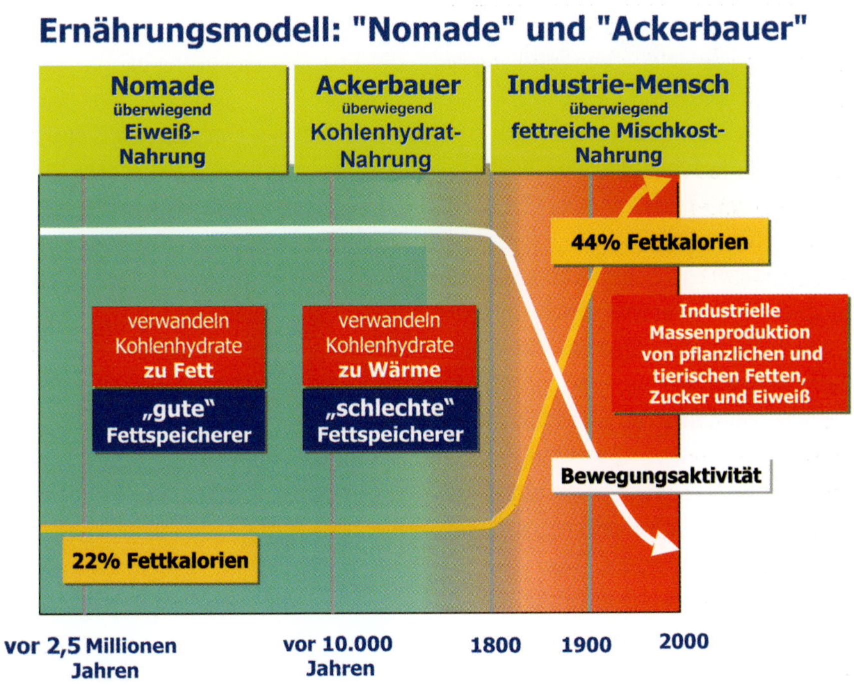

Der „Nomadentyp"

Der Mensch der Frühzeit musste sich als „Nomade" seine Nahrung durch Jagen und Sammeln auf einer täglichen Wegstrecke von ca. 20–30 km **erlaufen**. Seine Muskulatur bestand aus **„langsamen Laufmuskeln" mit viel fettverbrennenden Zellkraftwerken (Mitochondrien)**. Das Nahrungsangebot war je nach Jahreszeit und Jagdglück einmal knapp, dann wieder reichlich bemessen. Der Stoffwechsel des Nomaden war auf diesen **Rhythmus von Bewegung, Hungern und Sattsein bei einem überwiegend eiweißreichen, kohlenhydrat- und fettarmen Nahrungsangebot** (die erjagten Wildtiere und Süßwasserfische waren nicht fett) optimal eingestellt. Die Softwareprogrammierer der Evolution hatten im Verlauf vieler zehntausend Jahre ausreichend Zeit, ein Programm in die menschliche Genetik zu schreiben, das ein Überleben dieser Frühzeitmenschen sicher stellte.

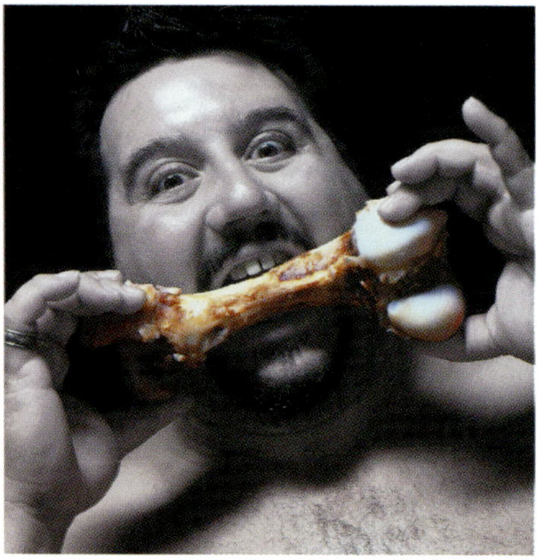

Programmiert wurde, dass überschüssige Nahrung als Energiereserve durch die Wirkung von Insulin in Form von Fett eingespeichert werden konnte, um in Winter- und Hungerzeiten oder als Bewegungsenergie wieder aufgebraucht zu werden.

Die an Kohlenhydratmahlzeiten **nicht angepasste Bauchspeicheldrüse** des genetischen „Nomaden" unserer Tage reagiert überempfindlich auf Kohlenhydrate mit einer überschießenden Insulinantwort, was die Fettspeicherung unterstützt.

Erleichtert wird die Fettspeicherung durch einen **„labilen" Insulin-Rezeptor an der Muskelzelle,** der auf diese überschießende Insulinsekretion mit Funktionsverlust (Insulinresistenz) reagiert. Dadurch werden Fette und Kohlenhydrate schnell ins Fettgewebe umgeleitet und dort gespeichert, statt im Muskel verbrannt zu werden.

In der Eiszeit hatten die **„Fettspeicherer"** hervorragende Überlebenschancen, denn sie konnten mit ihren Fettvorräten ähnlich wie der Igel oder der Bär eiskalte Hungerwinter relativ unbeschadet überstehen. Der Nahrungsvorrat wurde dann bei karger Kost oder bei Nahrungsmangel im Verlauf des Winters allmählich wieder aufgezehrt.

Dieser Mechanismus der Energiespeicherung hat in einer Zeit unregelmäßiger Nahrungsversorgung das Überleben der Gattung Mensch über Zehntausende von Jahren gesichert.

Dieser genetische Überlebensvorteil der Frühzeit ist unter den heutigen Lebensbedingungen genau ins Gegenteil verkehrt, da Übergewicht durch ein ganzjährig uneingeschränktes Nahrungsangebot aufrechterhalten wird.

Heute führt dies paradoxerweise zu einer Verkürzung der möglichen Lebenserwartung durch Herzinfarkt, Schlaganfall und Herzversagen.

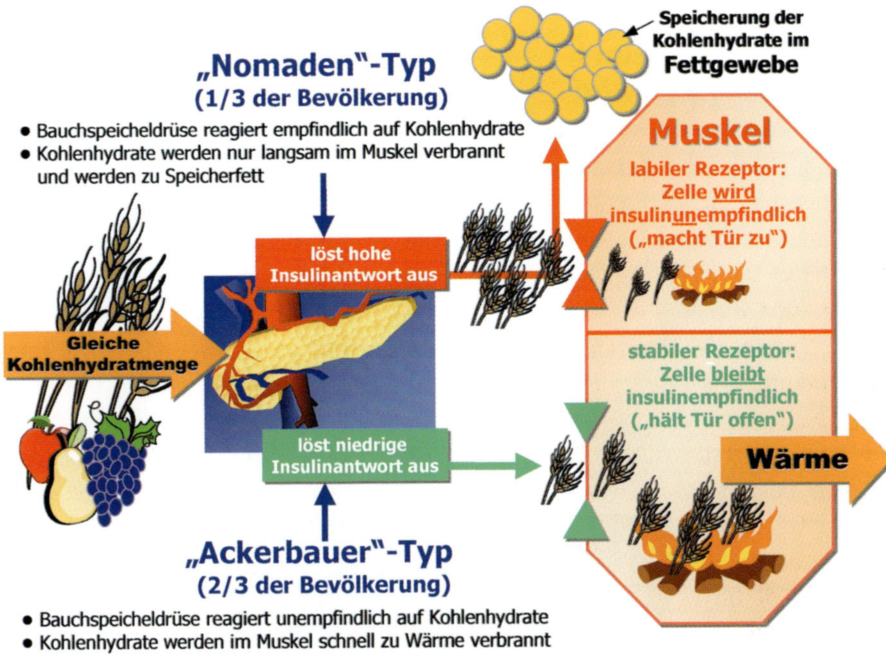

Insulinreaktion von Nomaden und Ackerbauern

nach Trinken von 75g Glukose (entspricht 500g Weintrauben)

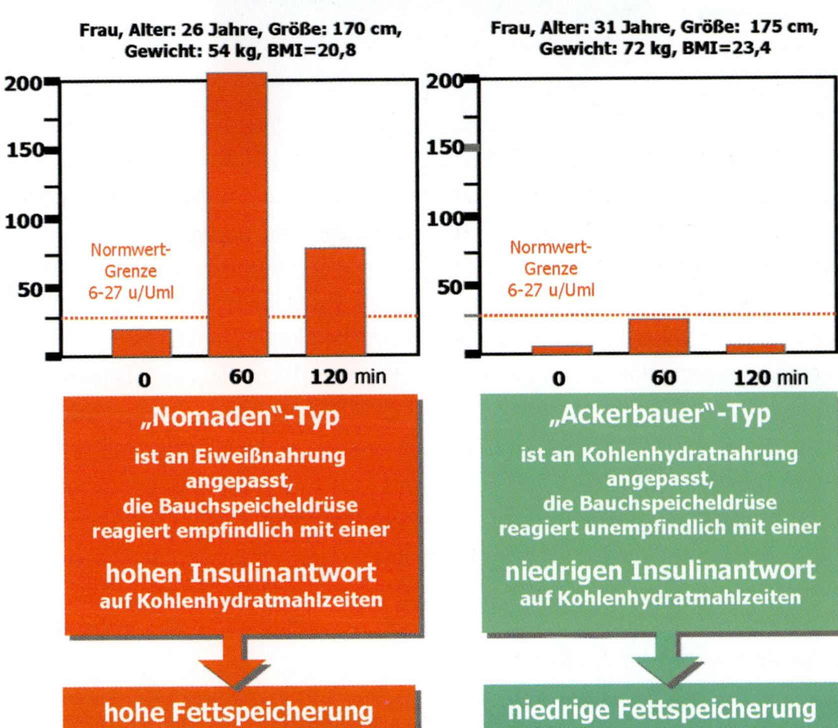

Sonderfall „Igelprinzip“ – Wie der Nomade durch gesundes Obst dick wird

Der Igel, ein „Schrebergartennomade“, legt sich für die kalten Wintertage Speckvorräte an und wird dabei kugelrund. Die Frage lautet: Wie kriegt die Natur den Igel für den Winter dick und fett?

Antwort: Durch die Umwandlung von Zucker zu Fett!

In der Natur erfolgt dies durch die „Zuckerstimulation“ oder Insulinmast. Der Igel ist wie der Mensch ein Allesfresser. Im Frühjahr stellt ihm die Natur Schnecken und Würmer zur Verfügung. Im Spätsommer und im Herbst fällt reifes Obst von Baum und Strauch und es gibt Zucker in Hülle und Fülle. Je später der Sommer, um so süßer das Obst. **Obst enthält je nach Fruchtart, Sorte und Reife in unterschiedlicher Menge Traubenzucker (Glukose) und Fruchtzucker (Fruktose)**. Gleichzeitig werden Ölsaaten und Nüsse reif. Insgesamt ein süßer und fettiger Speiseplan. Der Igel freut sich über diese „süßen Fettigkeiten“. Die Natur gibt dem Igel über die süße Nahrungsquelle das Biosignal: Es ist Herbst, es müssen Fettvorräte für den kalten Winter angelegt werden. Und der Igel fängt an zu fressen.

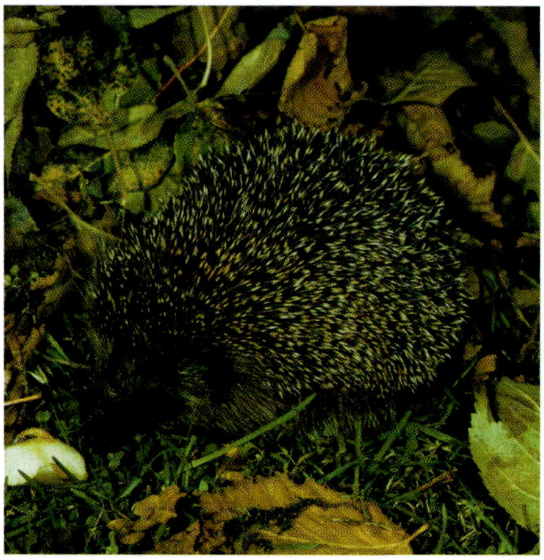

Der **Fruchzuckeranteil** (Fruktose) im Obst beeinflusst zwar nicht den Blutzucker- und Insulinspiegel, wird aber in der Leber zu **„Obstfett“** umgebaut, was zu einer Erhöhung der Blutfette (Triglyceride) führt, die leicht ins Fettgewebe entsorgt werden.

Der **Traubenzucker** (Glukose) im Obst führt hingegen zu einem schnellen Anstieg des Blutzuckerspiegels und dadurch zu einer hohen Ausschüttung von Insulin, welches den Blutzuckerspiegel rasch unter das Normalniveau senkt. Damit wird ein Heißhungergefühl ausgelöst und der Igel geht erneut auf Nahrungssuche.

Die Muskelzellen des Igels sind bei diesem Überangebot an Nahrung schnell übersättigt und machen ihre „Einlasstüren“ für Nährstoffe dicht (Insulinrezeptor-Unempfindlichkeit), so dass Zucker und Fett direkt von den Fettzellen aufgenommen werden können. Das „Obstfett“ (Triglyceride) bleibt als Vorrat für kalte Wintertage eingeschlossen. Am Ende des Herbstes ist der Igel kugelrund und kann mit all den angesammelten Energievorräten problemlos überwintern.

Das „Igel-Prinzip“ funktioniert leider auch bei Menschen, insbesondere beim Nomadentyp! Alle Speisefette in stark zuckerhaltigen Eiscremes, in Süßigkeiten (Schokolade) oder aus Käse und Wurst zusammen mit traubenzuckerreichem Obst, Obstsäften („Flüssigobst“) oder Limonaden genossen (z.B. Burger mit Limonade) – sog. „süße Fettigkeiten“ – werden nach diesem Igelprinzip als „Winterspeck“ eingelagert. Eine Entleerung der Fettspeicher wird stundenlang durch Insulin blockiert.

Wann geht es beim „Nomadentyp" schief?

Nomadentyp damals	Nomadentyp heute
• viel Ausdauer-Bewegung bei der Jagd, hat in seiner Ausdauermuskulatur viele Zellkraftwerke zur Fettverbrennung	• bewegt sich nicht mehr, Rückbildung der Fett verbrennenden Zellkraftwerke in der Muskulatur
• ernährt sich eiweißreich und fettarm, verbrennt Fett zur Energiegewinnung	• isst zuviel Kohlenhydrate in Kombination mit Fett („süßes Fett"), was hohe Insulinantworten auslöst (Hyperinsulinämie) und zur Fettmast insbesondere von Bauchfett führt
• besitzt „inneren" Bauchfettspeicher als Energiereserve, der durch Laufen immer wieder angezapft wird.	• Bauchfettspeicher wird durch Bewegungsmangel nicht mehr entleert, wird immer größer. Speicherfett läuft in die Blutbahn über, ohne verbrannt zu werden (Fettstoffwechselstörung)
• unregelmäßige Ernährung (Hungern und Sattsein) und damit unregelmäßige Insulinkurven. Bei Hunger wird der Bauchfettspeicher angezapft.	• Nahrung steht rund um die Uhr zur Verfügung damit kontinuierlich hohe Insulinblutspiegel (auch durch Zwischenmahlzeiten)
• angeborene Insulinresistenz bei Kohlenhydratnahrung als Speicherreflex. Überschießende Insulinausschüttung der Bauchspeicheldrüse bei Kohlenhydratverzehr.	• die angeborene Insulinresistenz mästet das Fettgewebe weiter
• Zelle ist kalorisch bescheiden (Thermogenese), vergeudet wenig Energie nach außen und speichert über Hyperinsulinämie Überschusskalorien als Fett	• Keine Möglichkeit der Wärmeabgabe durch eine „Überschussthermogenese"
bleibt schlank	**wird durch zuviel Kohlenhydrate dick**

Auf den Punkt gebracht

Der Nomadentyp

- ist angepasst an Ausdauer-Bewegung und **kohlenhydratarme** Kost
- reagiert auf Kohlenhydratverzehr mit hohen Insulinantworten der Bauchspeicheldrüse
- wandelt Kohlenhydrate schnell in Fett um

Er wird dick bei

- wenig Bewegung
- kohlenhydratreicher Kost
- durch Obst, Obstsäfte, Fruchtjoghurt und andere „süße Fettigkeiten" als Zwischenmahlzeit

Praxistipp für Übergewichtige:

Verzehren Sie „süße Fettigkeiten" und Obst bzw. trinken Sie Obst- und Fruchtsäfte immer nur als Nachtisch, nie als Zwischenmahlzeit! So können Sie den Dickmachereffekt nach dem Igelprinzip vermeiden.

Der „Ackerbauer"

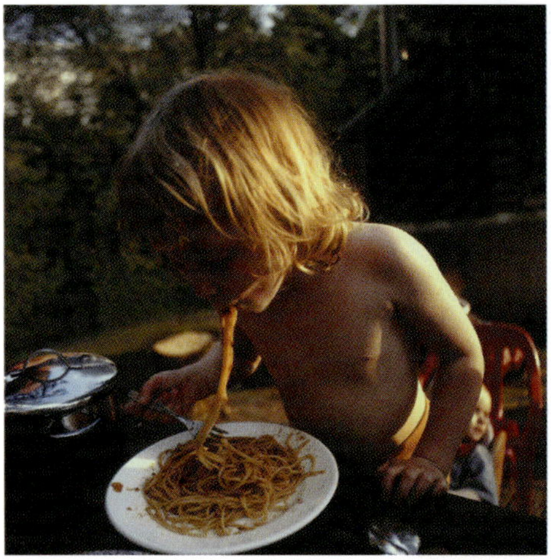

Nach der letzten Eiszeit, vor etwa 10.000 Jahren (Neolithikum), erschloss sich der Mensch die Kohlenhydrate als reichliche und beständige Nahrungsquelle. Ein Teil der Nomaden wurde zu sesshaften **„Ackerbauern“**. In dieser **„ersten Ernährungsrevolution“** gelang dem Menschen zunehmend Ackerbau und Viehzucht. Dadurch konnte er, abgesehen von Missernten, eine weitgehend regelmäßige Versorgung an Nahrungsmitteln mit Kohlenhydraten durch Anbau und Bevorratung sicherstellen.

Er musste sich diesen **Ernährungsstatus durch Muskelkraft erarbeiten** und besaß **deshalb Kraftmuskulatur**, die viele Kohlenhydrate verbrennen konnte.

Nun merkten die biologischen Softwareprogrammierer, dass die Menschen überwiegend Kohlenhydrate aßen und passten den Insulinrezeptor des Muskels und die Bauchspeicheldrüse an das vermehrte Kohlenhydratangebot an. Sie entwickelten einen **stabilen Muskel-Insulinrezeptor**, der die Nahrungskohlenhydrate **ohne Insulinüberreaktion der Bauchspeicheldrüse** ungestört in die Muskel-Zellen einschleust. Überschüssige Kohlenhydrate können dabei leicht zu Wärme verbrennen. Dadurch wird die Entstehung von Übergewichtigkeit vermieden, die beim Ackerbau hinderlich und durch die „äußeren Kornspeicher“ auch unnötig war.

Es gab nun im Jahresverlauf nach der Feldbestellung mehr freie Zeiten, die nicht für Sammeln und Jagen verbraucht wurden. Die Menschen entwickelten Hochkulturen, betrieben Tauschhandel mit Agrarprodukten, führten aber auch Kriege und Eroberungsfeldzüge zum Neuerwerb größerer und fruchtbarer Ackerflächen für die durch eine gesicherte Nahrungsversorgung immer größer werdenden Einwohnerzahlen, wie die Geschichte z.B. der Inkas, Azteken, Phönizier, Perser, Römer, Chinesen usw. zeigt.

Diese Form der körperlich schweren Landarbeit bei kohlenhydratreicher, eiweiß- und fettarmer Kost war bis vor wenigen Generationen die körperliche Belastungs- und Ernährungssituation der meisten Menschen.

Da es neben den sesshaft gewordenen Ackerbauern weiterhin Nomaden – jetzt als Viehzüchter mit unterschiedlichen Ernährungsgewohnheiten – gab, konnte sich der genetische „Nomadentyp“ bis in unsere Zeit erhalten und wurde durch die vielen Völkerwanderungen geographisch durchmischt. So kennen wir noch einige natürlich lebende Nomaden-Völker, die ihre ursprüngliche Ernährungsgewohnheit über Jahrtausende bis heute erhalten haben (z.B. Pima-Indianer in Mexiko, Ureinwohner Australiens, die Massai in Afrika, die Steppenbewohner Asiens, Lappen und Eskimos) und entsprechend ihrer Stoffwechselgenetik weitgehend gesund leben.

Erst bei Übernahme von westlicher Fast-Food-Ernährung, wie sie gerade in Schwellenländern der Dritten Welt zu beobachten

ist, werden diese Menschen rasch übergewichtig und stoffwechselkrank.
Eindrücklich wird der Zusammenhang zwischen Ernährung und Genetik am Stamm der Pima-Indianer deutlich. Der Stamm wird durch die Staatsgrenze zwischen den USA und Mexiko getrennt. Der nordamerikanische Stammesteil hat die typische Fast-Food-Ernährung übernommen mit der Folge, dass die Mehrzahl der Stammesmitglieder übergewichtig und zuckerkrank geworden ist. Die Stammesverwandten in Mexiko, die armutsbedingt ihre traditionellen Ernährungsgewohnheiten beibehalten haben, kennen hingegen kaum Übergewicht oder Stoffwechselerkrankungen.

Eine dritte gravierende, aber nunmehr für viele Menschen katastrophale Änderung im Ernährungsverhalten trat durch die **„zweite Ernährungsrevolution“** ein, als durch den industriellen Anbau von Zucker (Zuckerrüben) und Getreidehochertragssorten sowie die Massenproduktion von tierischem Eiweiß, Fett und Ölsaaten kalorisch hochverdichtete Lebensmittel preiswert, in großen Mengen und ständiger Verfügbarkeit hergestellt werden konnten.
Der zweiten Ernährungsrevolution folgte etwas verzögert die **„zweite industrielle Revolution“**, wodurch die körperliche Schwerarbeit in fast allen Berufen durch Automatisierung und Computerisierung in der Arbeitswelt abgebaut werden konnte und die Menschen mit Hilfe von Automobilen, Hebehilfen und Telekommunikation immer „immobiler“ wurden. Der „Sitzmensch“ entwickelte sich.
Dieser **Life-Style von Überflussernährung und Bewegungsmangel** ist für die genetischen Softwareprogrammierer eine bisher ungelöste Aufgabe und immer mehr Menschen leiden aufgrund dieses Lebensstils an Ernährungskrankheiten und deren Folgen.

Wann geht es beim „Ackerbauertyp“ schief?

Ackerbauer damals	Ackerbauer heute
• viel Kraft-Bewegung bei der Ackerbestellung, viel weiße Kraftmuskelfasern	• wenig Kraft-Bewegung (Sitzmensch)
• isst kohlenhydratreich, wenig Eiweiß und Fett, braucht Kohlenhydrate für Kraftmuskelarbeit	• isst wenig Stärke-Kohlenhydrate, viel Fett und Eiweiß (fast food)
• Ernährung bedarfsgerecht (kohlenhydratreich, eiweiß- und fettarm)	• kontinuierliche Überfluss-Ernährung (fett- und eiweißreich, kohlenhydratarm)
• keine Insulinresistenz, Kohlenhydrate werden mit wenig Insulin schnell in die Zellen eingeschleust	• Muskelzellen sind satt und innerlich verfettet, was eine Insulinresistenz mit Hyperinsulinämie auslöst
• Zelle führt überschüssige Energie als „Überschusswärme“ nach außen ab, kann bis zu 500g Kohlenhydrate essen, ohne davon dick zu werden	• Ackerbauer-KH-Stoffwechsel entsorgt jeden Fett-Tropfen 1:1 in das Fettgewebe, da er auf Kohlenhydratverbrauch eingestellt ist und den Blutfettstau entsorgen muss
bleibt schlank	wird durch Fett dick

Ständig verfügbare, schnell verdauliche zucker-, eiweiß- und fetthaltige „kalorisch verdichtete“ Lebensmittel (100g Schokolade enthält 500 kcal = 25% des Tagesenergiebedarfs) verursachen in Kombination mit Bewegungsmangel den krankmachenden Konflikt zwischen unserem „Life-Style“ und der biologischen Realität unseres Körpers.

Die gespeicherten Energievorräte können bei andauernder Überflussernährung und Bewegungsmangel nicht mehr abgebaut werden. Der Neuzeitmensch wird krankhaft übergewichtig.

Hier sprechen die Statistiken eine deutliche Sprache, denn jeder zweite Deutsche ist bereits übergewichtig und unsere Kinder verfetten in einem erschreckenden Ausmaß.

Auf den Punkt gebracht

Der Ackerbauertyp

- ist angepasst an Kraftbewegung und **kohlenhydratreiche, fettarme** Kost
- reagiert auf Kohlenhydratverzehr mit niedrigen Insulinantworten
- Überschüssige Kohlenhydrate werden zu Wärme verbrannt

Er wird dick bei

- wenig Bewegung
- fettreicher Kost

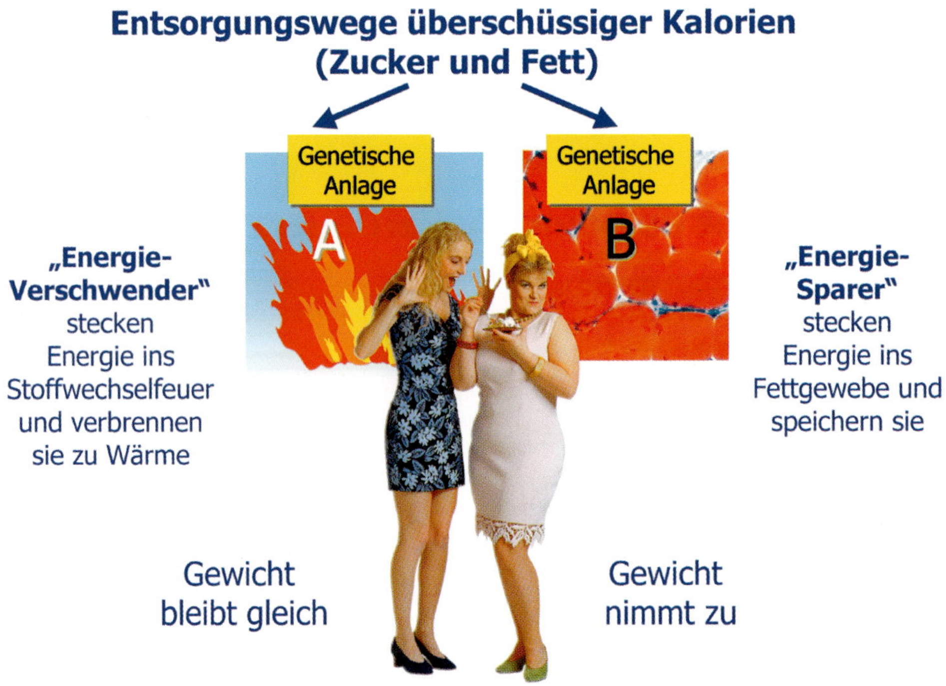
Entsorgungswege überschüssiger Kalorien
(Zucker und Fett)
Genetische Anlage
A
Genetische Anlage
B
„Energie-Verschwender“ stecken Energie ins Stoffwechselfeuer und verbrennen sie zu Wärme
„Energie-Sparer“ stecken Energie ins Fettgewebe und speichern sie
Gewicht bleibt gleich
Gewicht nimmt zu

Essen nur ansehen und dick werden – gibt es das?

Die Fähigkeit, Kohlenhydrate zu verbrennen (Ackerbauer-Stoffwechseltyp) und als Wärme nach außen abzugeben oder eher zu speichern (Nomaden-Stoffwechseltyp), ist also jedem Menschen als genetische Veranlagung in die Wiege gelegt.

Wenn Sie zu Übergewichtigkeit neigen, sollten Sie unbedingt Ihren Stoffwechseltyp kennen, denn neueste Forschungsergebnisse deuten darauf hin, dass immer noch ⅓ der Bevölkerung die alte Stoffwechselgenetik des „Nomaden" in sich tragen. Sie schütten bei einer zu kohlenhydratreichen Ernährung durch versteckte Zucker (Kuchen, Limonade, Schokolade) und verarbeitete Kohlenhydrate (Erhitzen wie Kochen, Backen) zu hohe Insulinmengen aus, was über den Vorgang der „Insulinmast" zur Körperverfettung führt (siehe Abbildung Seite 34).

Diese „guten Kostverwerter oder Fettspeicherer vom Nomadentyp" lagern Fett besonders im Bauchraum ein und erkranken häufig am **metabolischen Syndrom,** dem **„tödlichen Quartett"** (siehe Seite 41 ff.).

Bei überwiegend kohlenhydrathaltiger Nahrung haben sie die ständige Neigung zuzunehmen, bei Diätversuchen haben sie durch genetisch bedingte überhöhte Insulinspiegel (Hyperinsulinämie) oft Heißhunger.

Von „Äpfeln" und „Birnen"

Die Verteilung der Überschussenergie auf die Fettspeicherorte ist abhängig vom Geschlecht und wird jeweils durch die Ge-

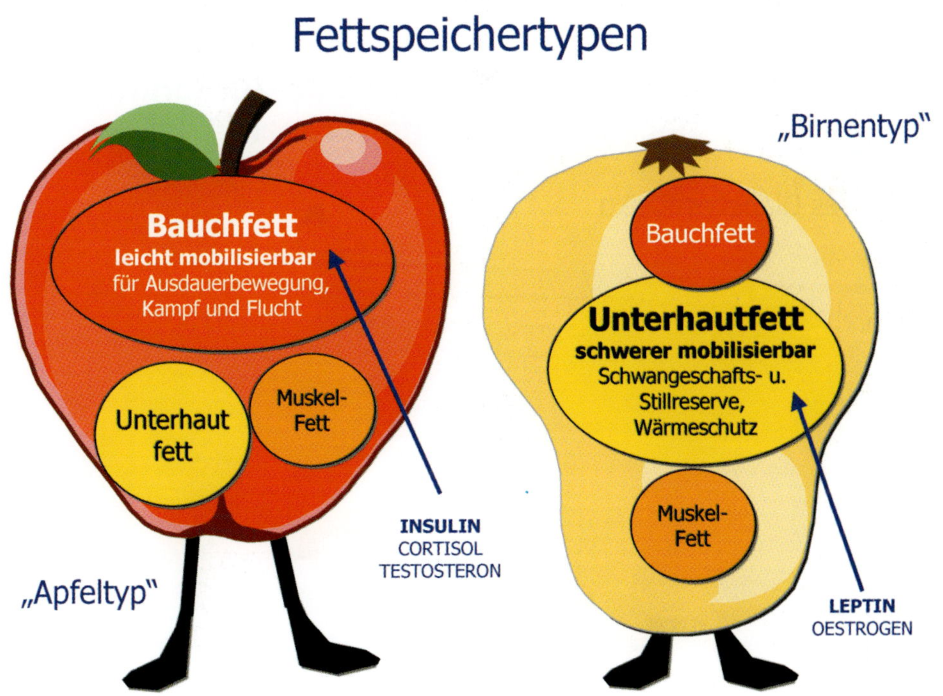

schlechtshormone von Mann und Frau beeinflusst. So neigen vorwiegend **männliche Personen** durch die Hormone Insulin, Cortisol und Testosteron zum **„Apfeltyp“** und **Frauen** durch die Hormone Leptin und Oestrogen zum **„Birnentyp“**. Das hatte früher ganz praktische biologische Gründe.

Der laufende Nomadenmann brauchte für Nahrungserwerb und Flucht vor wilden Tieren „freie Beine“ und so hat ihm die Natur den Innenbauchraum als Speicherort für die sehr leicht mobilisierbaren Fett-Energielaufreserven zugewiesen.

Die Nomadenfrau in der Steinzeithöhle, die auf Nachwuchs und Feuer aufpassen und somit wenig laufen musste, brauchte hingegen in ihrem Bauch Platz für die Schwangerschaften. Ihre typischen Fettspeicherorte sind das Unterhautfettgewebe von Oberschenkel und Gesäß. Diese Fettvorräte sind nur sehr schwer mobilisierbar, da sie als Energievorräte für Schwangerschaft und Stillperiode viele Monate ausreichend zur Verfügung stehen müssen. Das ist der Grund, weshalb Frauen im gebärfähigen Alter hormonell bedingt an ihren „Problemzonen“ schwerer abnehmen können als Männer.

Neben dieser geschlechtsspezifischen Beeinflussung der Fettspeicherung **beeinflusst auch der genetische Stoffwechseltyp die Fettverteilung** und somit das Körperbild. Menschen vom Stoffwechseltyp des „Nomaden“, die sich nicht mehr wie ein „Nomade“ ernähren und bewegen, haben häufig das Fettverteilungsmuster vom **„Apfeltyp“**.

Übersteigt die Größe dieses Bauchfettdepots 7–8 kg, wird es krankmachend und auf Dauer tödlich (siehe „metabolisches Syndrom“).

Relatives Risiko für eine Übergewichts-Zuckerkrankheit nach Bauchumfang (Frauen)

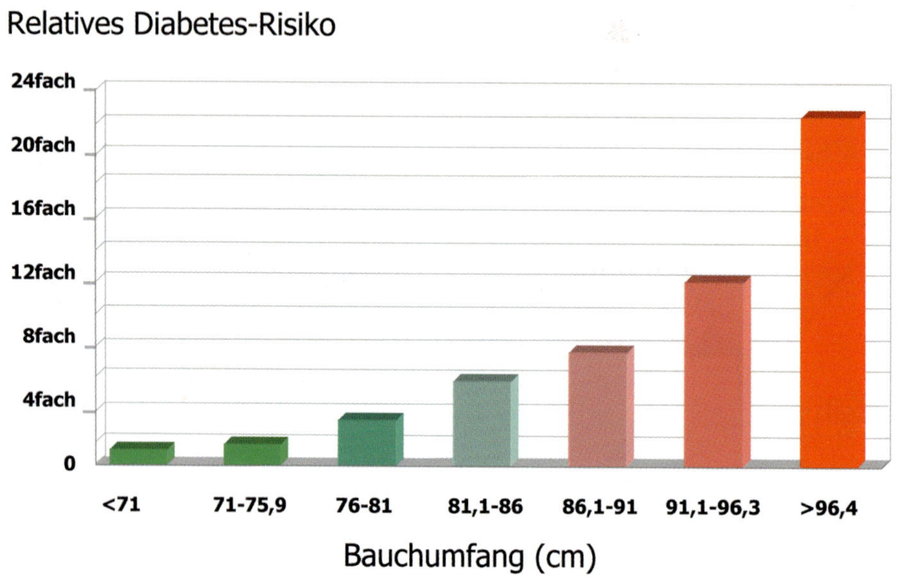

Modifiziert nach Caarey et al. Am J. Epidemiol 1997

Als aussagekräftiger Messwert für ein erhöhtes Gefäß- und Diabeteserkrankungsrisiko hat sich in vielen wissenschaftlichen Studien der **Bauchumfang** bewährt. **Das Risiko bei Frauen beginnt bei über 88 cm, ist hoch bei über 96 cm, bei Männern beginnt es bei über 102 cm und ist hoch bei über 112 cm.** Die Mehrzahl der Frauen und wenige Männer mit einer Übergewichtigkeit vom „Birnentyp“ sind zunächst noch „übergewichtig gesund“, bis sie anfangen, auch im inneren Bauchraum Fett zu speichern. Erreicht ihre innere Bauchraumfettmasse die kritische Größe von 7–8 kg, werden sie zum **„Mischtyp“ (Birne-Apfel)** und dann ereilt auch sie das gleiche Krankheitsrisiko wie beim „Apfeltyp“.

Bei Frauen geschieht dies fast regelhaft nach den Wechseljahren durch die Hormonumstellung des Körpers. Ihr männlichen Hormone (Androgene) aus der Nebennierendrüse werden durch immer weniger Oestrogen (weibliches Geschlechtshormon) nicht mehr ausreichend neutralisiert und lenken nun das Fett in den Bauch.

Krankmachende Adipositas bei „Nomade“ und „Ackerbauer“

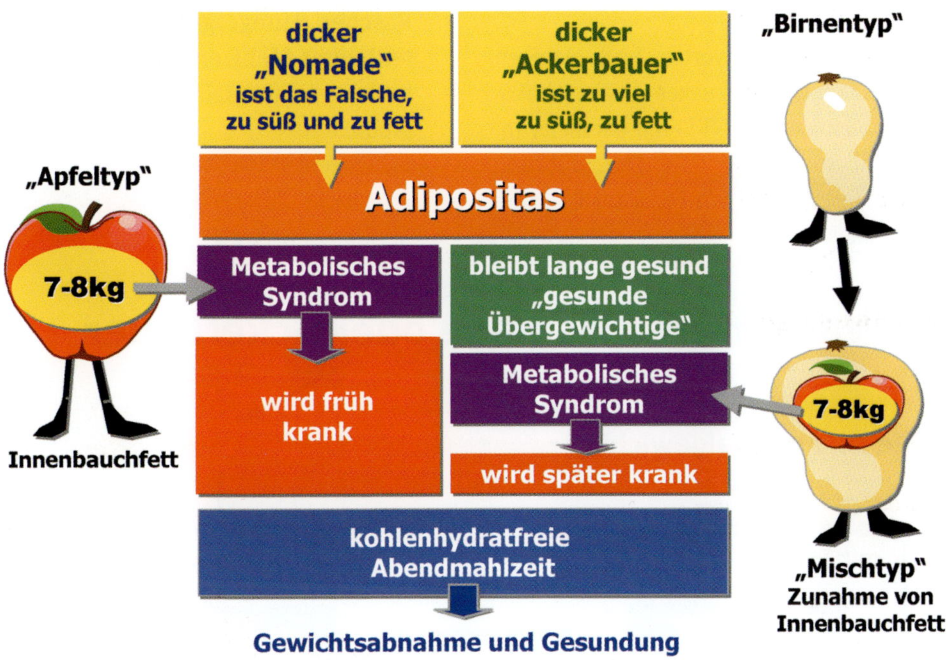

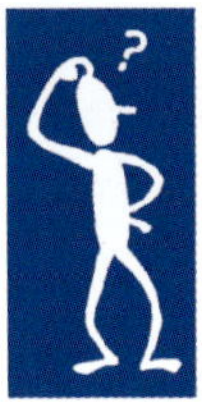

Es stellt sich für Sie, liebe Leser, sicher die Frage:

Was bin ich: Nomade oder Ackerbauer?

Dazu bieten wir Ihnen den nachfolgenden **„Nomadencheck“** an.

„Nomadencheck“ für Normalgewichtige

- Rasches Hungergefühl nach Kohlenhydrat-Mahlzeiten (1–2 Stunden nach Obst, Süßigkeiten oder Weißmehlprodukten)
- Wassereinlagerungen (Ödeme) an Händen und Füßen (ohne Krampfadern, Herzschwäche, Nierenerkrankung)
- Bauchansatz
- Hohe Insulinantworten nach Trinken von 75g Traubenzucker (Oraler Glukose-Toleranztest OGTT) mit paralleler Insulinbestimmung. (Die Durchführung des Tests durch den Hausarzt ist keine Kassenleistung.)

„Nomadencheck“ für Übergewichtige zur Selbstbestimmung:

- **Bauchumfang:** Mann > 102 cm, Frau > 88 cm („Apfeltyp“)
- **BMI** (Maß für die Übergewichtigkeit) > 30
  BMI = Körpergewicht/ Körpergröße²
  Beispiel: 91 kg : 1,74 : 1,74 m = 30 kg/m² (Taschenrechnermethode)
- **Familiäres Auftreten von Herzinfarkt, Schlaganfall, Bluthochdruck, Diabetes** (bei Eltern, Tanten, Onkeln, Geschwistern)
- **Wassereinlagerungen (Ödeme) an Händen und Füßen** (ohne Krampfadern, Herzschwäche, Nierenerkrankung)
- **Rasches Hungergefühl nach Kohlenhydrat-Mahlzeiten** (1–2 Stunden nach Obst, Süßigkeiten oder Weißmehlprodukten)

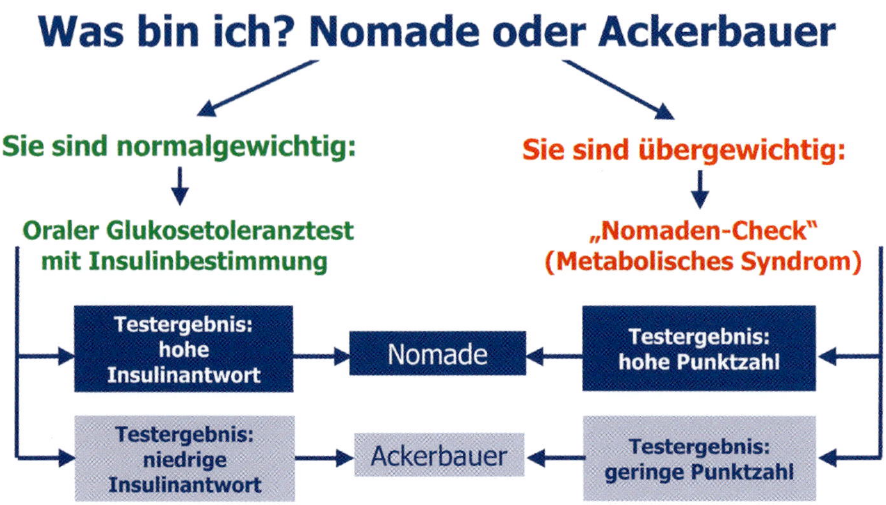

Durch den Hausarzt zu bestimmen:

- Erhöhung des **Nüchternblutzuckers** > 100 mg%
- Erhöhung des **Blutdrucks** über 140/90 mmHg (Grenzwert der Hochdruckliga)
- Erhöhung der **Triglyceride** > 150 mg% (12 Stunden Nahrungskarenz vor der Blutabnahme!)
- Verringerung des **HDL-Schutz-Cholesterins** < 45 mg%
- Erhöhtes **Verhältnis von Gesamtcholesterin/HDL-Schutzcholesterin** (höher als 4 : 1)
  Werte von z.B. 240 mg : 30 mg entsprechen einem Verhältnis von 8 : 1, was nach Ergebnissen einer amerikanischen Ärztestudie ein 8mal höheres Herzinfarktrisiko für Männer bedeuten würde.

Die wissenschaftliche Bestätigung des Nomaden-Checks ist ein oraler Glukose-Toleranztest mit paralleler Bestimmung des Insulinprofils, bei dem eine hohe Insulinantwort (Hyperinsulinämie) auf den Zuckertrunk (75g Traubenzucker) ausgelöst wird.

Falls Sie, lieber Leser, liebe Leserin, zur Gruppe der übergewichtigen Menschen insbesondere vom krankmachenden Apfeltyp gehören, können Sie mit den Empfehlungen dieses Praxisbuches Ihrer Genetik ein Schnippchen schlagen und sich wieder gesund und schlank essen.

Nomaden-Checkliste bei Übergewichtigkeit

	Ihr Wert		Zutreffendes ankreuzen
Nüchternblutzucker		≥ 100 mg/dl bzw. > 1,7 mmol/l	☐ **1 P**
Triglyceride		> 150 mg/dl bzw. > 1,7 mmol/l	☐ **1 P**
HDL-Cholesterin		≤ 46 mg/dl bzw. < 1,2 mmol/l	☐ **1 P**
Gesamtcholesterin		> 200 mg/dl bzw. > 5 mmol/l	☐ **1 P**
Gesamtcholesterin/HDL		> 4/1	☐ **1 P**
Blutdruck		> 140/90 mmHg	☐ **1 P**
Body-Mass-Index (BMI) BMI= kg/m^2 (Gewicht : (Größe x Größe))		> 25	☐ **1 P**
		> 30	☐ **2 P**
Bauch-Umfang		Männer > 102 cm	☐ **1 P**
		> 120 cm	☐ **2 P**
		Frauen > 88 cm	☐ **1 P**
		> 100 cm	☐ **2 P**

Risiko-Punkte:

Diabetes-Tabletten	☐ **1 P**
Blutdruck-Tabletten	☐ **1 P**
Fettsenker-Tabletten	☐ **1 P**
Familiäres Auftreten von Herzinfarkt, Schlaganfall, Bluthochdruck, Diabetes (Eltern, Tanten, Onkel, Geschwister)	☐ **1 P**
Wassereinlagerungen (Ödeme) an Händen und Füßen (ohne Krampfadern, Herzschwäche, Nierenerkrankung)	☐ **1 P**
Rasches Hungergefühl nach Kohlenhydrat-Mahlzeiten (1-2 Stunden nach Obst, Süßigkeiten oder Weißmehlprodukten	☐ **1 P**

Gesamtpunktzahl: ☐

0: keine Insulinresistenz, 1-4: geringe Wahrscheinlichkeit, 5-8: hohe Wahrscheinlichkeit , 9-12: sichere Wahrscheinlichkeit, über 12: Ernährungserkrankung

Die Insulinspirale – Motor der Ernährungskrankheiten

Erlauben Sie uns, liebe Leser, zu Ihrem besseren Verständnis den Dickmachereffekt von Insulin noch einmal kurz zu beschreiben:
Die Wirkung von Insulin an der Körperzelle funktioniert nach dem Schlüssel-Schloss-Prinzip. Insulin ist der „Schlüssel" und das „Schloss" ist der sog. Insulin-Rezeptor, der in die Zellwand eingebaut ist.
Lagert sich Insulin an den Rezeptor an, wird in der Zelle ein Schließ-Mechanismus ausgelöst, der die Aufnahme von Nährstoffen (Glukose, Fettsäuren, Aminosäuren) in die Zelle ermöglicht.
Die Funktionstüchtigkeit des Insulinrezeptors kann sowohl durch chronisch erhöhte Blutzuckerwerte infolge Überernährung als auch durch eine „innere Verfettung" des Rezeptors durch Fettsäuren (aus Bauchfettspeicher- und Nahrungsfetten, siehe Abbildung Seite 42) beeinträchtigt werden. Dabei wird der Insulin-Rezeptor gegenüber der Wirkung des Insulins „resistent". Durch die **Insulinresistenz** können die Nährstoffe nur noch erschwert in die Zellen gelangen, was einen Nährstoffstau in der Blutbahn zur Folge hat.
Die Bauchspeicheldrüse reagiert daraufhin mit einer permanent überhöhten Insulinproduktion, um Nährstoffe mit erhöhtem Druck in die Zellen hineinzupressen und, wenn dies nicht mehr möglich ist, in das Fettgewebe zu entsorgen.
Diesen Zustand erhöhter Blutinsulinspiegel nennt man **Hyperinsulinämie**. Er ist Auslöser der Insulinmast des Fettgewebes.

In den vorausgegangenen Abschnitten haben wir beschrieben, wie der an Kohlenhydratnahrung genetisch unangepasste **Nomadentyp** auf Kohlenhydrat-Mahlzeiten mit einer überhöhten Insulinantwort reagiert und dadurch die Fettzellen mästet und wie die Skelettmuskelzelle des Nomaden durch Aktivitätsverlust (Down-Regulation) ihres labilen Insulinrezeptors immer weniger zur Kohlenhydratverbrennung beiträgt.
Der Ackerbauertyp andererseits ist sehr viel besser an Kohlenhydratnahrung angepasst (niedrige Insulinreaktion) und schleust mit seinem stabilen Insulinrezeptor Kohlenhydrate schnell in den Muskel ein. Überschussenergie verbrennt er leicht zu Wärme. Er scheitert dann aber bei einer fettreichen Wohlstandsnahrung an der „inneren Verfettung" des Insulinrezeptors, die ebenfalls mit dessen Aktivitätsverlust einhergeht.

Eine nicht typengerechte Ernährung gepaart mit einem Bewegungsmangel führt so bei Nomade und Ackerbauer zu krankmachendem Übergewicht (Adipositas). Als deren Folge entstehen Ernährungskrankheiten, die als „tödliches Quartett" oder **„metabolisches Syndrom"** bezeichnet werden.

Abdominelle Adipositas (Bauchfettleibigkeit)

Entstehung einer Insulinresistenz durch fettreiche Ernährung und gesteigerte Fettfreisetzung (Lipolyse) aus dem Bauch-Fettgewebe mit Anstieg der freien Fettsäuren im Blut

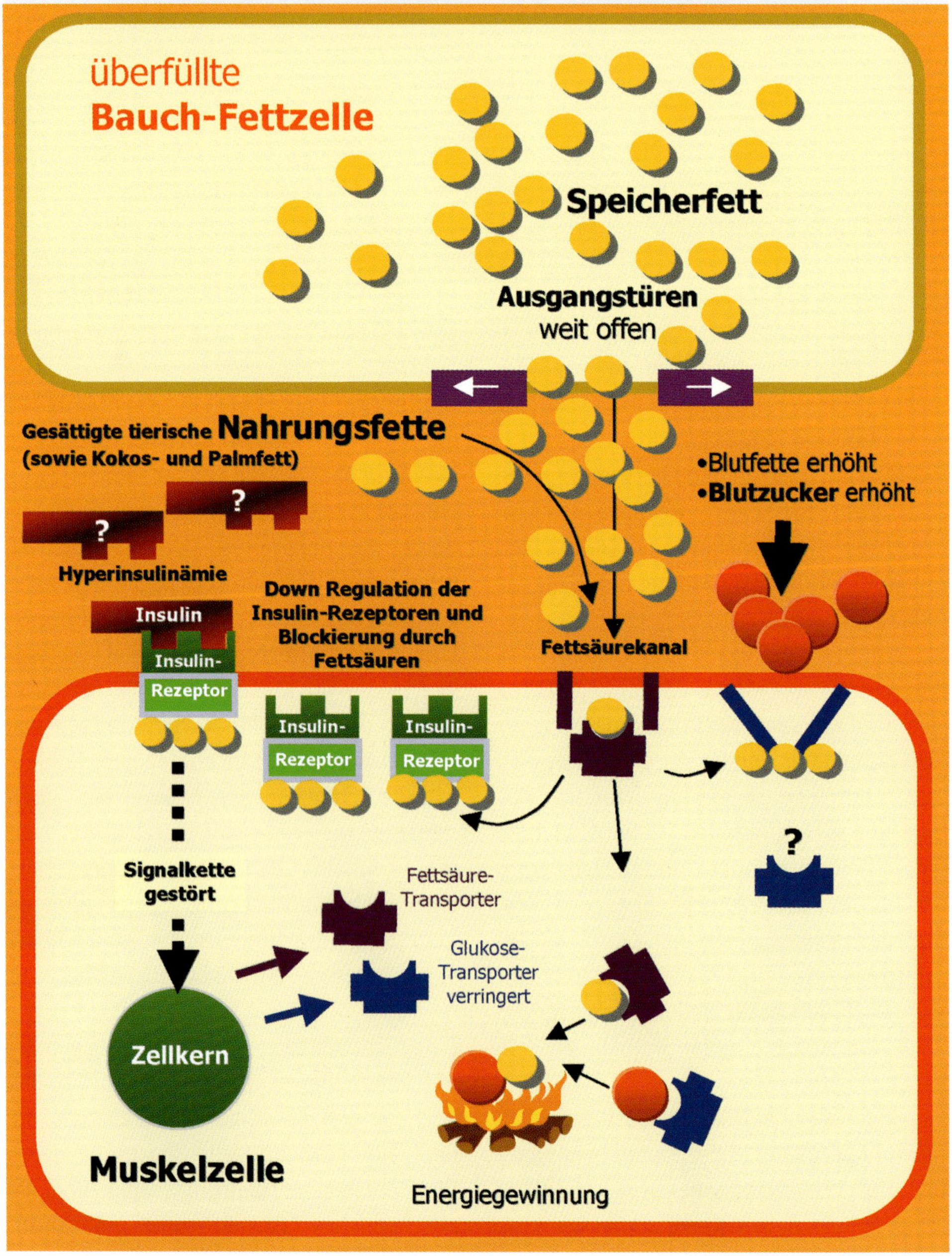

Funktionsverlust (Insulinresistenz) der Insulinrezeptoren durch innere Verfettung mit freien Fettsäuren

Metabolisches Syndrom „tödliches Quartett"

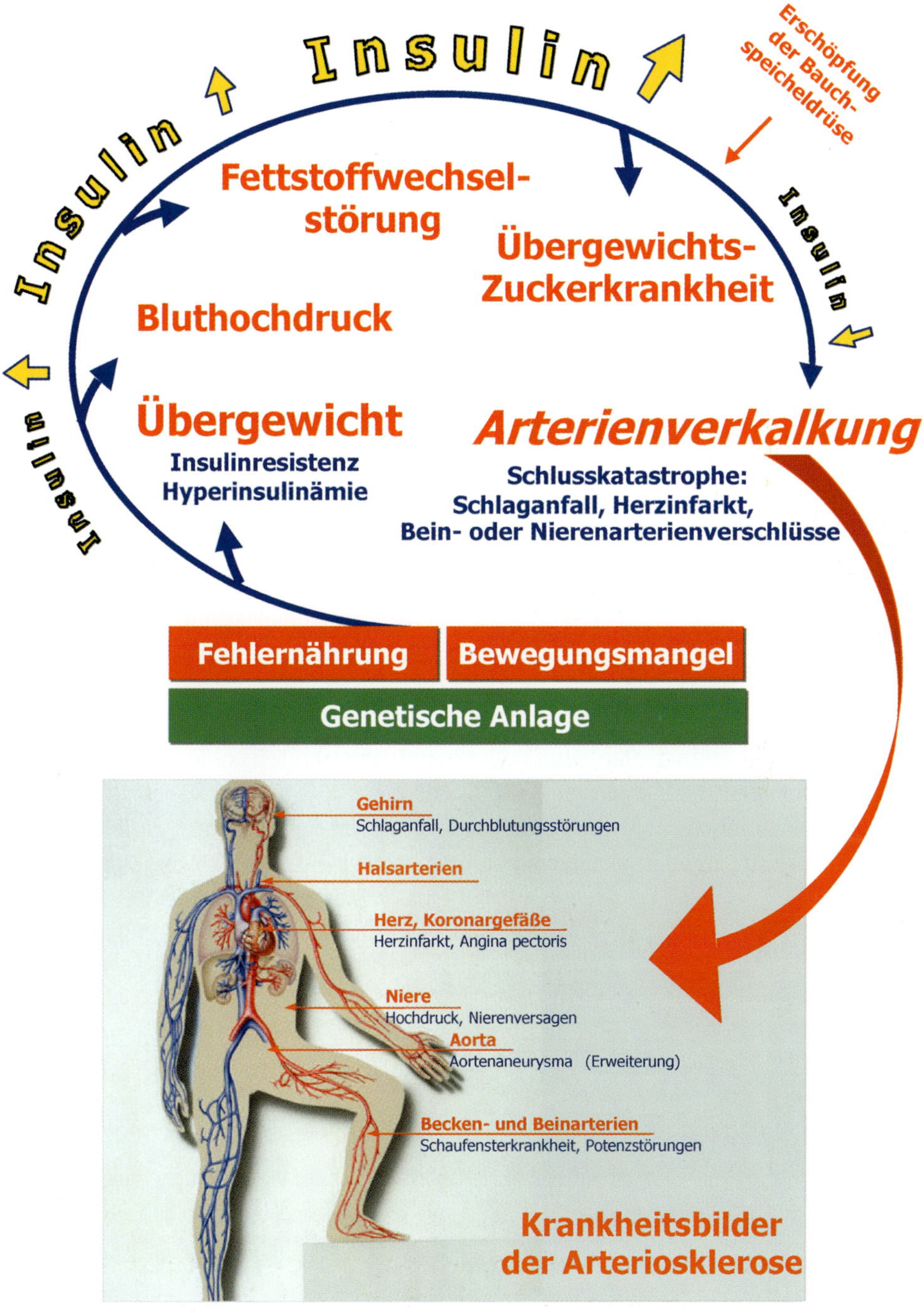

Das **metabolische Syndrom** umfasst vier Ernährungskrankheiten:

1. **Körperverfettung**
   (Adipositas, besonders vom Apfeltyp),
2. **Zuckerkrankheit**
   (Diabetes mellitus Typ 2 b),
3. **Bluthochdruck,**
4. **Fettstoffwechselstörung**

Alle Ernährungskrankheiten begleitet von einem hohen Insulinspiegel sind Auslöser eines entzündlichen Verfettungs- und Verkalkungsprozesses der Arterienwände – der Arteriosklerose.
In deren Verlauf kommt es als Endkatastrophe zu Gefäßverschlüssen der Kopf-, Herz-, Bein- und Nierenarterien mit oft tödlich verlaufenden Komplikationen wie Herzinfarkt, Schlaganfall, Erblindung und Erliegen der Nierenfunktion.

Insulinresistenz und deren Folgen

Eine Insulinresistenz (Aktivitätsverlust des Insulinrezeptors) entsteht, wenn die Zellen sich vor einer chronischen Nährstoffüberflutung durch Einzug ihrer Insulinrezeptoren schützen müssen. Sie werden dadurch unempfindlich für die Wirkung von Insulin. Von der Insulinresistenz sind vier Körperorgane in absteigender Reihenfolge betroffen:

1. **Muskulatur,**
2. **Fettgewebe,**
3. **Leber und**
4. **Gehirn**

Besonders frühzeitig und stark reagieren Menschen mit einer Insulinresistenz, die überschüssiges Fett im Bauchraum einlagern **(„abdominelle Adipositas“)**, da aus diesem ständig Fettsäuren, wie bei einem überkochenden Milchtopf, in die Blutbahn „überschäumen“.

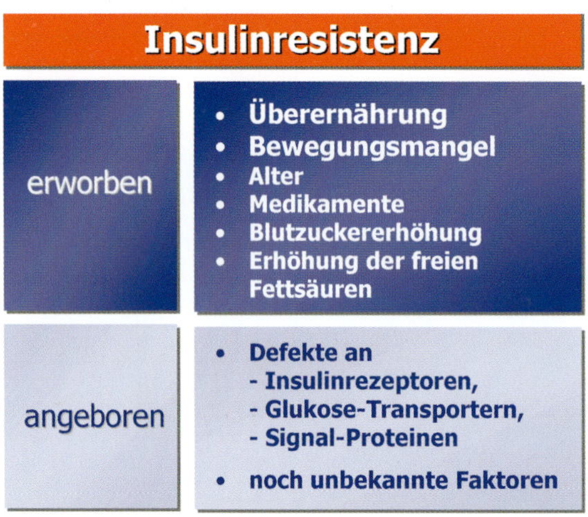

Überschäumendes Bauchfett – der erste Schritt ins metabolische Syndrom

Fettgewebe verhält sich in keiner Weise nur passiv als Energiespeicher. Vielmehr zeigen zahlreiche jüngere Untersuchungen, dass insbesondere der Bauchfettspeicher permanent versucht, seinen Speicher wieder aufzulösen (Lipolyse) und Speicherfett in Form von **freien Fettsäuren** in die Blutbahn zu entleeren. Die dadurch in erhöhter Zahl im Blut zirkulierenden freien Fettsäuren sind Auslöser krankmachender „Kettenreaktionen“ (siehe Abbildung Seite 46).
Warum trägt das Bauchfett besonders stark zur **Freisetzung der Fettsäuren** in die Blutbahn bei? Weil die Bauch-Fettzellen

1. sehr viel schwächer auf Insulin als Stoppsignal für die Fettfreisetzung (Antilipolyse) reagieren und

2. sehr viel leichter durch die bei Dauerstress ausgeschütteten Stresshormone wie Adrenalin zur Fettfreisetzung stimuliert werden.

In der Evolution war diese schnelle Energiebereitstellung aus Bauchfett ein sehr nützliches Instrument zur Deckung eines akuten Energiebedarfs z.B. bei Kampf, Flucht und Ausdauerbewegung beim Nahrungserwerb. Heute stellt ein großer Bauchfettspeicher einen Hochrisikofaktor für unsere Gesundheit dar.

Während das Bauchfett auch noch bei größeren Insulinmengen freie Fettsäuren in die Blutbahn ausschüttet, „mästet" schon eine außerordentlich geringe Insulinmenge das Unterhautfettgewebe, denn hier bewirkt es die Öffnung der „Eingangstüren" zur Fettspeicherung und verhindert gleichzeitig die Freisetzung (Lipolyse) von Speicherfett in die Blutbahn.

Die Grafik zeigt die Hemmung der Freisetzung von Fettsäuren aus dem Fettgewebe durch Insulin.

Bereits 0,1 mU/kg/min Insulin (I) drosselt die Freisetzung von freien Fettsäuren in die Blutbahn als Marker der Fettspaltung (Lipolyse) um ca. 35%.

Die 2,5fache (II) und dann 10fache (III) Insulinsteigerung drosselt die Fettfreisetzung um ca. 70%, im Fettgewebe um ca. 85%.

An der **Muskelzelle** führen die freien Fettsäuren zu einer **„inneren Verfettung" der Insulinrezeptoren** und zu deren Funktionsverlust (Insulinresistenz) (siehe Abbildung Seite 46). Die Folge ist eine immer schlechtere Blutzuckeraufnahme und -verwertung der Muskelzelle, was zur Übergewichtigkeit führt.

Die **Leber** wird durch die hohen Insulinspiegel stimuliert, die überschüssigen Blutfettsäu-

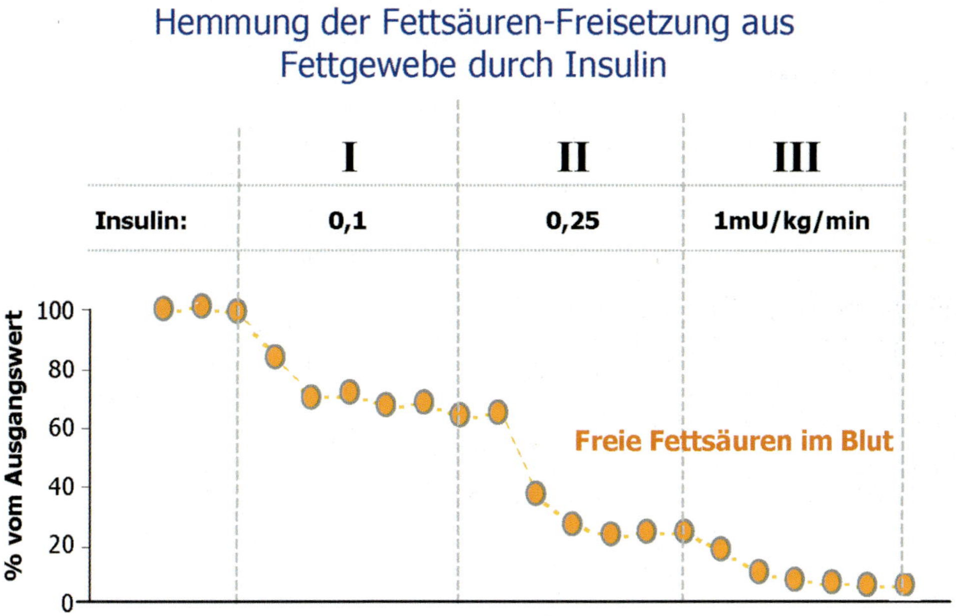

Modifiziert nach Jacob, S.; Hauer, B.: „Lipolysis in skeletal muscle"

ren in Transport-Triglyceride umzuwandeln. Sie verfettet dabei zu einer Fettleber und wird selber zunehmend insulinunempfindlich. Dies führt dazu, dass sie Insulin als Signal für einen ausreichend hohen Blutzuckerspiegel nicht mehr wahrnimmt. So wird die zur Vermeidung einer Unterzuckerung im Schlaf oder in Hungerzeiten gedachte Blutzuckerneubildung für das Gehirn nach einer Mahlzeit nicht mehr gestoppt.
Beim übergewichtigen Diabetiker führt diese enthemmte Glukoseproduktion zu den typischen morgendlich überhöhten Nüchtern-Blutzuckerwerten, die am Abend noch ganz normal gewesen sein können.

Weiterhin kann eine verfettete Leber, die normalerweise zwei Drittel des im Blut zirkulierenden Insulins abbaut, dieses immer schlechter bewerkstelligen, so dass Insulin länger in der Blutbahn verweilt und die Hyperinsulinämie verstärkt. Eine Hemmung des Insulinabbaus wird ebenfalls durch Alkohol bewirkt.
Um sich selbst vor einer totalen Verfettung mit schwerwiegenden Funktionsstörungen zu schützen, zieht die Leber auch die **LDL-Cholesterin-Rezeptoren** an der Oberfläche der Leberzellen ein.
Dadurch kommt es zu einer stark verzögerten Ausfilterung von Cholesterin aus dem Blut, wodurch sich der LDL-Cholesterinspiegel erhöht. Gleichzeitig wird die Bildung von schützendem HDL-Cholesterin durch hohe Triglyceridmengen in der Leber behindert.
Das nunmehr gestörte Verhältnis von Gesamtcholesterin zu HDL-Cholesterin im Blut (günstig ist ein Verhältnis von bis 4:1) verschlechtert sich auf 6:1 bis 10:1, was zu einer erhöhten Herzinfarktrate um das 5–10fache führt.
Die Kombination erhöhter Cholesterinspiegel und erhöhte Triglyceridwerte ist der häu-

Folgen einer Bauchfettvermehrung (Apfeltyp)

Gesteigerte Fettfreisetzung im Bauchfettgewebe führt zum Anstieg der freien Fettsäuren im Blut

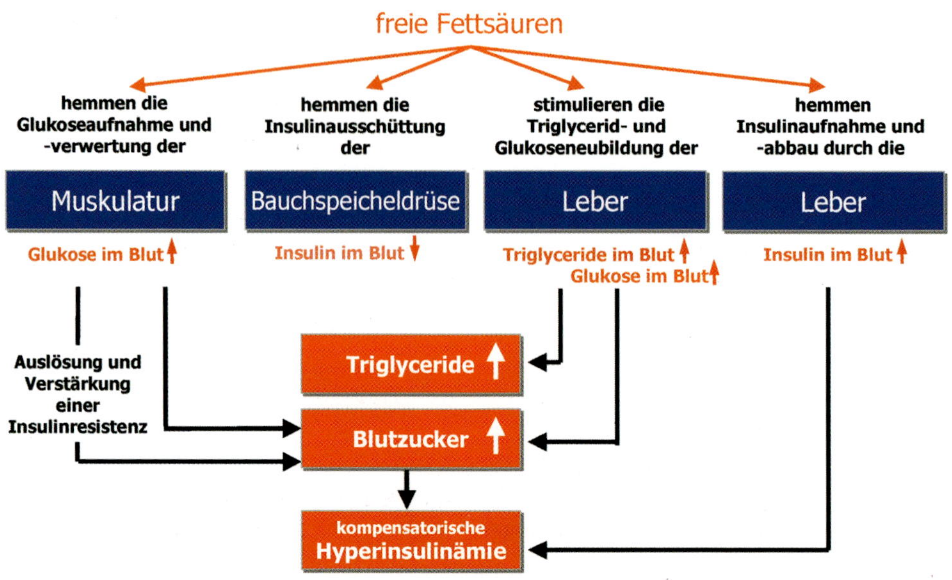

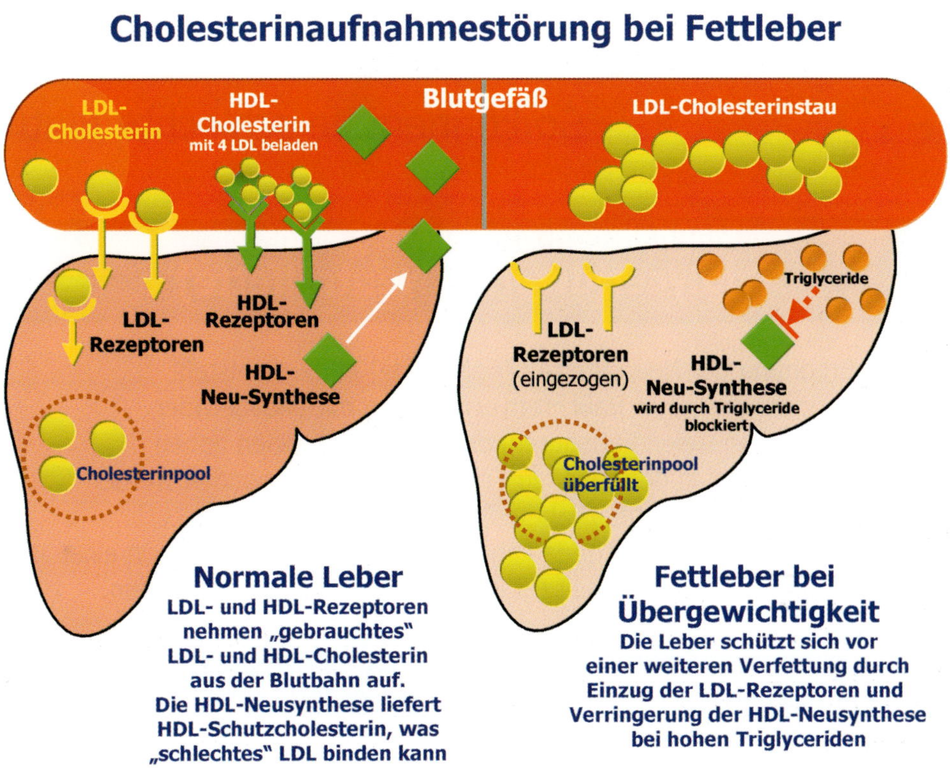

figste Typ einer krankhaften Fettstoffwechselstörung in Deutschland. (Typ 2b nach Frederickson).

Die Insulinwirkung am Gehirn

Unser Gehirn besitzt in seinem Sättigungszentrum zur Steuerung der Nahrungsaufnahme ebenfalls Insulinrezeptoren, die nach einer Mahlzeit auf Grund des ansteigenden Insulinspiegels ein starkes Sättigungsgefühl auslösen und zur Beendigung einer Mahlzeit führen.

Bei der chronischen Hyperinsulinämie kommt es ebenfalls zu einem Empfindlichkeitsverlust dieser Insulinrezeptoren, so dass der Sättigungsreiz von Insulin auf das Sättigungszentrum immer schwächer wird und die Mahlzeiten dadurch größer und auch später beendet werden. Dadurch stellt sich ein Sättigungsgefühl erst verspätet ein.

Übergewichtigkeit: Willensschwäche oder Hormondiktat?

Ein Insulinanstieg kann, wie bereits dargestellt, in der Blutbahn einerseits einen Unterzuckerungshunger auslösen, andererseits bei ausreichend großer Mahlzeit einen Sättigungsreiz im Gehirn bewirken.

Das gleiche gilt für das vor wenigen Jahren entdeckte Fetthormon Leptin, das bei ausreichend gefüllten Fettzellen den stärksten Hungerauslöser des Menschen, das sog. Neuropeptid Y, unterdrückt und in Schach hält.

Bei Übergewichtigkeit kommt es zu einer chronischen Erhöhung von Leptin im Blut,

Ernährungsempfehlungen b

So können Sie schlechte Blutfette

Maßnahmen zur Senkung erhöhter Triglyceridwerte (Neutralfette)

Eine Erhöhung der Neutralfette (Triglyceride) im Blut entsteht insbesondere bei einer Bauchfettvermehrung mit andauernder Freisetzung von freien Fettsäuren, die dann durch einen hohen Blutinsulinspiegel in der Leber zu Triglyceriden umgewandelt werden (typisch für Übergewichts-Diabetes).
Eine Erhöhung der Triglyceride kann somit bereits ein Vorzeichen einer beginnenden Zuckerkrankheit (Stadium der Hyperinsulinämie) sein.

Gewichtsnormalisierung und regelmäßige Bewegung
wirken sich durch eine Normalisierung erhöhter Insulinspiegel positiv auf den Triglyceridstoffwechsel aus.

Zurückhaltung im Verzehr von Süßigkeiten und Alkohol - Aus Zucker wird Fett!
Durch einen häufigen Verzehr von Süßigkeiten, Zucker (auch versteckt in Limonaden) und Alkohol kommt es infolge einer hohen Insulinantwort in der Leber zu einer vermehrten Bildung von Triglyceriden aus Zucker, die dann im Fettgewebe gespeichert werden (so wird der "Nomade" dick).
Eine Senkung der Triglyceride kann durch Zurückhaltung im Verzehr von Süßigkeiten und Alkohol erzielt werden.

Reduzierung des Verzehrs tierischer Fette
Beim Verzehr fetter Fleisch- und Milchprodukte erhöhen sich die freien Fettsäuren im Blut, die durch Insulin in die Zellen eingeschleust werden. Die Insulinrezeptoren werden dabei durch eine „innere Verfettung" unwirksam (so wird der "Ackerbauer" dick). Tierische Fette (gesättigte Fettsäuren) sollten nur in geringen Mengen verzehrt und durch pflanzliche Fette (einfach und mehrfach ungesättigte Fettsäuren in Raps- oder Olivenöl) ersetzt werden.
Auch der regelmäßige Verzehr von fettem Salzwasserfisch (insbesondere Makrele, Hering, Lachs) oder Fischölkapseln bzw. von drei Walnüssen/Tag oder Walnussöl ist aufgrund des hohen Gehaltes an blutfettsenkenden Omega-3-Fettsäuren zu empfehlen.

ttstoffwechselstörungen

n und gute Blutfette erhöhen

Maßnahmen zur Senkung eines erhöhten Cholesterinspiegels (Hypercholesterinämie)

Gewichtsreduktion

Die wichtigste Maßnahme bei erhöhten Cholesterinwerten ist eine Gewichtsreduktion, die mit einer Entfettung der Leber einhergeht. Dadurch können sich wieder vermehrt "Fangarme" (LDL-Rezeptoren) für LDL-Cholesterin in der Leber bilden, die das "schlechte" LDL-Cholesterin aus der Blutbahn herausfiltern.
Parallel dazu produziert die entfettete Leber wieder vermehrt HDL-Schutzcholesterin, was diesen Effekt der LDL-Entfernung aus der Blutbahn (Clearance) tatkräftig unterstützt.

Ballaststoffreiche Ernährung

Durch den Verzehr von ca. 3 EL Haferkleie (hoher Anteil an wasserlöslichen Ballaststoffen) zum Frühstück wird das nächtlich in der Gallenblase gesammelte Abfallcholesterin der Leber gebunden und über den Darm ausgeschieden. Dadurch wird eine Rückaufnahme aus dem Darm verhindert und der Cholesterinspiegel gesenkt.
Auch Apfelpektin, Guarkernmehl und Glukomannose (Konjakmehl) haben diese Eigenschaft.

Vermeidung gesättigter tierischer Fettsäuren

Ein überreichlicher Verzehr von gesättigten tierischen Fettsäuren (fette Fleischwaren, Käse und Milchprodukte) hat u.a. über den Mechanismus der Leberverfettung ebenfalls eine Erhöhung des Blutcholesterins zur Folge.
Tauschen Sie deshalb tierische Fette gegen gesunde pflanzliche Fette aus.

Regelmäßige Ausdauerbewegung

Auch regelmäßige Ausdauerbewegung (z.B. 3mal pro Woche eine Stunde zügig Spazieren gehen) hat durch eine Erhöhung des guten HDL-Cholesterins und Senkung des LDL-Cholesterins eine positive Wirkung auf den Cholesterinstoffwechsel.

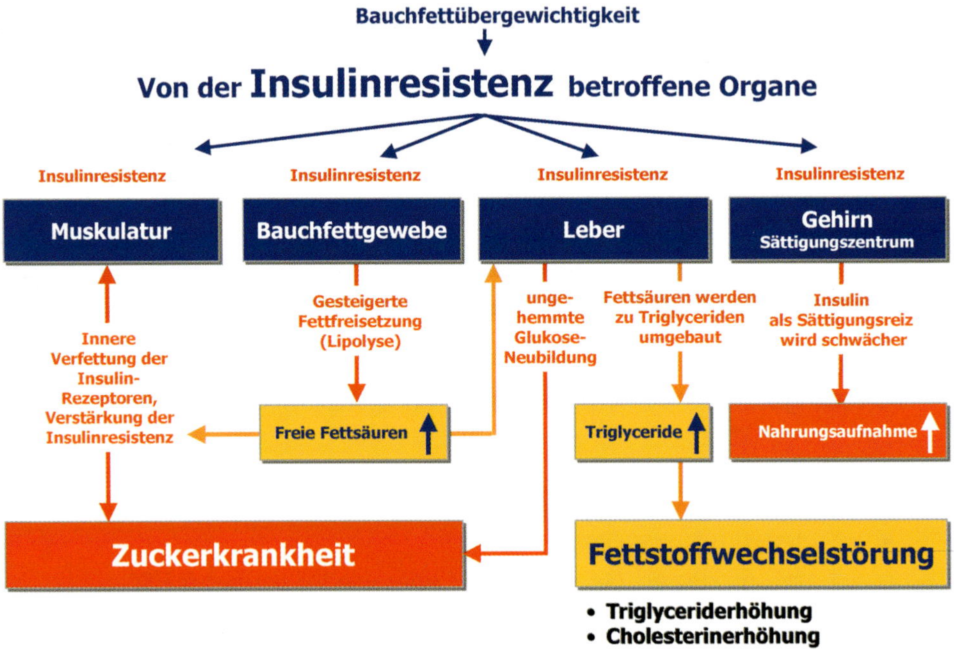

wahrscheinlich ebenfalls mit Unempfindlichkeit (Down-Regulation) des zentralen Leptin-Rezeptors im Gehirn, so dass immer mehr Leptin und somit immer mehr Nahrung für die Fettzelle benötigt wird, um das Hungergefühl zu beseitigen.
Das Fettgewebe sorgt also selbst bei Übergewichtigkeit auf hormonellem Weg für seine stetige und fast endlose Auffüllung.
Sie merken, liebe Leser/innen, wie Übergewichtigkeit die komplizierten Steuerungsvorgänge von Hunger und Sattsein durcheinanderbringt und sich dabei selbst unterhält.

Übergewichts-zuckerkrankheit

Der Prozess eines zunehmenden Funktionsverlustes der Insulinrezeptoren durch Übergewichtigkeit (Insulinresistenz) geht mit einer permanenten Insulin-Überproduktion der Bauchspeicheldrüse einher und verläuft schleichend und oft unerkannt über viele Jahre, bis die Bauchspeicheldrüse schließlich erschöpft zusammenbricht und die Insulinproduktion langsam zum Erliegen kommt. Dann geht die Übergewichts-Zuckerkrankheit in die Insulinmangel-Zuckerkrankheit über.

Im Endstadium ist der Zustand der totalen Erschöpfung der Bauchspeicheldrüse unumkehrbar.

Lange bevor bei krankhafter Übergewichtigkeit erhöhte Blutzuckerspiegel nachweisbar sind, versucht der Körper, diese mit einer überhöhten Insulinproduktion in Schach zu halten. Diese hohen Insulinspiegel verursachen an den Blutgefäßen bereits Schäden, die den Prozess der Gefäßentzündung und späteren Verkalkung einleiten.

In einem späteren Stadium, in dem hohe Insulinspiegel den Blutzucker nicht mehr im Normalbereich halten können und die Blutbahn dauerhaft mit hohem Blutzucker überschwemmt wird, kommt ein weiteres Schä-

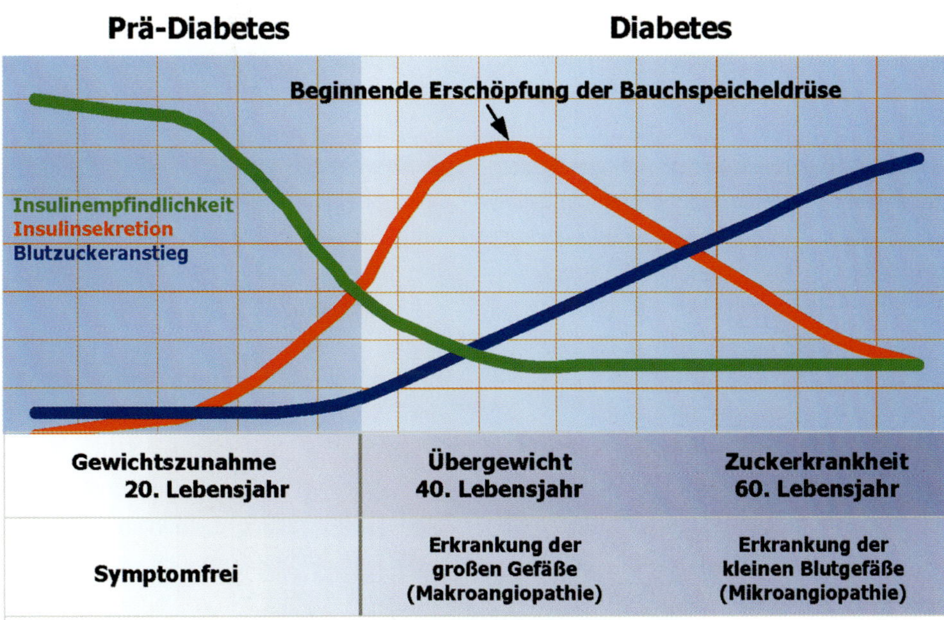

Gewichtszunahme 20. Lebensjahr	**Übergewicht 40. Lebensjahr**	**Zuckerkrankheit 60. Lebensjahr**
Symptomfrei	**Erkrankung der großen Gefäße (Makroangiopathie)**	**Erkrankung der kleinen Blutgefäße (Mikroangiopathie)**
Bisherige traditionelle Stadientherapie:		
keine	**Medikamente zur Verbesserung der Insulinresistenz** (Metformin, neue „Insulinsensitizer")	**Insulinfreisetzende Substanzen plus Insulin-Spritzen**
Ihre Alternative:		
Gewichtsabnahme und Insulineinsparung durch Ernährungsumstellung und Bewegung		

digungsprinzip hinzu: die „Verzuckerung“ von Eiweißstrukturen im Körper.

Dieser „Verzuckerungsprozess“ findet auch in allen Blutgefäßen statt, da diese aus Eiweißbausteinen aufgebaut sind.
Wie eine klebrige Masse bindet sich der im Blut gelöste „Flüssigzucker“ u.a. an Eiweißstrukturen von roten Blutkörperchen, Blutgefäßen, Organen, Nerven und Gehirnzellen, bildet Zucker-Eiweißstrukturen (Glykoproteine) und schädigt sie in einem schleichenden Prozess, bis nach Jahren Folgen wie Durchblutungsstörungen, Nervenerkrankungen, Erblindung, Nierenfunktionsstörungen, Gelenk- und Bandscheibenerkrankungen usw. zum Ausbruch kommen.

Wenn Sie jedoch rechtzeitig eine krankmachende Übergewichtigkeit abbauen und dadurch eine bereits bestehende Insulinresistenz und Hyperinsulinämie rückgängig machen, kann sich die Bauchspeicheldrüse noch erholen. Eine Übergewichts-Zuckerkrankheit mit ihren fatalen Folgen wie Erblindung, Nierenversagen, Fußamputationen und weitere Gefäßschäden kann so vermieden werden.

HbA1c

Durch die Verzuckerung des Blutfarbstoffs der roten Blutkörperchen (Hämoglobin) entsteht HbA1c-Hämoglobin. Wegen einer Lebensdauer der roten Blutkörperchen von ca. 120 Tagen dient dieser Wert der Langzeitbeobachtung und eine Bereitschaft zur Zuckerkrankheit kann frühzeitig erkannt werden.

Ernährungsempfehlungen bei Diabetes Typ 2

Bei dieser Form der Zuckerkrankheit besteht zu 80-90% eine Übergewichtigkeit

1. Gewichsreduktion

Der erste und entscheidende Schritt in der Vermeidung und Behandlung einer Diabeteserkrankung ist eine Gewichtsreduktion nach den in diesem Buch beschriebenen Ernährungsempfehlungen:

- 3 Mahlzeiten (ohne Zwischenmahlzeiten) nach dem Prinzip der Energiepyramide entsprechend Ihres tatsächlichen Energiebedarfs
- Essen im Biorhythmus des Stoffwechsels mit frühen Abendmahlzeiten, die in ihrer Zusammensetzung niedrige Insulinantworten auslösen (siehe dazu „Insulintrennkost“, Baukastensystem Eiweißmahlzeiten ab Seite 265)

2. Bewegung

Machen Sie regelmäßiges Bewegungstraining (3mal wöchentlich eine Stunde) zu Ihrem neuen Life-Style. Hier genügt schon zügiges Spazieren gehen.
Durch regelmäßige Bewegung erhöht sich wieder die Insulinempfindlichkeit der Muskelzelle, wodurch sich der Zuckerstoffwechsel auf lange Sicht erheblich verbessert und stabilisiert und bei erfolgter Gewichtsnormalisierung oftmals auch Medikamentenfreiheit erzielt werden kann.

Übergewicht und Bluthochdruck

Bei der Entstehung von Bluthochdruck, der insbesondere bei Übergewichtigkeit häufig beobachtet wird, war die Funktion des Insulins bis vor kurzem unklar, so dass man lange von einer „essentiellen" Hypertonie (Bluthochdruck mit unbekannter Ursache) sprach. Heute jedoch können die beiden wesentlichen Komponenten der Entstehung von Bluthochdruck durch die Insulinwirkung erklärt werden.

Volumenhochdruck

Die Niere hat u.a. die Aufgabe der Körperentwässerung und Entsalzung. Durch hohe Insulinkonzentrationen im Blut infolge Übergewichtigkeit wird, anstatt überschüssiges Kochsalz auszuscheiden, in den Nierenkörperchen die Wiederaufnahme von Kochsalz (Natriumchlorid) angeregt, das im Lösungszustand immer auch eine bestimmte Menge Wasser bindet. Kehrt dieses „Kochsalzwasser" über die Niere wieder in das Gefäßsystem zurück, erhöht sich das Innenvolumen der Blutgefäße unter gleichzeitigem Anstieg des Gefäßdruckes, was als **Volumenhochdruck** bezeichnet wird.

Überschreitet das Blutvolumen die Gefäßkapazität, tritt Flüssigkeit aus den Gefäßen in das Gewebe aus. Die Folge sind Gewebsüberwässerungen, sog. **Ödeme**, die so auch bei herz-, nieren- und venengesunden Menschen festgestellt werden können. Diese wurden lange als „idiopathisches Ödem der Frau" bezeichnet, die nach dem Genuss von Süßigkeiten mit überhöhter Insulinausschüttung zu einer Bindegewebsüberwässerung neigt („Pralinenödeme").

Wenn sich über Ihren Schienbeinen mit dem Daumen Dellen eindrücken lassen oder nicht

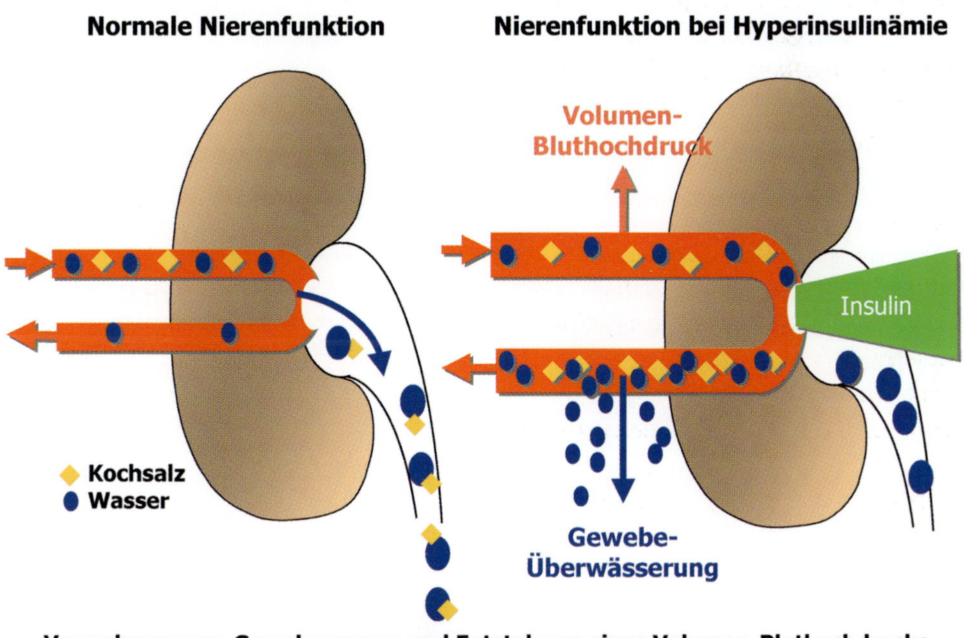

Vermehrung von Gewebewasser und Entstehung eines Volumen-Bluthochdrucks durch Behinderung der Kochsalzausscheidung der Niere durch Insulin

allzu enge Strümpfe Einschnürungen an den Unterschenkeln verursachen, sollte an insulinverursachte Ödeme gedacht werden. Sprechen Sie dann mit Ihrem Hausarzt darüber.

Widerstandshochdruck

Die zweite Komponente bei der Entstehung von Bluthochdruck ist der sog. Widerstand der Gefäße.

Eine erhöhte Insulinkonzentration im Blut aktiviert das sympathische Nervensystem, was zu einer Erhöhung der Pulsfrequenz, einer Wachstumsstimulation der glatten Gefäßmuskeln und verstärktem Einbau von Fett in die Gefäßinnenwand führt.

Die Folge ist eine Verdickung und Verengung der Arterien, was den Blutdurchfluss mindert und somit den **Widerstandshochdruck** erklärt.

Die Folgen einer langjährigen Blutdruckerhöhung ist die Ausbildung eines sog. „Blutdruckherzens“ mit einer Muskelwandverdickung, die zu einer Pumpschwäche und Herzrhythmusstörungen führt.

Wird das Blutdruckherz durch blutdrucksenkende Medikamente und eine Beseitigung der Übergewichtigkeit nicht entlastet, führt dies zum Tod durch Herzversagen.

Ernährungsempfehlungen bei Bluthochdruck

Kochsalzeinschränkung – ja oder nein?

Durch **Gewichtsreduktion** und **Bewegung** bildet sich die Ausscheidungsbehinderung von Kochsalz in der Niere durch ein Absinken des hohen Blutinsulinspie-

Entstehung von Bluthochdruck bei Übergewicht

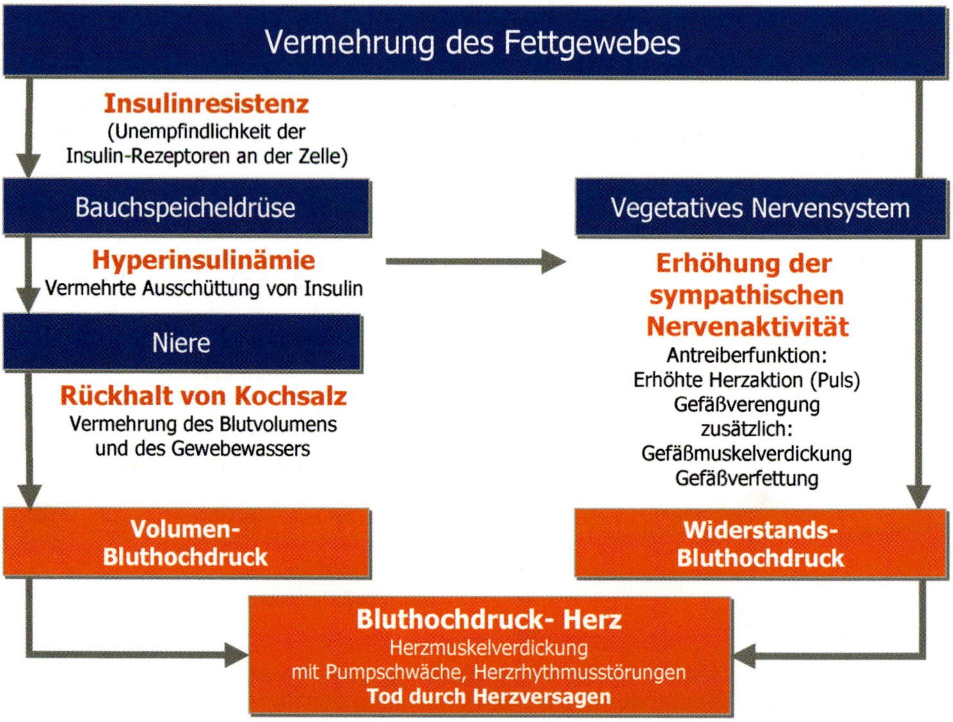

gels (Hyperinsulinämie) wieder zurück. Ein Volumenbluthochdruck kann sich rasch normalisieren.
Es hat sich herausgestellt, dass eine Kochsalzeinschränkung nur bei ca. 20–30% der Patienten einen positiven Einfluss auf die Blutdrucksenkung hat, bei den anderen 70–80% der Patienten nicht.

Arteriosklerose

Die Erkenntnisse über Entstehung der Arteriosklerose als Endkatastrophe des metabolischen Syndroms haben in den letzten Jahren einen deutlichen Wandel erfahren, so dass sich heute folgendes Bild darstellt.

Bei einem Nährstoffstau infolge eines Aktivitätsverlustes der Insulinrezeptoren (Insulinresistenz) und bei einer verzögerten Cholesterinaufnahme bei einer Fettleber infolge Übergewichtigkeit, verweilt LDL-Cholesterin bis zu 56 Stunden (normal 24 Stunden) in der Blutbahn und läuft dabei Gefahr von sog. „freien Radikalen" (Elektronenräubern) oxidiert zu werden. Dieses „oxidierte Cholesterin" klebt an der Arterienwand an.
Die Arterie, die oxidiertes Cholesterin als körperfremden Schadstoff erkennt, sendet über chemische Botenstoffe einen Alarmruf in die Blutbahn aus und lockt damit Zellen der Blutpolizei (Fresszellen und T-Zellen des Immunsystems) an.
Die „Fresszellen" beginnen sofort, das oxidierte Cholesterin einzusammeln und in sich aufzunehmen und wandern dann in die Gefäßwand ein, um es dort zu entsorgen. Hier wandeln sie sich zu „Schaumzellen" um und entleeren den Cholesterinabfall auf einer „Sondermülldeponie". Dabei entsteht in der Gefäßwand eine Cholesterin-Ölblase, die eine chronische Entzündungsreaktion verursacht, an der die eingewanderten T-Zellen des Immunsystems – ähnlich wie bei einer offenen Wunde – beteiligt sind.
Der Körper hat nun die Möglichkeit diese Ölblase zu „verkalken" und damit zu stabilisieren (sog. stabiler Kalkplaque), wobei der Querschnitt der Arterie wie ein Wasserrohr von innen verkalken kann. Gelingt dies

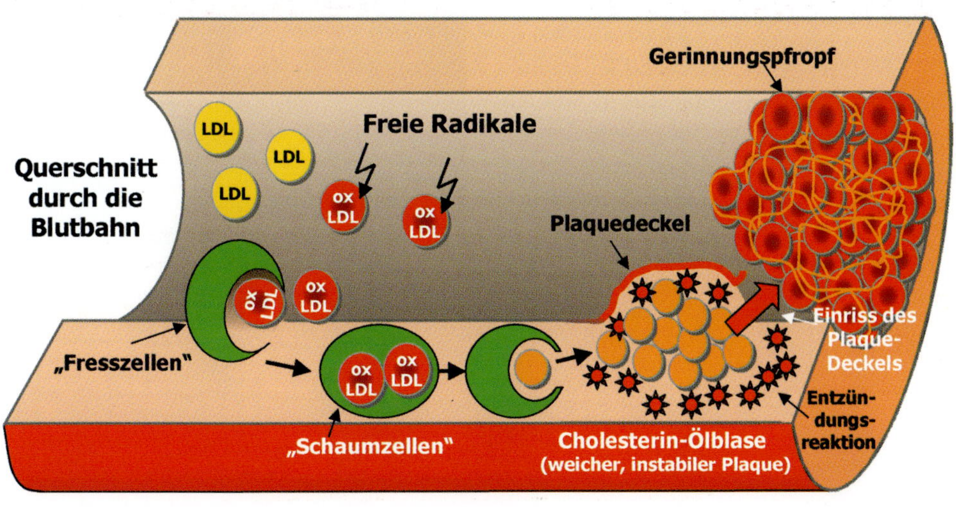

nicht, entsteht um die Ölblase ein hochaktiver Entzündungssaum über den als Deckel die Gefäßinnenwand liegt.
Auch dieser Deckel wird von der Entzündung betroffen und wird durch Auflösungsprozesse immer dünner. Es ist wie ein Vulkan, der jederzeit zum Ausbruch kommen kann. Durch bestimmte Auslöser wie Stress, Rauchen, Kälte, körperliche Anstrengung und fettreiche Mahlzeiten reißt der Deckel dieses instabilen Cholesterin-Plaques plötzlich ein und das „Cholesterin-Öl" entleert sich schwallartig in das Blutgefäß. Das löst sofort die Bildung eines Blutgerinnsels aus und verschließt so das Gefäß.
Dieser Vorgang vollzieht sich z.B. bei einem „Herzinfarkt aus heiterem Himmel", der ohne den Vorboten der sonst typischen Angina pectoris eintritt.

Kann man dieses Ereignis rechtzeitig erkennen und etwas dagegen tun?

Es ist heute möglich, die Aktivität der Entzündungszellen um den Plaque durch die Bestimmung eines Botenstoffes der Immunzellen, des CRP (C-reaktives Protein) im Blut zu bestimmen. Liegt dieser Wert größer 4 ist dies wahrscheinlich Ausdruck einer Plaqueentzündung.

Der CRP-Wert sowie der Quotient Gesamtcholesterin : HDL (normal bis 4) werden heute als aussagekräftige Marker für die Risikoerkennung einer Arteriosklerose der Herzkranzgefäße angesehen.

Knochen- und Gelenkkrankheiten durch zuviel Insulin?

Neben den Herz-Kreislaufkrankheiten sind die Erkrankungen des Bewegungsapparates (sog. degenerative Arthrosen) die häufigste Ursache für Arztbesuche, Krankheitszeiten, sowie Frühverrentungen.
Nicht ältere Menschen, die körperlich schwer arbeiten und bei denen ein erhöhter „Knochenverschleiß" zu erwarten wäre, sondern immer mehr junge Menschen in typischen bewegungs- und belastungsarmen Sitzberufen werden gelenk- und wirbelsäulenkrank.

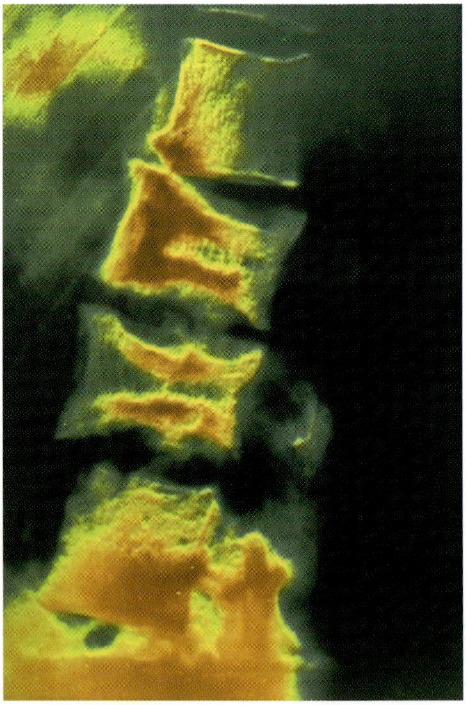

Was ist die Ursache dieser paradoxen Entwicklung?

Neuere Forschungsergebnisse weisen darauf hin, dass der Prozess der Arteriosklerose von kleinen (sog. Mikroangiopathie) und großen Arterien (sog. Makroangiopathie) in unserem gesamten Körper stattfindet, so auch in den Versorgungs-Arterien unserer Knochen, Knorpel und Gelenke. Bereits 10 Jahre bevor die größeren Herz- und Gehirnarterien verkalken, setzt dieser Entzündungsprozess bereits in den kleinsten Arterien des Knochen- und Gelenksystems ein.
Auslöser für diesen Prozess sind Risikofaktoren des metabolischen Syndroms (Übergewicht, Bluthochdruck, Fett- und Zuckerstoffwechselstörungen). Verstärkt durch Rauchen, übermäßigen Alkoholkonsum und Harnsäureerhöhung führt „oxidativer Stress" in einem langjährigen Prozess zu Schäden an den kleinen knochen-, knorpel- und bandscheibenversorgenden Arterien. Die Folge ist eine Minderdurchblutung mit Ernährungsstörungen der Knochen- und Knorpelstrukturen – dem Ausgangspunkt für Gelenkzerstörungen und Bandscheibenschäden.

Es verwundert Sie sicherlich, liebe Leserinnen und Leser, dass Übergewichtigkeit, Bluthochdruck, Fett- und Zuckerstoffwechselstörungen auch Auslöser von Knochenerkrankungen sind und dass Insulin einen nicht unerheblichen Anteil daran hat. Dies unterstreicht einmal mehr die Notwendigkeit einer ganzheitlichen Sichtweise von Gesundheitsprävention.

Hier schließt sich wieder der Kreis zu seinem Ausgangspunkt: Alles fängt mit Überernährung und Bewegungsmangel an.
Stoppen Sie daher rechtzeitig diesen krankmachenden und tödlichen Kreislauf von Fehlernährung und Bewegungsmangel! Unser Buch möchte Ihnen dabei helfen dem tödlichen Quartett zu entkommen, damit Sie recht lange gesund und vital bleiben.

Drehen Sie die Insulinspirale zurück – essen und bewegen Sie sich wieder gesund!

Durch das Verstehen der Wirkungen von Insulin bei der Entstehung von Adipositas, Übergewichts-Zuckerkrankheit, Fettstoffwechselstörung und Bluthochdruck ist es gar nicht so schwer, Wege zu finden, die diese Prozesse wieder rückgängig machen.

Das Ziel heißt, Gewicht (insbesondere Bauchfett) abnehmen und auch halten, was – wie alle Betroffenen wissen – viel leichter gesagt als getan ist. Der erste spürbare Erfolg ist der typische Anfangseffekt jedweder Diät, eine oftmals kräftige Wasserausschwemmung mit Entwässerung von Insulin-Ödemen und oftmals auch einer Normalisierung des Volumen-Hochdruckes.

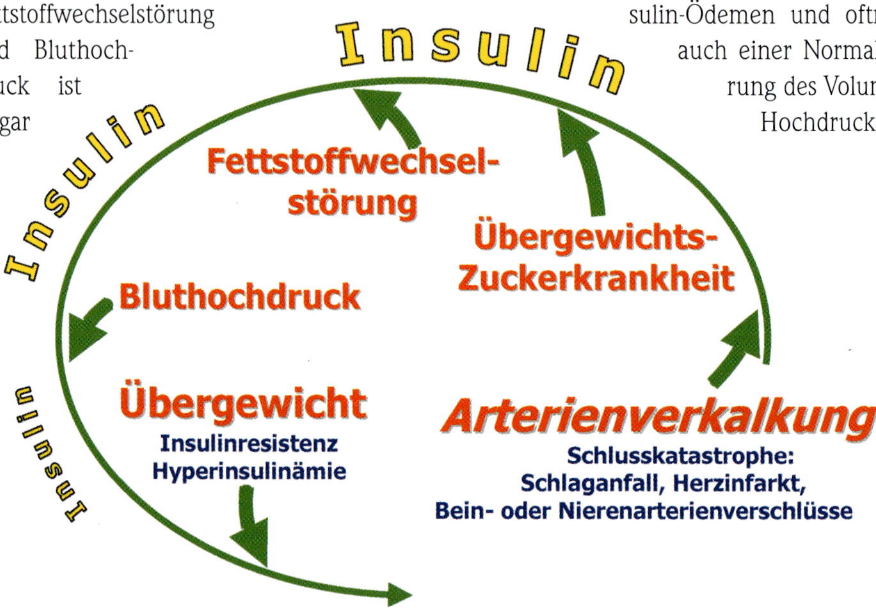

Durch gesunde Ernährung und regelmäßige Bewegung können Sie die tödliche Insulinspirale wieder zurückdrehen

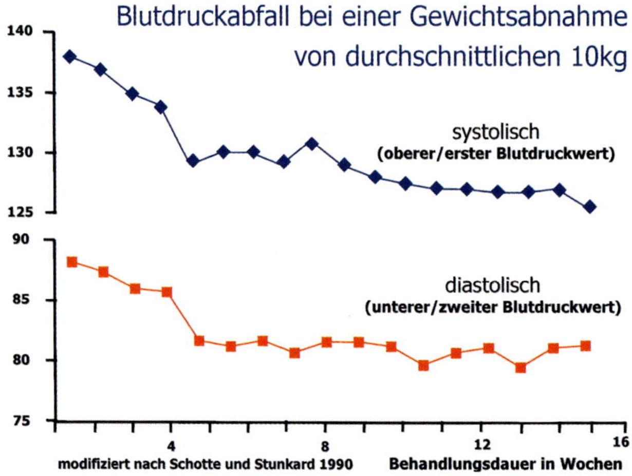

Auch bei den Fettstoffwechselstörungen gibt es mittlerweile zahlreiche gutbelegte Studien, die beweisen, dass bereits bei einer Verringerung des Ausgangsgewichtes um 10% die **Triglyceride um 30%** und das **LDL-Cholesterin um 12%** zurückgehen, wogegen das schützende **HDL-Cholesterin um 10 bis 15%** ansteigt.

Effekte von Gewichtsabnahme und körperlicher Aktivität auf die Blutfettwerte

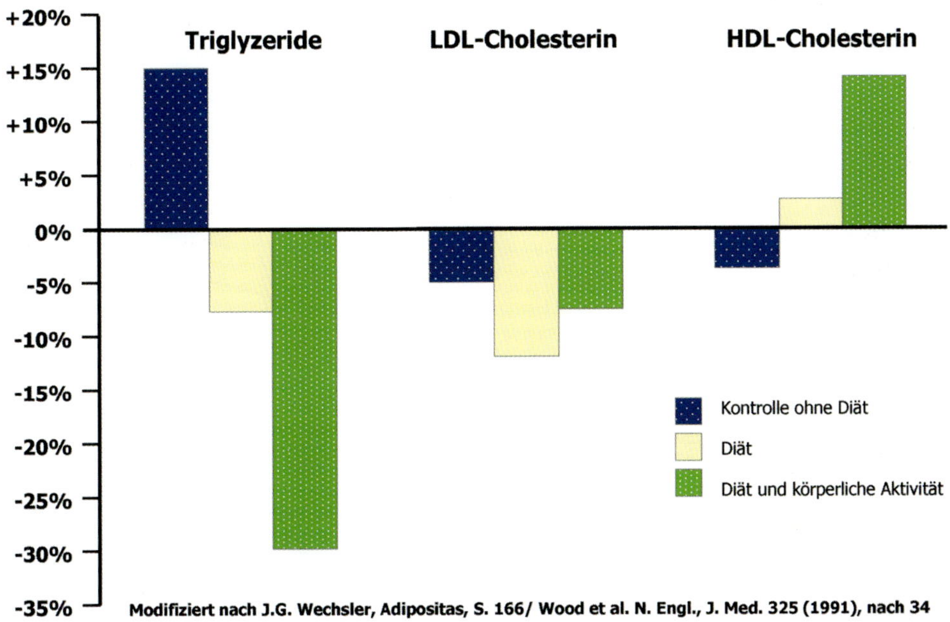

Modifiziert nach J.G. Wechsler, Adipositas, S. 166/ Wood et al. N. Engl., J. Med. 325 (1991), nach 34

Abnahme der Triglyceridproduktion der Leber bei Gewichtsabnahme

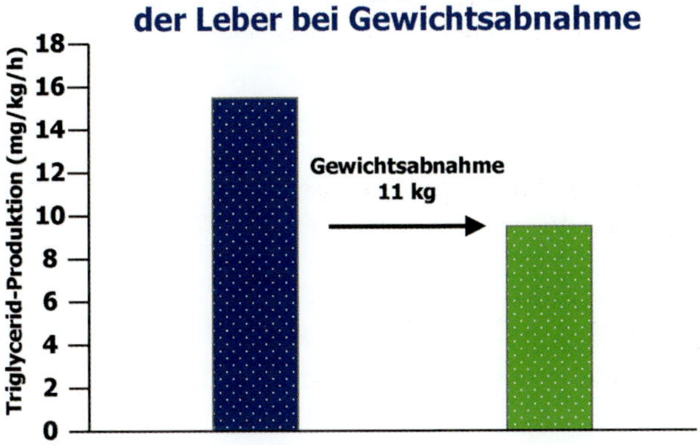

Abnahme der Triglyceridproduktion der Leber bei 36 adipösen nicht insulinpflichtigen Diabetikern nach einer Gewichtsreduktion von 11 kg innerhalb von 2 bis 10 Monaten. Bei einem 80 kg schweren Menschen bedeutet das in 24 h eine Verringerung der Triglyceridproduktion von 30,7g auf 17,3g (nach: Olefsky et al. 1974)

Am beeindruckendsten sind die dramatischen Verbesserungen, die bei einer Diabeteserkrankung durch Gewichtsabnahme erreicht werden können. Der englische Professor Lean konnte nachweisen, dass eine Gewichtsabnahme in den ersten 12 Monaten nach Stellung der Diagnose „Diabetes" diesen nicht nur in 75% der Fälle normalisieren konnte, sondern auch die Lebenserwartung um mehrere Jahre erhöhte. Eine Gewichtsreduktion von 6 kg erhöhte die Lebenserwartung um bis zu 2 Jahre, von 10 kg um bis zu 3,5 Jahre und von 16 kg um bis zu 5,5 Jahre.

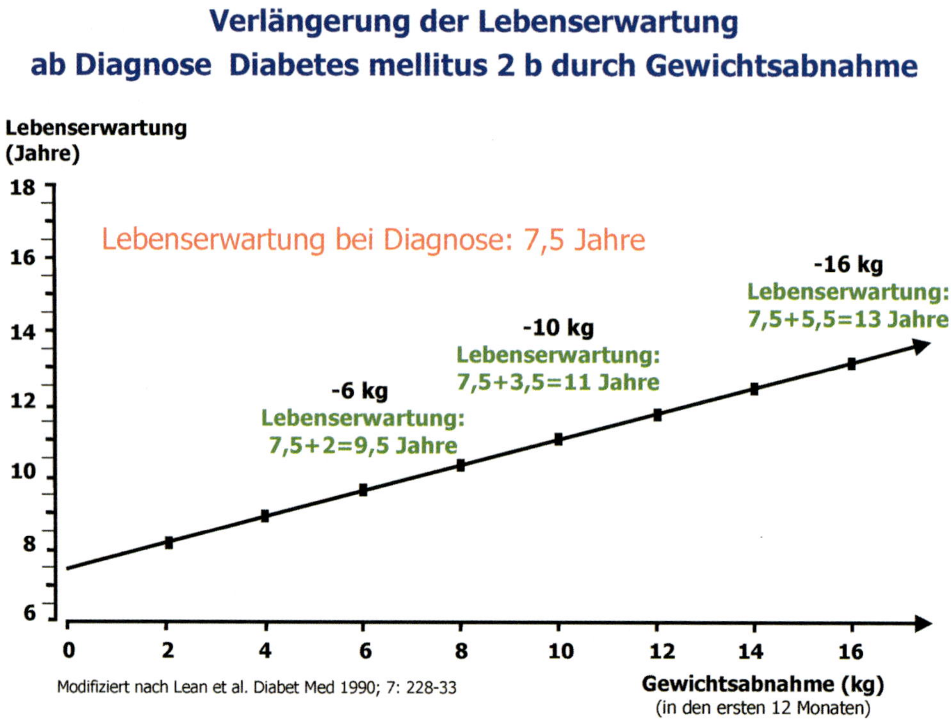

Gewichtsabnahme auch bei Insulintherapie wichtig

Für die Betroffenen, die einen mit Diät und Tabletten nicht mehr einstellbaren Diabetes entwickeln und deshalb zusätzlich Insulin spritzen müssen, kommt es durch die Insulingabe in der Regel zu einer Gewichtszunahme von 6–8 kg im ersten Jahr der Insulintherapie. Dieser Zustand ist keineswegs schicksalhaft für den Rest des Lebens.
Wie Sie an den nachfolgenden Beispielen sehen, kann durch teilweise schon geringe Abnahme des Gewichtes von 6 kg (Beispiel B) Insulinfreiheit erzielt werden, die im Beispiel A seit 6 Jahren nachweislich anhält und nur mit einer Tablette (Metformin), trotz noch weiterbestehenden Übergewichtes, zu völlig normalen Blutzuckerwerten geführt hat.

Beispiel A

Bei Herrn A., 61 Jahre, wurde 1987 erstmals ein Diabetes mellitus Typ 2b (Übergewichtsdiabetes) diagnostiziert. Sein Körpergewicht lag damals bei 108 kg. In der Zeit von 1991 bis 1996 nahm er durch Insulintherapie 13 kg an Gewicht zu und Herr A. wog 121 kg bei 1,72 m Körpergröße. Er hatte einen BMI von 41 kg/m^2. Die tägliche Insulinmenge betrug morgens und abends 54 IE-0-52 IE, gesamt 106 Einheiten.

Diättherapie zur Gewichtsreduktion mit 1 oder 2 Eiweißmahlzeiten

Es wurde von Januar bis April 1996 eine Intensiv-Gewichtsreduktion mit 2 bilanzierten Eiweiß-Trinknahrungen und einer kohlenhydratreichen Mahlzeit mit 5 Brötchen oder 8 Kartoffeln = 10 BE vorgenommen.

In diesem Zeitraum reduzierte Herr A. sein Gewicht um 15 kg auf 106 kg.
Das Insulin wurde daraufhin abgesetzt und die Ernährung umgestellt auf nun zwei kohlenhydratreiche Mahlzeiten und 1 bilanzierte Trinknahrung zur Langzeitgewichtsstabilisierung.

Insulin-Reduktion

	morgens	mittags	abends
02. Jan. 96	54 IE	-	52 IE
16. Jan. 96	40 IE	-	40 IE
26. Jan. 96	30 IE	-	30 IE
01. Feb. 96	10 IE	-	10 IE
12. Feb. 96	12 IE	-	-
30. März 96	6 IE	-	-

Herr A. erreichte so bis Februar 2002 ein Gewicht von 90,2 kg und hat somit 30 kg abgenommen. Er muss seit 6 Jahren kein Insulin mehr spritzen.
Als Zuckertablette nimmt er Metformin (3 x 850 mg täglich), da er mit einem BMI von 30,7 kg/m^2 und einem Körperfett von 25 kg weiterhin übergewichtig ist.

Beispiel B

Herr B., 61 Jahre, Berufskraftfahrer mit Nachtfahrten. Ein Diabetes mellitus mit Bauchübergewicht wurde 1992 festgestellt.

Tagesprofil	**BE**	**IE** basal	**IE** lispro
	morgens	mittags	abends
3.30 Uhr	2 BE	8 IE	5 IE
7.00 Uhr	2 BE	5 IE	-
9.30 Uhr	2 BE	8 IE	5 IE
11.00 Uhr	2 BE	5 IE	-
16.00 Uhr	2 BE	5 IE	-
20.00 Uhr	2 BE	5 IE	-
22.00 Uhr	2 BE	18 IE	5 IE
Gesamt	**14 BE**	**69 IE**	

Seit Beginn einer Insulintherapie 1999 nahm er 6,5 kg zu. Er wurde mit einer intensivierten Diabetes-Schulung auf engmaschige Blutzucker-Selbstmessung und Insulinabdeckung von 7 (!) Mahlzeiten eingestellt. Seitdem klagt er über permanentes Hungergefühl.

Herr B. wog 1999 93,4 kg bei einer Körpergröße von 1,83 m. Sein BMI lag bei 27,9 kg/m^2, sein Bauchumfang betrug 102 cm.

Therapie: Gewichtsabnahme durch Essen von Kohlenhydraten und einer „Zuckertablette"

Entsprechend dem Körperbedarf wurde die täglich bis dahin verzehrte Kohlenhydratmenge von 7 Scheiben Brot (=14 BE) kräftig erhöht auf 10 Scheiben (= 20 BE). Außerdem wurde der Mahlzeitenrhythmus geändert: statt 7mal täglich eine Scheibe Brot aß Herr B. nun 2mal täglich 5 Scheiben und abends eine Eiweißmahlzeit.
Ergebnis: Nach einer Gewichtsreduktion um 6,7 kg auf 86,7 kg in 4 Monaten konnte das Insulin vollständig abgesetzt werden. Der Blutzucker liegt im Tagesprofil bei 116mg%, 122 mg%, 139 mg%.

Da die genetische Anlage zur Zuckerkrankheit in der Regel erhalten bleibt und bei einem BMI von 26 kg/m^2 mit einem Körperfett von 20 kg noch weiter eine Fett-Übergewichtigkeit besteht, nimmt Herr B. abends 1 Zuckertablette Metformin ein (1 x 850 mg täglich).
Haben Sie also Mut, trotz wiederholter Rückschläge durch eine gesunde Ernährungsumstellung und regelmäßige Bewegungsaktivitäten – wie in den folgenden Kapiteln des Buches beschrieben – eine Reduktion des Übergewichtes immer wieder anzustreben.

Benefit einer Gewichtsreduktion um 10 kg

(nach dem Scottish Intercollegiate Guidelines Network)

Nüchternblutzuckerwerte:	um 50% reduziert
Diabetes-Sterblichkeit:	um 30% reduziert
Übergewichtsbedingte Krebserkrankungen:	um 40% reduziert
Gesamtsterblichkeit:	um 20% reduziert
Triglyceridspiegel:	um 30% reduziert
Gesamt-Cholesterin:	um 10% reduziert
LDL-Cholesterin:	um 15% reduziert
HDL-Cholesterinwerte:	um 8% erhöht
systolischer Ruhe-Blutdruck:	um 10mmHg reduziert
diastolischer Ruhe-Blutdruck:	um 20 mmHg reduziert

Gesunde Ernährung

Essen aus Hunger, Appetit, Lust und Frust

Bei den Themen Ernährung, Übergewicht und Gewichtsreduktion stellen sich eingangs die grundsätzlichen Fragen:

Warum und wozu essen wir?
Warum essen wir manchmal zu viel?
Was passiert mit der Nahrung, die wir in unseren Körper aufnehmen?

Durch unseren **Selbsterhaltungstrieb** steuert der Körper über die Signale **Hunger**, **Durst** und **Sattsein** die Aufnahme von Nahrung und Flüssigkeit.

Wie funktioniert das?
Unser Körper benötigt für seine Strukturen und unzähligen Funktionen über **70 Makro- und Mikronährstoffe.** Kommt es in einer Zelle zu einem Mangel an diesen **Bau-, Energie- oder Vitalstoffen**, gibt er eine

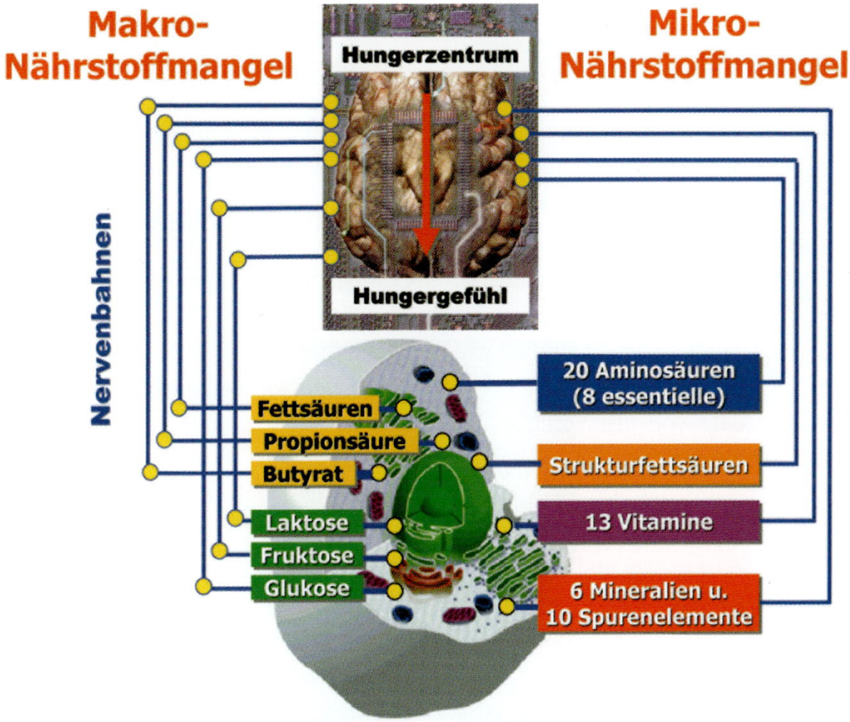

Ein Makro- und Mikronährstoffmangel wird durch Bedarfs-Sensoren in der Zelle registriert und löst über Nervenbahnen im Hungerzentrum ein Hungergefühl aus

„Bedarfsmeldung“ an das Appetitzentrum im Gehirn, ein „Hungergefühl“ wird ausgelöst und wir fangen an zu essen. Umgekehrt tritt bei ausreichender Nahrungszufuhr (frühestens nach 20 Minuten) ein Gefühl der Sättigung ein, was das Bedürfnis der Nahrungsaufnahme wieder beendet.

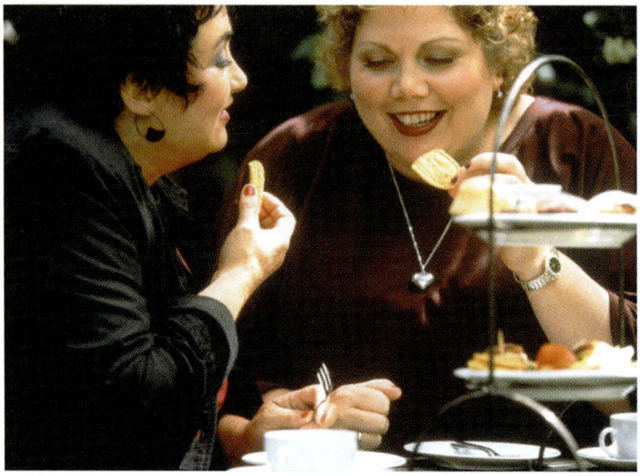

Die Natur belohnt die Befriedigung von Hunger und Durst mit den angenehmen Gefühlen von Sattheit und Zufriedenheit.

Der Appetit kommt beim Essen

Die Nahrungsaufnahme wird auch von **lust- und genussvollen Sinneserfahrungen** begleitet, weil Nahrung **Appetit** macht, also anregend aussieht, gut riecht und schmeckt. Das führt dazu, dass wir das, was uns gut schmeckt, auch gerne, reichlich und oft wieder essen.
So entwickelt jeder von uns Vorlieben für bestimmte Nahrungsmittel.
Hier manipuliert uns die Natur ein wenig, indem sie uns kaloriendichte Lebensmittel (mit einem hohen Zucker- und Fettgehalt), die leicht für Notzeiten im Fettgewebe zu bevorraten sind, als besonders schmackhaft empfinden lässt.
Neben der Motivation von „Trieb und Lust“ gibt es noch **psycho-soziale Auslöser** für die Nahrungsaufnahme wie z.B. Essen als Belohnung, als „Trösterchen“ zum Frust-, Stress- oder Spannungsabbau oder einfach als geselliges Essen in Gemeinschaft. So entstehen individuelle Essgewohnheiten, die durch Erziehung, Kultur, das soziale Umfeld und das jeweilige psychische Befinden mit bestimmt sind.
Geht die Wahrnehmung für die Körpersignale Hunger und Sättigung verloren, wird Essen überwiegend durch sinnliche, psychische oder soziale Faktoren bestimmt. Dann besteht die Gefahr einer nicht mehr bedarfsgerechten Nahrungsaufnahme, die bei entsprechender Veranlagung den „Nährboden“ für eine Übergewichtigkeit bereitet.

Nahrung ist Mittel zum Leben

Der Mensch besteht aus ca. 70 Billionen Körperzellen. Jede dieser Zellen hat entsprechend ihrer Funktion im Gesamtorganismus einen eigenen **Zellstoffwechsel**, der eine Vielfalt an Energieträgern, Zellbausteinen, Mineralstoffen, Vitaminen und Spurenelementen benötigt, die ihm aus der Nahrung zur Verfügung gestellt werden müssen.
Die meiste **Energie** (ca. 60%) benötigen die Zellen für den Betrieb ihrer zahlreichen Pumpensysteme in der Zellmembran, mit denen rund um die Uhr Wasser, Nähr- und Mineralstoffe sowie Vitamine von außen nach innen und andererseits Abfallstoffe von innen nach außen transportiert werden.

Wofür 70 Billionen Körperzellen Energie benötigen:

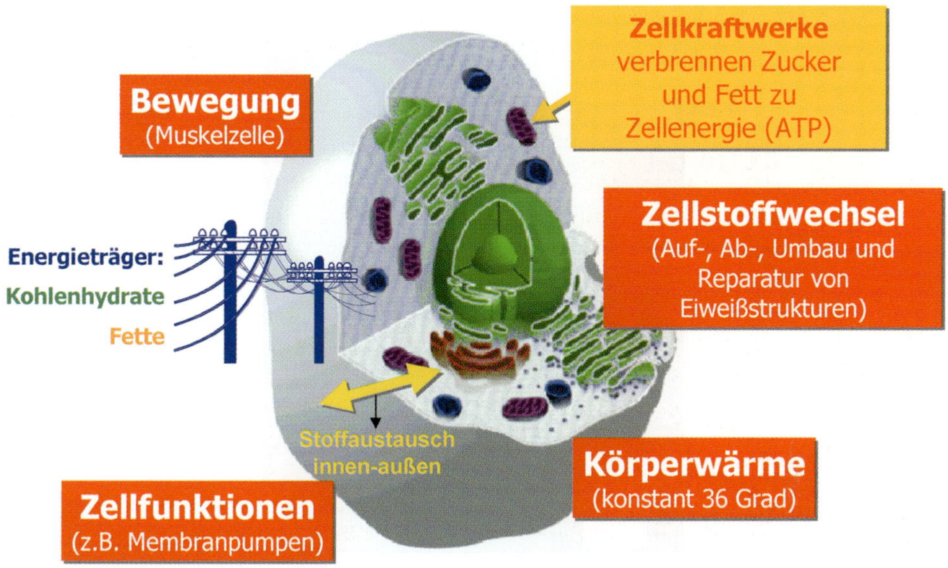

Stoffwechsel funktioniert nach einem Bio-Rhythmus

Der Mensch ist ein tagaktives Wesen, das sich nachts im Schlaf regenerieren muss. Dafür hat die Natur die menschlichen Stoffwechselabläufe in einen **Tag-Nacht-Biorhythmus** eingebunden, der durch Hormone getaktet wird.

Am **Tag**, in der Phase des **„Leistungs- und Energiestoffwechsels“**, wird allen Körperzellen Betriebsenergie überwiegend aus der Verbrennung von Kohlenhydraten (ca. 70%) zur Verfügung gestellt.

In der **Nacht**, wenn der Mensch schläft, werden die am Tage verbrauchten oder beschädigten Zellstrukturen und Speichervorräte im „Regenerations- und Reparatur-Stoffwechsel“ repariert bzw. erneuert. Bei dieser Stoffwechselarbeit, die durch das Reparatur- und Wachstumshormon Somatotropin stimuliert wird, verbrennen wir nun überwiegend Fett (ca. 70%).

Diese Fettverbrennung kann durch kohlenhydratreiche und zu spät eingenommene Abendmahlzeiten für viele Stunden blockiert werden. Darüber hinaus kann die nahrungsinduzierte Insulinausschüttung die Wirkung von Somatotropin hemmen.

Auf den Punkt gebracht

Um die nächtliche Zellregeneration und Fettverbrennung nicht zu behindern, sollten Sie auf späte Abendmahlzeiten (nach 20 Uhr) sowie auf kohlenhydrat- und fettreiche Abendmahlzeiten verzichten

Der Energiestoffwechsel des Menschen unterliegt einem hormongesteuerten „Tag-Nacht-Biorhythmus"

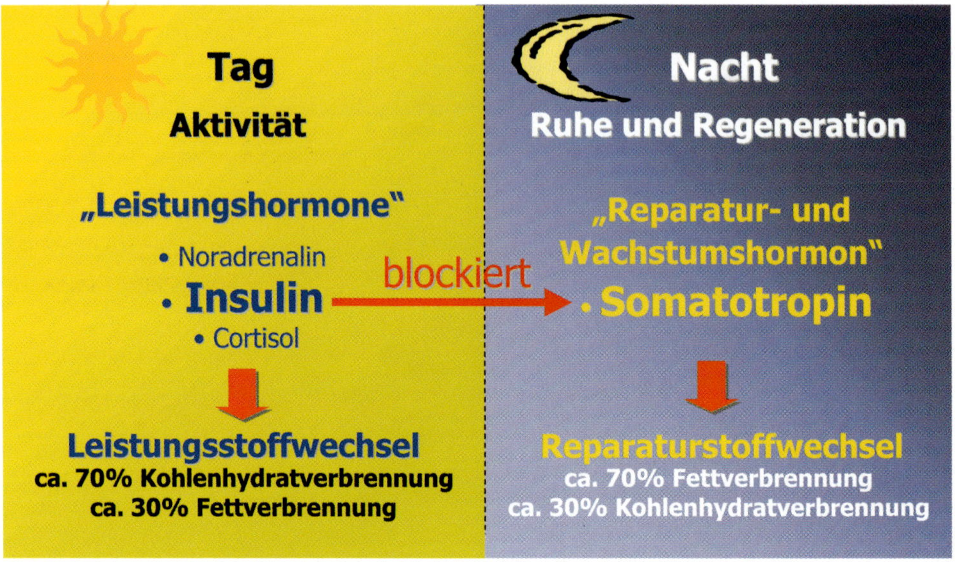

Sauerstoff, Wasser, Nahrung – unverzichtbare „Lebens"-Mittel

Warum müssen wir atmen?

Das wichtigste „Lebensmittel" des Menschen ist der Sauerstoff, der von jeder Zelle bei der **Verbrennung von Zucker und Fett in den Zellkraftwerken** (Mitochondrien) für die Energiegewinnung benötigt wird. Der Mensch kann nur wenige Sekunden auf ihn verzichten, ohne Schaden zu erleiden.

Der Sauerstoffbedarf wird überwiegend von der Höhe der Stoffwechsel- und Bewegungsaktivität bestimmt. Die Versorgung der Muskulatur mit Sauerstoff in Ruhe und Bewegung ist abhängig von der Kapazität für Sauerstoffaufnahme und -transport (Lungen- und Herz-Kreislauf-Funktion, rote Blutkörperchen). Sie ist durch regelmäßige Ausdauerbewegung trainierbar und ein Maß für unsere körperliche Fitness.

Auf den Punkt gebracht

Wollen Sie überschüssige Fettpfunde verbrennen, brauchen Sie dafür Bewegung und Sauerstoff im Überschuss.

Warum müssen wir trinken?

Da alle Stoffwechselprozesse im Körper nur unter flüssigen Umgebungsbedingungen ablaufen, müssen die Zellen, die Zellzwischenräume und die Blutbahn als „Wasserstraße" für den Transport aller Nähr- und Abfallstoffe, Atemgase und der Blutzellen einen ausreichenden „Pegelstand" an Flüssigkeit aufweisen (ca. 60% des menschlichen Körpers besteht aus Wasser).

Um den täglichen natürlichen Flüssigkeitsverlust über Lunge, Haut und Darm auszugleichen, aber auch um Schadstoffe über die Niere ausscheiden zu können, muss der Mensch ausreichend trinken.

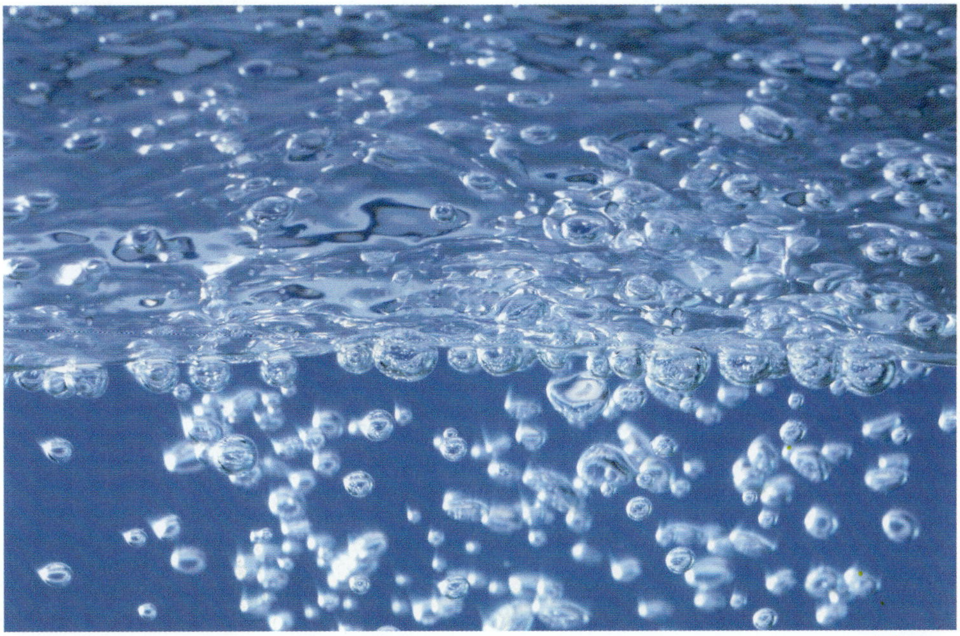

Ein Teil des täglichen Flüssigkeitsbedarfs wird durch das in der Nahrung gebundene Wasser gedeckt, der andere Teil muss zusätzlich getrunken werden.

Je nach Geschmack sind neben Trinkwasser aus der Leitung auch Mineralwässer, ergänzend ungesüßter schwarzer Tee, Kräutertee und Kaffee möglich. Letztere sollten jedoch wegen ihrer harntreibenden Wirkung nur als „Genussmittel" getrunken werden. Kalorienfreie Light-Getränke tragen zur Abwechslung bei.

Je nach Mineralgehalt unterstützen Getränke den Mineralhaushalt, was besonders bei „schweißtreibenden" Körperaktivitäten zu beachten ist. Geeignet sind bei Übergewichtigkeit Mineralwässer (ohne Insulinreaktion, d.h. ohne Saft- oder Zuckerzusätze), bei Normalgewicht auch Sportgetränke, Apfelschorle oder Früchtetees.

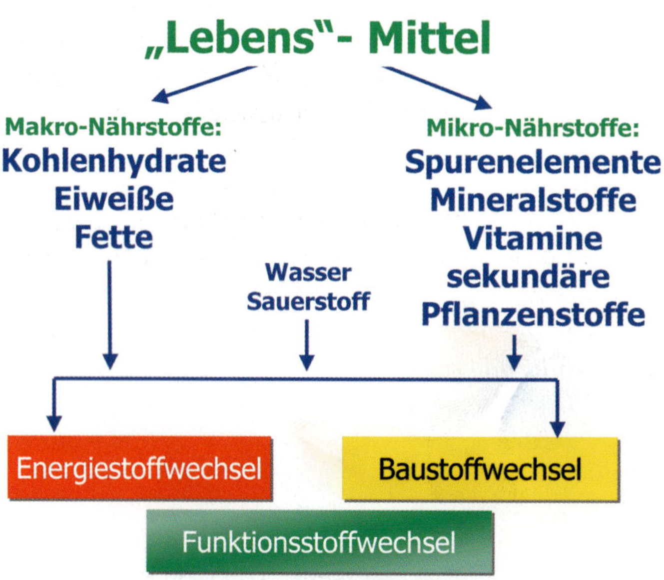

Auf den Punkt gebracht

Am einfachsten kann der tägliche Bedarf mit 1,5–2 l Trinkwasser aus der Leitung gedeckt werden. Es ist hygienisch einwandfrei, wird als Lebensmittel ständig kontrolliert und enthält zudem keine Kalorien.

Warum müssen wir essen?

Die Aufnahme von Nahrung dient unserem Körper **zur Gewinnung von Energie** (fühlbar als Körperwärme) und **Baustoffen** für Aufbau, Erhalt und Funktion von Körperzellen und Zellstrukturen.

Lebensmittel, die wir als Nahrung zu uns nehmen, enthalten **Kohlenhydrate, Fette und Eiweiß** (sog. „Makronährstoffe") und eine Vielzahl an Vitaminen, Spurenelementen, Mineralstoffen und Biostoffen (sog. „Mikronährstoffe").

Essen zur Gewinnung von Körperbaustoffen

Nachts, während wir schlafen, werden Zellstrukturen, die tagsüber verbraucht wurden, ausgetauscht oder repariert. Dafür wird eine Vielzahl von hochwertigen „Ersatzteilen" benötigt, die der Körper zu einem Teil selbst herstellen kann oder die ihm über die Nahrung zugeführt werden müssen (sog. **„essentielle Nährstoffe"**). Dies sind vor allem ungesättigte Fettsäuren, Aminosäuren, Vitamine, Mineralien und Spurenelemente.

Die **Qualität der Nahrung** entscheidet so über unsere Körperbeschaffenheit und die Funktion der Körperorgane und Körperzellen, wie z.B. die des Immunsystems. Lesen Sie dazu mehr im Kapitel „Ernährung und Immunsystem".

Essen zur Gewinnung von Körperwärme

Als Warmblüter benötigt der Mensch zum reibungslosen Funktionieren seines Körpers eine konstante „Betriebstemperatur". Daher muss er ausreichend „Wärme essen", sonst wird er kalt, seine Muskeln schlaff und der Geist müde.

Wärme wird als Abfallprodukt im Stoffwechsel oder bei Bedarf als Muskelwärme in den Zellkraftwerken (Mitochondrien) erzeugt und beträgt konstant 36–37 Grad. Mit dieser optimalen Betriebstemperatur konnten sich unsere Vorfahren über alle 5 Kontinente auch in ungünstige Klimazonen ausbreiten.
Ob jemand ausreichend Wärme „gegessen" hat, kann man sofort an einem „warmen" Händedruck erkennen. Ein kalter Händedruck verrät hingegen oft eine Unterversorgung mit Kohlenhydraten.

Woher bezieht der Körper seine Heizenergie?

Dem Körper stehen drei Bio-Brennstoffe für die „Stoffwechselheizung" zur Verfügung.

1. **Kohlenhydrate** sind der bequemste und schnellste Weg der Energiegewinnung und werden als „Superbenzin" vom Körper bevorzugt. Wer ausreichend Kohlenhydrate isst, fördert zudem seine Fettverbrennung.
2. **Fette** aus der Nahrung oder aus den Körperspeichern dienen als Energielieferant für das Herz und der Körpermuskulatur bei längerer körperlicher Arbeit oder Ausdauerbewegung, aber nur wenn ausreichend Sauerstoff zur Verfügung steht.
3. **Eiweiß** wird nur im Hungerzustand (z.B. bei „Null-Diäten") als ungesunde Notmaßnahme oder auch bei einem Überangebot an Nahrungseiweiß, zur Energiegewinnung verbrannt, indem es vorher zu Zucker umgewandelt wird.

Wärmesparen bei Energiemangel

Bei Brennstoffmangel infolge Hungerns werden, um Energie zu sparen, die Energie und Wärme produzierenden Zellkraftwerke (Mitochondrien) auf Sparflamme geschaltet (Hungerstoffwechsel). Gleichzeitig wird durch Engstellung der Hautgefäße eine Wärmeabgabe nach außen verhindert und alle nicht notwendigen Körperfunktionen und Körperaktivitäten weitgehend gedrosselt.
Mit diesem Sparmechanismus sollen die Energievorräte zur Aufrechterhaltung von Körpertemperatur und lebenswichtigen Körperfunktionen „gestreckt" werden. Typisch für Hungerdiäten sind kalte Hände und Füße, selbst im Sommer.
Der Sparmechanismus bleibt noch lange nach dem Ende einer Hungerdiät bestehen und ist Ursache des **Jo-Jo-Effektes,** wenn wieder „normal" gegessen wird.

Auf den Punkt gebracht

Der Mensch ist, was er isst

Nur über eine abwechslungsreiche und hochwertige Ernährung mit vollwertigen, möglichst naturbelassenen Lebensmitteln wie Getreide, Reis, Kartoffeln, Fleisch, Milchprodukten sowie frischem Obst und schonend zubereitetem Gemüse wird der tägliche Bedarf unseres Körpers an Energie, hochwertigen Zellbausteinen und Vitalstoffen ausreichend gedeckt.
Hören Sie auf die natürlichen Körpersignale von Sattsein und Hunger, dann wird Nahrungsaufnahme auf eine gesunde Art und Weise gesteuert und Übergewichtigkeit kann vermieden werden.

Merke:

Es ist auch nicht nützlich, statt drei nur zwei Mahlzeiten zu essen. Denn:
Werden über einen längeren Zeitraum keine Mikronährstoffe zugeführt, fällt die nächste Mahlzeit (besonders abends) oft übergroß aus!

Kennen Sie Ihren Tages-Energiebedarf?

Grundlage einer gesunden Ernährung ist neben der richtigen Nährstoffzusammensetzung (Energiepyramide) die Zuführung einer dem Bedarf entsprechenden Energiemenge (Kalorien). Nachfolgend zeigen wir Ihnen, wie Sie Ihren gewichtsabhängigen Bedarf an Kalorien berechnen können.
Der Tages-Energiebedarf setzt sich aus zwei Faktoren zusammen, dem Grundumsatz und dem Leistungsumsatz:

1. Der Grundumsatz
ist der Energiebedarf (in Kalorien) für die Körperwärme und die Betriebsenergie der Zellfunktionen im Ruhezustand, die Verdauungsprozesse, sowie die Spontanbewegungen. Der Grundumsatz wird überwiegend von der Größe der Muskelmasse und der Körperorgane (stoffwechselaktive Zellmasse oder Magermasse) bestimmt und ist abhängig von Körperbautyp, Trainingszustand, Alter, Stoffwechselaktivität und Geschlecht.
Er macht ca. 60–70% des Tages-Kalorienbedarfes aus.

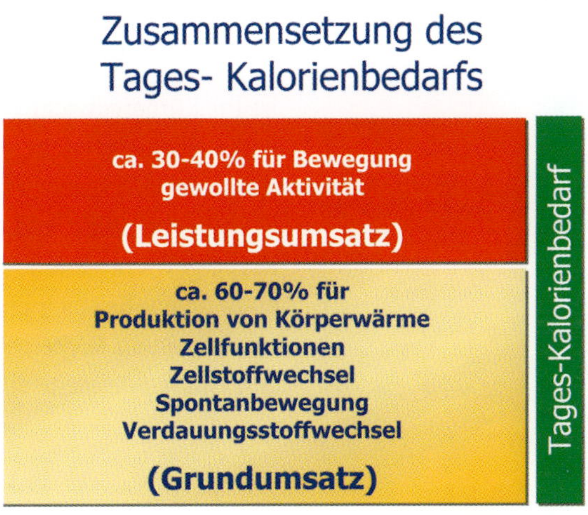
Zusammensetzung des Tages- Kalorienbedarfs
ca. 30-40% für Bewegung gewollte Aktivität
(Leistungsumsatz)
ca. 60-70% für
Produktion von Körperwärme
Zellfunktionen
Zellstoffwechsel
Spontanbewegung
Verdauungsstoffwechsel
(Grundumsatz)
Tages-Kalorienbedarf

2. Leistungsumsatz
Bei körperlicher Arbeit addiert sich zum Grundumsatz der zusätzliche Kalorienbedarf für den Leistungsstoffwechsel hinzu. Dieser **Leistungsumsatz** ist abhängig von der Dauer und Schwere der körperlichen Arbeit und Aktivität und beträgt ca. 30–40% des Tageskalorienbedarfes.

Grundumsatz und Leistungsumsatz ergeben zusammen den Tages-Energiebedarf.

Ernähren Sie sich bedarfsgerecht, also entsprechend Ihrem Kalorienbedarf, befinden Sie sich in einer ausgeglichenen Energiebilanz und Ihr Körpergewicht bleibt konstant.

Ernähren Sie sich regelmäßig über Ihren Bedarf, ist Ihre Energiebilanz positiv und das Körpergewicht nimmt zu. Ernähren Sie sich regelmäßig unter Ihrem Bedarf, ist Ihre Energiebilanz negativ und das Körpergewicht nimmt ab. Eine leicht negative Energiebilanz ist die Grundlage für jede Gewichtsabnahme. Problematisch kann es für Menschen werden, die durch häufige Diäten den Grundumsatz Ihres Körpers chronisch gesenkt und dessen Steuerung „verstellt“ haben, d.h. deren Körper an eine niedrige Energiezufuhr „angepasst“ ist. Suchen Sie in solchen Fällen, wenn Sie keinen Erfolg bei der Gewichtsabnahme erkennen können, eine qualifizierte Ernährungsberatung auf.

Berechnung des Normal-/Sollgewichtes
Körpergröße (m) x Körpergröße (m) x Soll-BMI
Soll-BMI Frauen = 22
Soll-BMI Männer = 24

Wie können Sie Ihren Tageskalorienbedarf berechnen?

Zur Berechnung des Tageskalorienbedarfes ist es zunächst erforderlich, auf der Grundlage Ihrer Körpergröße und Ihres Geschlechts Ihr **Normal- bzw. Sollgewicht** nach oben angegebener Formel zu ermitteln.

Beispiele zur Berechnung des Normalgewichtes

Beispiel 1:

1,70 m große Frau

Normalgewicht = 1,70 x 1,70 x 22 (Soll-BMI)
= ~ **64 kg**

Beispiel 2:

1,78 m großer Mann

Normalgewicht = 1,78 x 1,78 x 24 (Soll BMI)
= ~ **76 kg**

A: Tageskalorienbedarf bei Normalgewicht

Stimmt Ihr tatsächliches Gewicht mit dem berechneten Normalgewicht überein, erhalten Sie Ihren Tageskalorienbedarf, indem Sie Ihr Normalgewicht mit dem sog. „Energiefaktor" multiplizieren. Der Energiefaktor ist von der Schwere der körperlichen Arbeit abhängig (Beispiele siehe Folgeseite).

B: Tageskalorienbedarf bei Übergewicht

Ist Ihr Körpergewicht größer als Ihr berechnetes Normalgewicht, müssen Sie aus der BMI-Tabelle (Seiten 75/76) entsprechend Ihrer Körpergröße und Ihrem tatsächlichen Körpergewicht Ihren aktuellen BMI-Wert entnehmen (Beispiel: Eine 1,62 m große Person mit einem Körpergewicht von 78 kg hat laut Grafik Folgeseite einen BMI von 30).

Energiefaktor
bei unterschiedlicher körperlicher Beanspruchung

Grundumsatz (überwiegend Bettruhe)	25
leichte körperliche Tätigkeit (z.B. Bürotätigkeit)	30
mittelschwere körperliche Tätigkeit	35
schwere körperliche Tätigkeit	40

Ist Ihr BMI als Mann größer als 24 bzw. als Frau größer als 22, müssen Sie für jeden darüber liegenden BMI- Punkt 33 kcal zum errechneten Tagekalorienbedarf bei Normalgewicht hinzuaddieren (Beispiele siehe unten).

Auf den Punkt gebracht

Bei einer Ernährung entsprechend Ihrem tatsächlichen Kalorienbedarf ist Ihre Energiesituation ausgeglichen und Sie werden Ihr Gewicht halten. Zur Gewichtsabnahme sollten Sie Ihren Kalorienbedarf um ca. 20% unterschreiten.

Gewicht in kg \ Größe in Metern	1,50	1,52	1,54	1,56	1,58	1,60	1,62
50	22	22	21	21	20	20	19
52	23	23	22	21	21	20	20
54	24	23	23	22	22	21	21
56	25	24	24	23	22	22	21
58	26	25	24	24	23	23	22
60	27	26	25	25	24	23	23
62	28	27	26	25	25	24	24
64	28	28	27	26	26	25	24
66	29	29	28	27	26	26	25
68	30	29	29	28	27	27	26
70	31	30	30	29	28	27	27
72	32	31	30	30	29	28	27
74	33	32	31	30	30	29	28
76	34	33	32	31	30	30	29
78	35	34	33	32	31	30	30
80	36	35	34	33	32	31	30
82	36	35	35	34	33	32	31
84	37	36	35	35	34	33	32

Tageskalorienbedarf bei **Normalgewicht**

Frauen (Normal-BMI = 22)	**Männer** (Normal-BMI = 24)
Tageskalorienbedarf = Normalgewicht x Energiefaktor	**Tageskalorienbedarf = Normalgewicht x Energiefaktor**
Normalgewicht: **Größe (m) x Größe (m) x 22 (BMI)**	Normalgewicht: **Größe (m) x Größe (m) x 24 (BMI)**

Beispiel normalgewichtige Frau:

- Soll-BMI = 22
- 1,70 m groß
- Normalgewicht= 1,70x1,70x22 = 64 kg
- überwiegend leichte körperliche Arbeit (Energiefaktor 30)

Tageskalorienbedarf
= Normalgewicht x Energiefaktor
= 64 x 30
= **~ 1.920 kcal**

Beispiel normalgewichtiger Mann:

- Soll-BMI = 24
- 1,78 m groß
- Normalgewicht= 1,78x1,78x24 = 76 kg
- überwiegend mittelschwere körperliche Arbeit (Energiefaktor 35)

Tageskalorienbedarf
= Normalgewicht x Energiefaktor
= 76 x 35
= **~ 2.660 kcal**

Tageskalorienbedarf bei **Übergewicht**

Frauen (BMI > 22)	**Männer** (BMI > 24)
Tageskalorienbedarf = Tageskalorienbedarf bei Normalgewicht + 33 kcal für jeden den Soll-BMI von 22 überschreitenden BMI-Punkt	**Tageskalorienbedarf = Tageskalorienbedarf bei Normalgewicht + 33 kcal für jeden den Soll-BMI von 24 überschreitenden BMI-Punkt**

Beispiel 1: Eine **Frau mit BMI 30**

überschreitet ihren Soll-BMI von 22
um 8 BMI-Punkte.
Sie muss ihrem Tageskalorienbedarf
8 x 33 kcal = 264 kcal hinzurechnen.

Beispiel 2: Ein **Mann mit BMI 30**

überschreitet seinen Soll-BMI von 24
um 6 BMI-Punkte.
Er muss seinem Tageskalorienbedarf
6 x 33 kcal = 198 kcal hinzurechnen.

Körperanalyse (BIA-Methode)

Eine genaueres Verfahren zur Bestimmung der Körperzusammensetzung und damit auch zur Bestimmung Ihres persönlichen Kalorienbedarfs ist die Körperanalyse mit der Methode der bioelektrischen Impedanzmessung, die in der Ernährungsberatung angewandt wird.

Mit einem nicht wahrnehmbaren Wechselstrom werden zwei elektrische Widerstandswerte des Körpergewebes gemessen. Daraus werden unter Berücksichtigung von Alter, Geschlecht, Körpergröße und Gewicht der Flüssigkeits- und Fettgehalt des Körpers sowie die Magermasse errechnet.

Kennen Sie Ihren Körperfettgehalt?
Körperanalyse durch Bioimpedanzmessung (BIA)

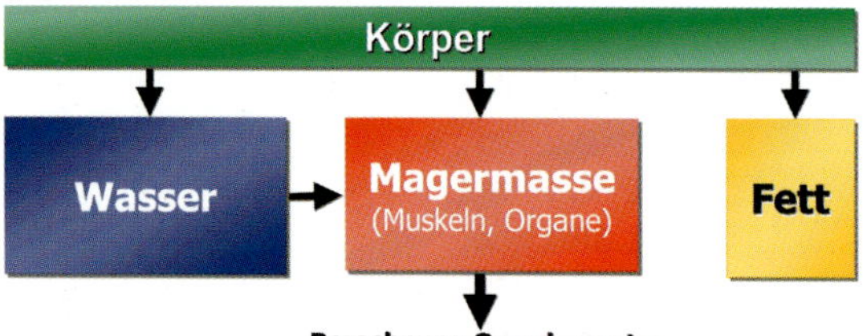

Berechnung Grundumsatz:
Mann: 30 kcal pro kg Magermasse
Frau: 28 kcal pro kg Magermasse
„Das, was Sie zur Sicherung Ihrer „Betriebstemperatur" essen müssen"!

Die Magermasse (stoffwechselaktive Zellmasse), die sich überwiegend aus der Muskelmasse und den Körperorganen zusammensetzt, ist bei jedem Menschen nach seinem Muskel-Körpertyp und Muskeltrainingszustand individuell angelegt.

Aus der Magermasse errechnet sich der Grundumsatz (Basisenergiebedarf) des Menschen, wobei **jedes Kilogramm Magermasse ca. 28–30 kcal/Tag verbraucht.** Je mehr Muskelmasse vorhanden ist, um so höher ist der Bedarf an Grundumsatzkalorien.

Mit jedem Kilogramm Übergewicht baut der Körper auch Muskelmasse auf (ca. 250g Muskulatur/750g Fett), die das Körperfett durch Muskelkraft durchs Leben tragen muss. Mit jedem Kilogramm Gewichtsverlust bildet sich dann auch die entsprechende „Fett-Träger-Muskelmasse" wieder zurück, was jeweils bei der Grundumsatzberechnung berücksichtigt werden muss und durch die BIA-Messung in der Ernährungsberatung genau bestimmt werden kann.

BMI-Tabelle

Gewicht in kg \ Größe in Metern	1,50	1,52	1,54	1,56	1,58	1,60	1,62	1,64	1,66	1,68	1,70	1,72	1,74
50	22	22	21	21	20	20	19	19	18	18	17	17	17
52	23	23	22	21	21	20	20	19	19	18	18	18	17
54	24	23	23	22	22	21	21	20	20	19	19	18	18
56	25	24	24	23	22	22	21	21	20	20	19	19	18
58	26	25	24	24	23	23	22	22	21	21	20	20	19
60	27	26	25	25	24	23	23	22	22	21	21	20	20
62	28	27	26	25	25	24	24	23	22	22	21	21	20
64	28	28	27	26	26	25	24	24	23	23	22	22	21
66	29	29	28	27	26	26	25	25	24	23	23	22	22
68	30	29	29	28	27	27	26	25	25	24	24	23	22
70	31	30	30	29	28	27	27	26	25	25	24	24	23
72	32	31	30	30	29	28	27	27	26	26	25	24	24
74	33	32	31	30	30	29	28	28	27	26	26	25	24
76	34	33	32	31	30	30	29	28	28	27	26	26	25
78	35	34	33	32	31	30	30	29	28	28	27	26	26
80	36	35	34	33	32	31	30	30	29	28	28	27	26
82	36	35	35	34	33	32	31	30	30	29	28	28	27
84	37	36	35	35	34	33	32	31	30	30	29	28	28
86	38	37	36	35	34	34	33	32	31	30	30	29	28
88	39	38	37	36	35	34	34	33	32	31	30	30	29
90	40	39	38	37	36	35	34	33	33	32	31	30	30
92	41	40	39	38	37	36	35	34	33	33	32	31	30
94	42	41	40	39	38	37	36	35	34	33	33	32	31
96	43	42	40	39	38	37	37	36	35	34	33	32	32
98	44	42	41	40	39	38	37	36	36	35	34	33	33
100	44	43	42	41	40	39	38	37	36	35	35	34	33
102	45	44	43	42	41	40	39	38	37	36	35	34	34
104	46	45	44	43	42	41	40	39	38	37	36	35	34
106	47	46	45	44	42	41	40	39	38	38	37	36	35
108	48	47	46	44	43	42	41	40	39	38	37	37	36
110	49	48	46	45	44	43	42	41	40	39	38	37	36
112	50	49	47	46	45	44	43	42	41	40	39	38	37
114	51	49	48	47	46	45	44	42	41	40	40	39	38
116	52	50	49	48	46	45	44	43	42	41	40	39	38
118	52	51	50	49	47	46	45	44	43	42	41	40	39
120	53	52	51	49	48	47	46	45	44	43	42	41	40
122	54	53	52	50	49	48	47	45	44	43	42	41	40
124	55	54	52	51	50	48	47	46	45	44	43	42	41
126	56	55	53	52	50	49	48	47	46	45	44	43	42
128	57	55	54	53	51	50	49	48	46	45	44	43	42
130	58	56	55	54	52	51	50	48	47	46	45	44	43
132	59	57	56	54	53	52	50	49	48	47	46	45	44
134	60	58	57	55	54	52	51	50	49	48	46	45	44
136	60	59	57	56	54	53	52	51	49	48	47	46	45
138	61	60	58	57	55	54	53	51	50	49	48	47	46
140	62	61	59	58	56	55	53	52	51	50	48	47	46
142	63	62	60	58	57	56	54	53	52	50	49	48	47
144	64	62	61	59	58	56	55	54	52	51	50	49	48
146	65	63	62	60	58	57	56	54	53	52	51	49	48
148	66	64	63	61	59	58	57	55	54	53	51	50	49
150	67	65	63	62	60	59	57	56	54	53	52	51	50

Untergewicht

Normalgewicht

Übergewicht (Frauen ab BMI 23)

Adipositas

Morbide Adipositas

BMI-Tabelle

Größe in Metern / **Gewicht in kg**

Gewicht in kg	1,76	1,78	1,80	1,82	1,84	1,86	1,88	1,90	1,92	1,94	1,96	1,98	2,00
50	16	16	15	15	15	14	14	14	14	13	13	13	13
52	17	16	16	16	15	15	15	14	14	14	14	13	13
54	17	17	17	16	16	16	15	15	15	14	14	14	14
56	18	18	17	17	17	16	16	16	15	15	15	14	14
58	19	18	18	18	17	17	16	16	16	15	15	15	15
60	19	19	19	18	18	17	17	17	16	16	16	15	15
62	20	20	19	19	18	18	18	17	17	16	16	16	16
64	21	20	20	19	19	18	18	18	17	17	17	16	16
66	21	21	20	20	19	19	19	18	18	18	17	17	17
68	22	21	21	21	20	20	19	19	18	18	18	17	17
70	23	22	22	21	21	20	20	19	19	19	18	18	18
72	23	23	22	22	21	21	20	20	20	19	19	18	18
74	24	23	23	22	22	21	21	20	20	20	19	19	19
76	25	24	23	23	22	22	22	21	21	20	20	19	19
78	25	25	24	24	23	23	22	22	21	21	20	20	20
80	26	25	25	24	24	23	23	22	22	21	21	20	20
82	26	26	25	25	24	24	23	23	22	22	21	21	21
84	27	27	26	25	25	24	24	23	23	22	22	21	21
86	28	27	27	26	25	25	24	24	23	23	22	22	22
88	28	28	27	27	26	25	25	24	24	23	23	22	22
90	29	28	28	27	27	26	25	25	24	24	23	23	23
92	30	29	28	28	27	27	26	25	25	24	24	23	23
94	30	30	29	28	28	27	27	26	25	25	24	24	24
96	31	30	30	29	28	28	27	27	26	26	25	24	24
98	32	31	30	30	29	28	28	27	27	26	26	25	25
100	32	32	31	30	30	29	28	28	27	27	26	26	25
102	33	32	31	31	30	29	29	28	28	27	27	26	26
104	34	33	32	31	31	30	29	29	28	28	27	27	26
106	34	33	33	32	31	31	30	29	29	28	28	27	27
108	35	34	33	33	32	31	31	30	29	29	28	28	27
110	36	35	34	33	33	32	31	30	30	29	29	28	28
112	36	35	35	34	33	32	32	31	30	30	29	29	28
114	37	36	35	34	34	33	32	32	31	30	30	29	29
116	37	37	36	35	34	34	33	32	31	31	30	30	29
118	38	37	36	36	35	34	33	33	32	31	31	30	30
120	39	38	37	36	35	35	34	33	33	32	31	31	30
122	39	39	38	37	36	35	35	34	33	33	32	31	31
124	40	39	38	38	37	36	35	34	34	33	32	32	31
126	41	40	39	38	37	36	36	35	34	34	33	32	32
128	41	40	40	39	38	37	36	36	35	34	33	33	32
130	42	41	40	39	38	38	37	36	35	35	34	33	33
132	43	42	41	40	39	38	37	37	36	35	34	34	33
134	43	42	41	41	40	39	38	37	36	36	35	34	34
136	44	43	42	41	40	39	39	38	37	36	35	35	34
138	45	44	43	42	41	40	39	38	37	37	36	35	35
140	45	44	43	42	41	41	40	39	38	37	37	36	35
142	46	45	44	43	42	41	40	39	39	38	37	36	36
144	47	45	44	44	43	42	41	40	39	38	38	37	36
146	47	46	45	44	43	42	41	40	40	39	38	37	37
148	48	47	46	45	44	43	42	41	40	39	39	38	37
150	48	47	46	45	44	43	43	42	41	40	39	38	38

Untergewicht

Normalgewicht

Übergewicht (Frauen ab BMI 23)

Adipositas

Morbide Adipositas

„Nähr"-Stoffe – der Stoff, aus dem der Körper ist

Die drei großen Nährstoffgruppen **Kohlenhydrate, Fett und Eiweiß**, die wir fast immer gemeinsam bei einer Mischkostmahlzeit aufnehmen, machen den mengenmäßig größten Teil unserer Nahrung aus.
Die „leicht brennbaren" Kohlenhydrate nehmen als Gehirn- und Muskelbrennstoff eine Sonderrolle ein.

Kohlenhydrate

Aus dem „**Kohlen**"-Dioxid der Luft bilden Pflanzen mit Hilfe von Sonnenenergie und Wasser Zuckerbausteine, die „**Kohlen**"-Hydrate, die wir als pflanzliche Nahrung (z.B. Zucker aus Obst, Stärke aus Getreide, Kartoffeln, Reis) aufnehmen.
Nach der Anzahl ihrer Zuckerbausteine unterscheidet man:

1. **Einfachzucker**
   - Traubenzucker (Glukose)
   - Fruchtzucker (Fruktose) und
   - Milchzucker (Galaktose)
2. **Zweifachzucker**
   - Haushaltszucker (Saccharose = Glukose + Fruktose) und
   - Milchzucker (Laktose = Galaktose + Glukose)
3. **Vielfachzucker**
   - z.B. **Stärke**, enthalten in Kartoffeln, Reis, Brot und Getreideprodukten als „pflanzliche Stärke" (Glukoseketten)
   - z.B. **Glykogen**, enthalten in Leber und Muskulatur als „tierische Stärke" (Glukoseketten).

Einfachzucker

Der wichtigste Einfachzucker für den menschlichen Stoffwechsel ist die **Glukose (Traubenzucker)**, sie ist lebenswichtiger Brennstoff für unser Gehirn. Der Körper muss für die Versorgung des Gehirns und anderer Organe täglich eine **Mindestmenge von 100–140g Glukose am Tag** aufnehmen, die er aus der Nahrung (aus Kohlenhydraten und Eiweiß) gewinnt.

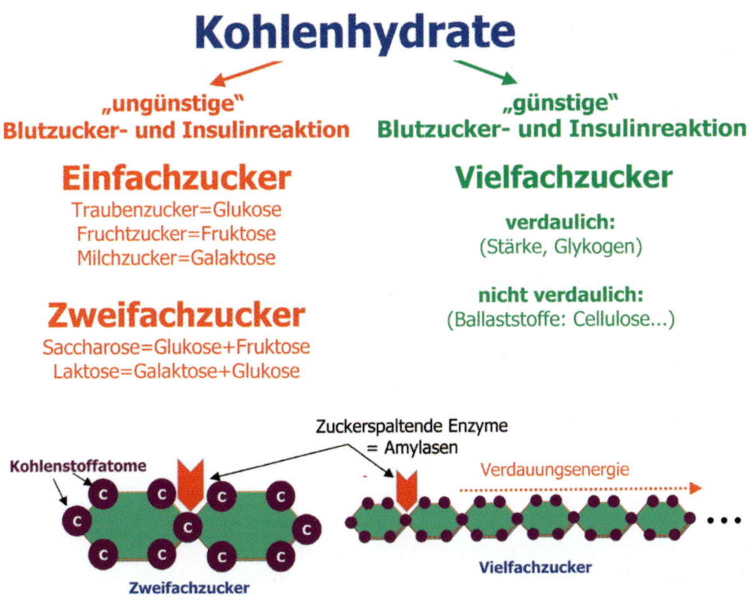

Vielfachzucker

Durch die Verknüpfung von einzelnen Glukosebausteinen zu einer langen Kette kann Traubenzucker im Pflanzen- und Tierreich als Energie gespeichert werden.
Pflanzen verknüpfen Glukose zu **Stärke**,

die wir als Getreide, Reis, Kartoffeln und deren Produkte verzehren.
Der **Mensch** verbindet Glukose zu **Glykogen**, das überwiegend in der Leber und in der Muskulatur gespeichert wird. Der Glykogenspeicher ist mit 200–400g sehr klein und reicht als Energiequelle nur für einen halben Tag (ca. 1.000 kcal) bzw. 2 Tage für den reinen Glukosebedarf des Körpers.

Der Weg des Nahrungszuckers in die Blutbahn

Aus dem Darm können nur die **Einfachzucker** (Glukose, Fruktose und Galaktose) in die Blutbahn aufgenommen werden.
Die langen **Stärkeketten** der Nahrungsmittel müssen deshalb im Darm durch **Spalt-Enzyme** (Amylasen) der Mund- und Bauchspeicheldrüse unter Energieverbrauch (Verdauungsenergie) wieder in einzelne Glukosebausteine aufgespalten werden.
Die Geschwindigkeit der Stärkespaltung und die Aufnahme der Glukose in die Blutbahn ist abhängig von

1. der **Teilchengröße** der Stärke (Fein- oder Grobvermahlung),
2. der **Wärmebehandlung** bei der Nahrungszubereitung und
3. dem **Ballaststoffgehalt**.

1. Teilchengröße

Große Stärketeilchen (z.B. grob gemahlenes Getreide wie Vollkornschrot) verbrauchen vermehrt Verdauungsenergie für die Stärkespaltung und verzögern die Glukoseaufnahme aus dem Darm. Sie zeichnen sich dementsprechend durch einen flachen Verlauf der Blutzuckerkurve aus.
Feinmehl (auch Vollkornmehl) **mit kleiner Stärke-Teilchengröße** kann schneller aufgeschlossen werden, was einen deutlich höheren Anstieg des Blutzuckerspiegels zur Folge hat.
Eine Erklärung dafür ist die Oberflächenvergrößerung des Getreidekorns durch die mechanische Zerkleinerung zu Mehl mit einer Vergrößerung der Angriffsfläche für die Stärke spaltenden Amylasen.

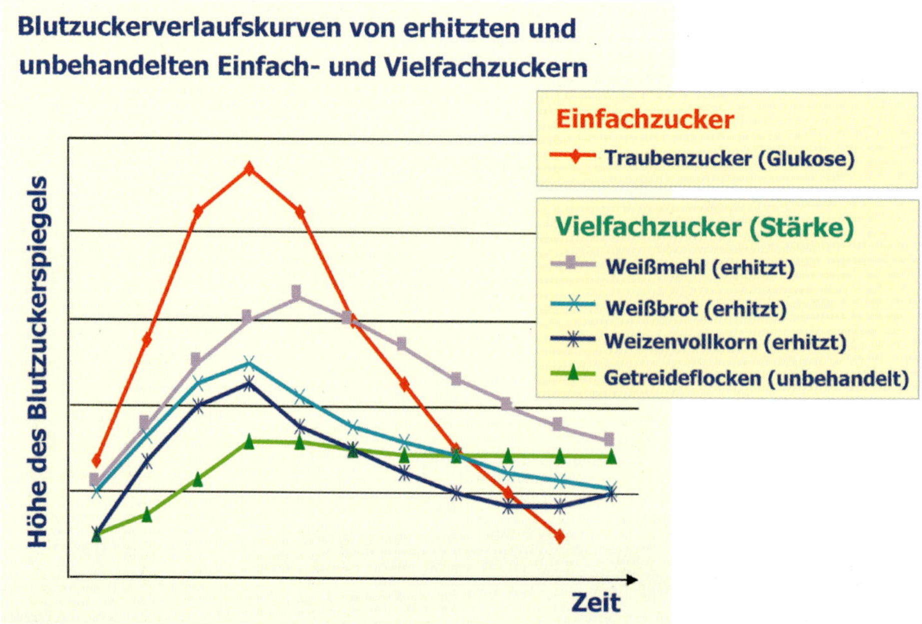

2. Wärmebehandlung

Ein zweiter Aspekt für die Höhe der Blutzuckerkurve ist die Wärmebehandlung der Stärke.
Durch Erhitzen (Kochen, Backen, Braten, Rösten) werden die Stärkeketten z.T. thermisch „geknackt" und sogar aufgeschäumt (z.B. Popkorn, Puffreis). Hier haben es dann die stärkespaltenden Amylasen noch viel leichter, die Stärkeketten zu zerkleinern (siehe Grafik Seite 78).
Die Verdauungsarbeit ist gering und Glukose kann sehr schnell in die Blutbahn aufgenommen werden, was einen stark erhöhten Blutzuckerkurvenverlauf hervorrufen kann.

3. Ballaststoffgehalt

Auf den Blutzuckerverlauf wirken sich unbehandelte, ballaststoffreiche Stärke-Kohlenhydrate wie z.B. Vollkornschrot (grob gemahlen), grobe Haferflocken, Vollwertreis und Gemüse besonders günstig aus.
Diese positive Wirkung geht verloren, wenn die Ballaststoffe und andere Begleitstoffe durch industrielle Verarbeitungsprozesse entfernt werden.
So enthalten z.B. Weißmehl, Kartoffelmehl, Maismehl und polierter Reis nur reine Stärke, die schnell und ohne großen Energieaufwand im Darm zerkleinert werden kann und dann – ähnlich wie die Einfachzucker – einen hohen Blutzuckerspiegel auslösen.
Auch durch das Mahlen von Vollkorn zu feinem Vollkornmehl geht die positive Wirkung der Ballaststoffe betreffend des Blutzuckerverlaufs verloren, da die Ballaststoffverpackung der Stärke zerstört wird.
Der Vorteil bei Vollkornprodukten liegt aber darin, dass – im Gegensatz zu ausgesiebten Weißmehlprodukten – noch alle Inhalts- und Vitalstoffe des Vollkorns im Vollkornmehl enthalten sind und die gesunderhaltende Wirkung der Ballaststoffe für den Darm erhalten bleibt.

Auf den Punkt gebracht

Kohlenhydrate haben je nach Zahl ihrer Zuckerbausteine, ihrer Einbindung in Ballaststoffe und Verarbeitungsprozesse wie Vermahlung und Wärmebehandlung „günstige" oder „ungünstige" Stoffwechseleigenschaften, indem sie unterschiedlich hohe „Blutzuckerkurven" und Insulinantworten auslösen.

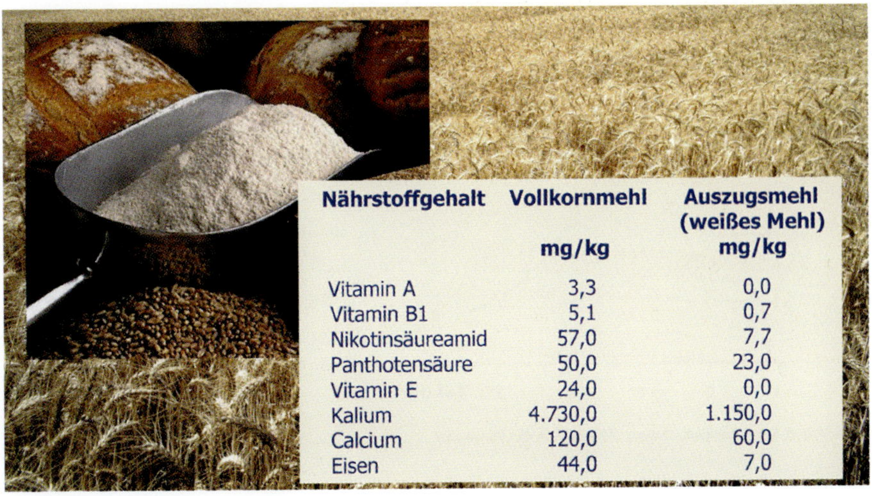

Nährstoffgehalt	Vollkornmehl mg/kg	Auszugsmehl (weißes Mehl) mg/kg
Vitamin A	3,3	0,0
Vitamin B1	5,1	0,7
Nikotinsäureamid	57,0	7,7
Panthotensäure	50,0	23,0
Vitamin E	24,0	0,0
Kalium	4.730,0	1.150,0
Calcium	120,0	60,0
Eisen	44,0	7,0

Glykämischer Index (GI)

Der Glykämische Index wird als Maß für den Blutzuckerspiegel benutzt, den der Einzelverzehr eines bestimmten Lebensmittels auslöst.
Indirekt kann er damit zur Abschätzung der Insulinantwort herangezogen werden, da Insulin parallel zum Blutzuckeranstieg aus der Bauchspeicheldrüse ausgeschüttet wird (siehe Abbildung).

Die Höhe der Blutzuckerwerte wird in einer Skala von 1–100 angegeben, wobei als Referenzwert 50g Traubenzucker oder 100g Weißbrot mit einem Skalenwert von 100 festgelegt wird. Je niedriger der Blutzuckerspiegel durch den Verzehr eines Lebensmittels ansteigt, umso niedriger ist sein GI. Lebensmittel werden entsprechend dieser Eigenschaft in 3 Gruppen aufgeteilt:

hoher GI: 71–100
mittlerer GI: 51– 70
niedriger GI: 1– 50

Blutzucker- und Insulinverlauf nach Trinken von Traubenzucker

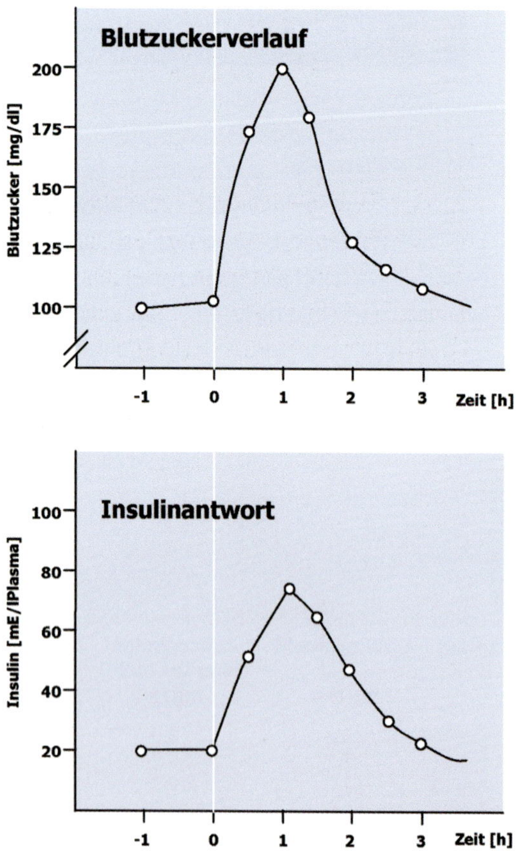

Modifiziert nach: Schmidt, Thews; „Physiologie des Menschen"

Empfohlen wird der Verzehr von Lebensmitteln mit einem niedrigen GI (siehe Tabelle auf Seite 82/83), weil diese i.d.R. auch eine niedrige Insulinantwort auslösen.

Bei Betrachtung der Abbildung auf Seite 81 fällt auf, dass der Blutzuckerkurvenverlauf von Kartoffeln (Mehrfachzucker = Stärke) und Traubenzucker (Einfachzucker) nahezu gleich ist.
Erklärung: Im Gegensatz zur fest gebundenen Stärke in Getreide, Reis und Mais ist die Kartoffel auf Grund ihres biologischen Aufbaus ein Stärkekohlenhydrat-Wassergemisch (15% Stärke schwimmt in „Kartoffelwasser").
Dies ermöglicht eine sehr schnelle Stärkespaltung und löst damit einen hohen Blutzuckeranstieg aus, was den sehr hohen GI-Wert der Kartoffel und der Kartoffelgerichte als „Spitzenreitergruppe" in der GI-Tabelle erklärt.

Blutzuckeranstieg nach kohlenhydratreicher Mahlzeit

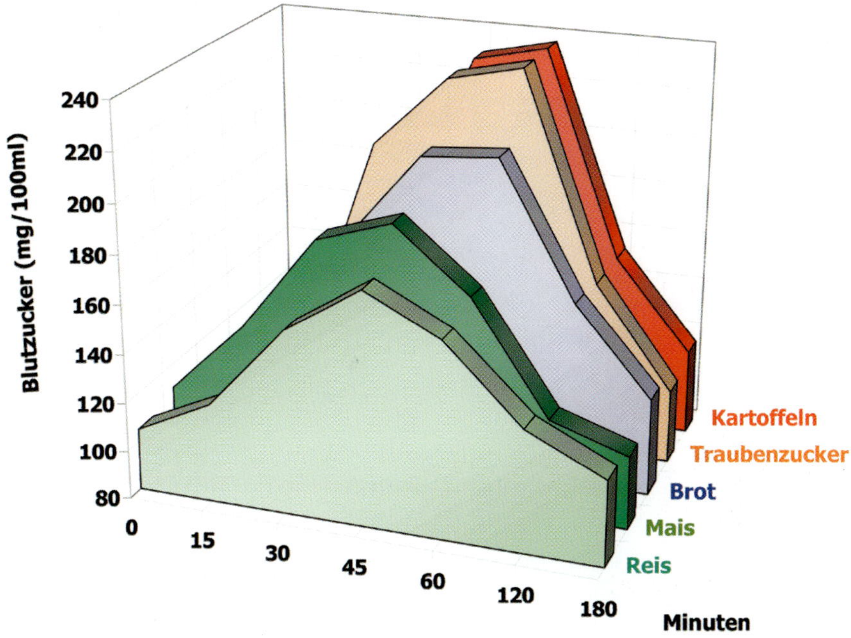

Sollte deshalb auf den Verzehr von Kartoffeln verzichtet werden?
Nein, da die Kartoffel ein wichtiges Grundnahrungsmittel und auch ein wertvoller fettfreier Eiweißlieferant mit sehr vielen essentiellen Aminosäuren ist.
Die nach der Energiepyramide berechnete und in der Kohlenhydrattabelle angegebene „große“ Verzehrsmenge an Kartoffeln soll die Magenblase gezielt bis zur Dehnung füllen. Dies bewirkt einen viele Stunden anhaltenden Sättigungseffekt mit Engstellung des Magenausgangsmuskels (Pylorus), wodurch die Kartoffelmahlzeit verzögert und gleichmäßig in den Darm weitergeleitet wird.

Kohlenhydrate mit nied
hohem Glykäm

Obst	Aprikose 20 Grapefruit 25 Kirschen 25 Apfel 35 Birne 35 Pfirsich 40 Apfelsine 45	Banane 60 Honigmelone 60 Ananas 65 Rosinen 65 Dörrobst 65 Weintrauben 65 Wassermelone 70	Kiwi 75 Mango 80
Getreide-produkte	Roggen/Schrot 35 Haferflocken 40 Vollkornmüsli (o. Zucker) 40	weißer Gries 60 Müsli (gezuckert) 70 Croissant 70 Maismehl 70 Weizenmehl 70	Mais 75 Mais-Chips 75 Kräcker 75 Reiskuchen 80 Reis-Crispies 80 Cornflakes 85 Popcorn 85
Beilagen	Nudeln •Vollkorn 40 •Hartweizen 40 Naturreis 50	Couscous 60 Basmati-Reis 60 Nudeln 65 Pellkartoffeln 65 Kartoffeln (gekocht) 70 Weißer Reis 70 Polierter Reis 70	Pommes frites 80 Schnellkochreis 85 Instant -Reis 90 Kartoffelpüree 90 Kartoffel-Chips 90 Bratkartoffeln 95 Kartoffeln (gebacken) 95
Brot	Schrotbrot 35 Pumpernickel 40 Vollkorn 50 Kleiebrot 50	Graubrot 65 Weißbrot (Baguette) 70	Brezeln 85 ganz weißes Brot (Fast-Food) 95

…, mittlerem und …n Index

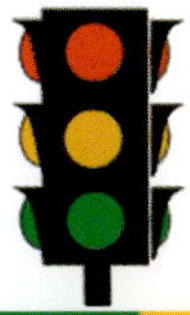

Getränke	Frische Gemüsesäfte 15		Gezuckerte Fruchtsäfte 80 Limonaden 100 Maltose (Bier) 110
Gemüse	Tomaten 15 Auberginen 15 Zucchini 15 Knoblauch 15 Zwiebeln 15 Pilze 15 Sojabohnen 15 Limabohnen 30 Trockenbohnen 30 Linsen 30 rohe Karotten 30 Kichererbsen 30 Trockenerbsen 35 Feigen 35 Bohnen •rot 40 •grün 40 Erbsen 50	Rüben 65 Mais 70	Kürbis 75 Karotten (gekocht) 85
Süßes	Fruchtzucker (Fruktose) 2 Bitterschokolade (>70% Kakao) 20 Marmelade mit Fruchtzucker 30	Konfitüre 60 Schokoriegel 70 Schokolade (Vollmilch) 70 Kekse 70	Honig 75 Haushaltszucker 75 Traubenzucker (Glukose) 100
Milch-produkte	Naturjoghurt (ohne Zucker) 15 Fruchtjoghurt mager (ohne Zucker) 20 Magermilch 1,5% 30 Vollmilch 3,5% 40 Fruchtjoghurt mager (mit Zucker) 50		

Nahrungsmittel, die eine hohe Zucker- u. Insulinantwort auslösen, machen auf Dauer übergewichtig und krank

Hoher glykämischer Index | **Niedriger glykämischer Index**

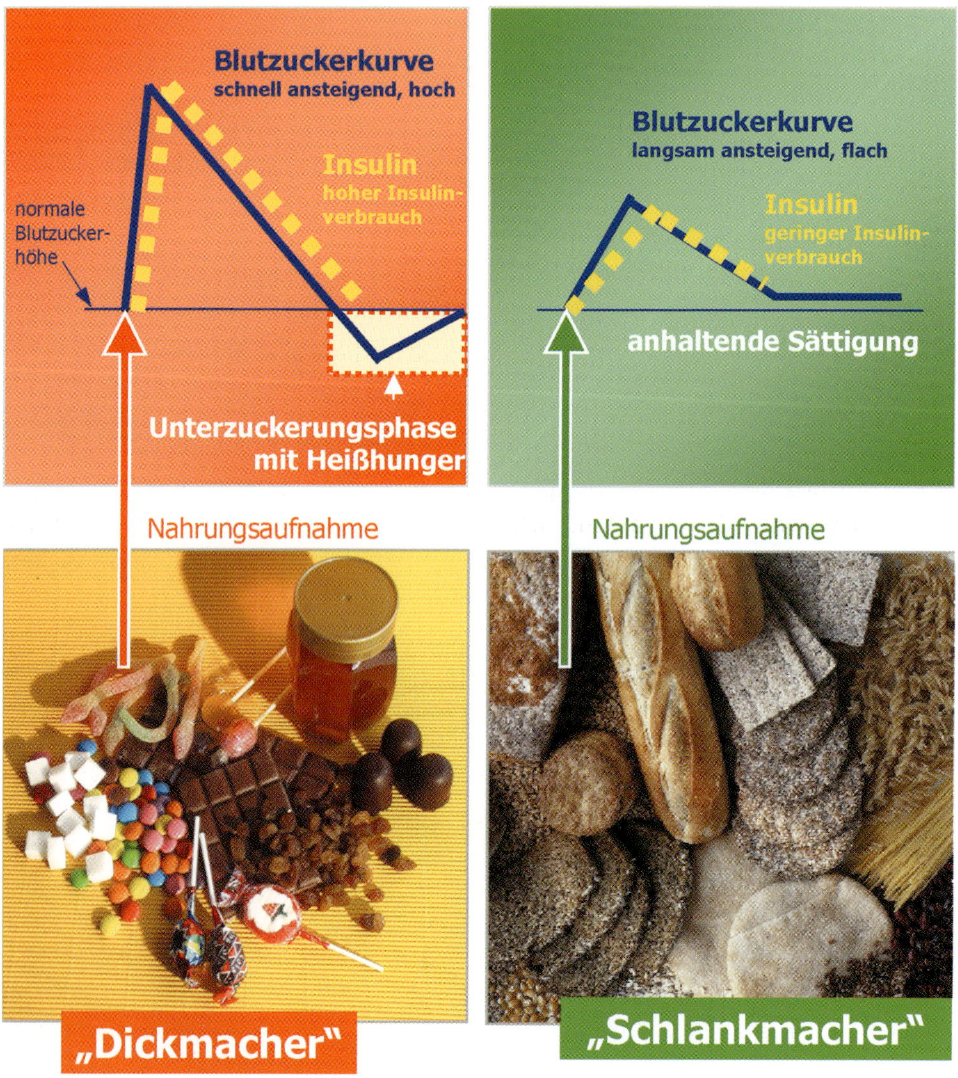

Nahrungsfette

Die zweite Gruppe von Makronährstoffen in unserer Nahrung sind die Fette.
Die Nahrungsfette **Cholesterin und Triglyceride** (Transport- und Speicherfett) nehmen wir jeweils über pflanzliche und tierische Lebensmittel auf. **Pflanzliche Fette** kommen nur in Form von Ölen vor, die überwiegend aus gesunden **ungesättigten Fettsäuren** bestehen. **Tierische Fette** sind Cholesterin und Triglyceride, letztere verfügen über einen hohen Anteil an ungesunden **gesättigten Fettsäuren.**

Cholesterin

Cholesterin ist eine fettähnliche, lebenswichtige Bausubstanz für Hormone und viele andere Biostrukturen der Körperzellen. Es kommt reichlich in tierischen und menschlichen Zellmembranen vor, wo es eine wichtige Stützfunktion ausübt. Über Fleisch, Milch, Käse und Eigelb nehmen wir dieses „Stütz"-Cholesterin der tierischen Zellmembranen in unseren Körper auf. Cholesterin ist für unsere Augen weder in fetten noch in mageren Fleischwaren sichtbar.

In der Vorzeit der Menschheitsgeschichte, als die Menschen sich überwiegend vegetarisch ernährten, entwickelte die Leber die Fähigkeit, den Tagesbedarf an LDL-Cholesterin (600–1.000 mg) und Triglyceriden vollständig durch Eigenproduktion abzudecken. Diese Fähigkeit hat sich bis heute erhalten, denn die Natur geht immer noch davon aus, dass der Mensch sich über lange Zeitspannen aus pflanzlichen und somit fettarmen Nahrungsquellen ernähren muss, was bis vor einigen Generationen armutsbedingt auch noch stimmte.
Wie Verzehrsstudien zeigen, nehmen wir bei unserer heutigen fleischreichen Ernährung zu viel Cholesterin auf und es kommt durch das jahrzehntelange Überangebot im Stoffwechsel zu einem Verwertungsstau von LDL-Cholesterin in der Blutbahn. Gleichzeitig bewirkt eine Leberverfettung bei Übergewichtigkeit durch Einzug von „Einfangarmen" (LDL-Rezeptoren) ein längeres Verweilen von LDL-Cholesterin in der Blutbahn. Die Gefahr besteht, dass es dort von sog. „freien Radikalen" (Elektronenräubern) krankmachend verändert (oxidiert) wird und so den Prozess der Arteriosklerose auslöst.
Nur ein hoher Anteil an „gutem" HDL-Cholesterin kann „schlechtes" LDL-Cholesterin zur Leber zurücktransportieren und so einer Arterienverkalkung vorbeugen (sog. Scavenger Mechanismus = Straßenkehrerfunktion).

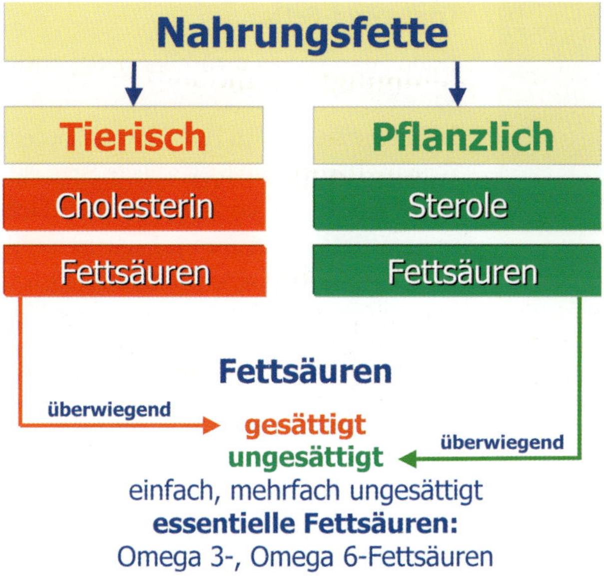

Cholesterin

Wichtiger Baustein für Zellmembranen, Hormone...

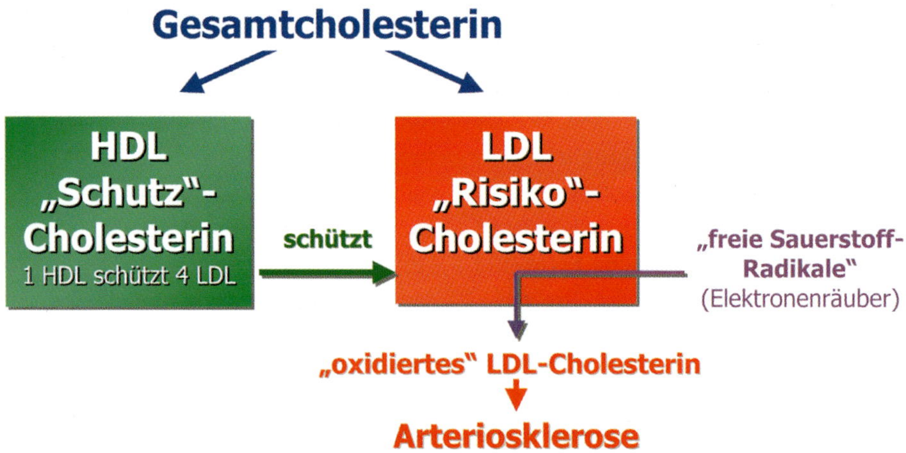

Hohe Blut-Cholesterinwerte kann man durch eine reduzierte Aufnahme von cholesterinhaltigen Lebensmitteln (z.B. Milchfett, Eier, Fleisch und deren Verarbeitungsprodukte) und die morgendliche Einnahme von **3–4 Esslöffeln Haferkleie (50g)** senken, deren hoher Anteil an **wasserlöslichen Ballaststoffen** Cholesterin aus der Gallenflüssigkeit über den Darm zur Ausscheidung bringt. Eine cholesterinsenkende Wirkung haben auch eine Gewichtsreduktion und regelmäßige Bewegungsaktivitäten.

Cholesteringehalt verschiedener Lebensmittel (mg/100g)

Obst	0
Gemüse, Salat	0
Pflanzliche Öle	0
Kartoffeln, Reis	0
1 Ei (60g): Eiweiß	0
Margarine	0
Magerquark	1
Vollmilch	11
Quark, 40% Fett	37
Fisch	30-70
Geflügel	80
Käse (nach Fettanteil)	40-110
Fleisch, Wurst	80-110
Eierteigwaren (Rohgewicht)	140
Krevetten	150-200
Hummer	150-200
Schwarzwäldertorte	180
Butter	280
1 Ei (60g): Eigelb	300
Leber	380

Triglycerid-Fette

Triglyceride bestehen aus einem **Glycerinbaustein** („Zuckeralkohol"), an dessen 3 Bindungsstellen sich Fettsäuren ankoppeln können. Tierische und pflanzliche Fette enthalten **gesättigte, einfach und mehrfach ungesättigte Fettsäuren** von unterschiedlicher Kettenlänge in einem unterschiedlichen Mischungsverhältnis. Triglyceride sind in Fleisch- und Wurstwaren als „weißes Fett" erkennbar. Beim Menschen sind Triglyceride die **Transport- und Speicherform** für Fettsäuren. Die Höhe der Triglyceride im Blut kann, wie das Cholesterin, durch eine Laboruntersuchung bestimmt werden und dient der Risikoeinschätzung (siehe „Nomaden-Check") für die Entwicklung einer Gefäßverkalkung (Arteriosklerose).

Gesättigte und ungesättigte Fettsäuren

Gesättigte Fettsäuren sind hauptsächlich **tierischen Ursprungs** und stammen aus Fleisch-, Wurst-, Käse- und Sahneprodukten und werden vor allem von den Muskeln als **„Brennfett"** zur Energiegewinnung verstoffwechselt. **Von der Zelle nicht benötigte Fettsäuren werden durch Insulin als Speicherfett im Fettgewebe eingelagert.** Ein übermäßiger Verzehr von gesättigten tierischen Fettsäuren ist wegen der negativen Wirkung auf den gesamten Fettstoffwechsel ungesund (Erhöhung von krankmachendem LDL-Cholesterin und Triglyceriden und Senkung von HDL-Schutzcholesterin).

Gesättigte tierische Fettsäuren in unserer Nahrung sollten daher vermehrt durch pflanzliche ungesättigte Fettsäuren ersetzt werden.

Das breite Spektrum der **ungesättigten Fettsäuren** wird im Körper als wertvolles **„Bau- und Strukturfett"**, z.B. als Zellmembran-Bausteine, benötigt und hat eine positive Wirkung auf den Fettstoffwechsel. Ungesättigte Fettsäuren kommen überwiegend in Pflanzenölen (Olivenöl, Weizenkeimöl, Sojaöl, Sonnenblumenöl, Rapsöl u.a.) vor. Im Mischungsverhältnis 1:2:1 (gesättigt : einfach ungesättigt : mehrfach ungesättigt) können Fettsäuren ihre gesund erhaltende Wirkung am besten entfalten (Erhöhung des HDL-Schutzcholesterins und Erniedrigung von krankmachendem LDL-Cholesterin und Triglyceriden).

Durch den Vorgang der **industriellen Härtung** werden die ursprünglich gesunden Pflanzenöle je nach Härtungsgrad zu streichfähigen bis festen Brat- und Frittierfetten, die dadurch aber ihre gesunde Wirkung verlieren und für die Leber sogar eine Belastung sind.

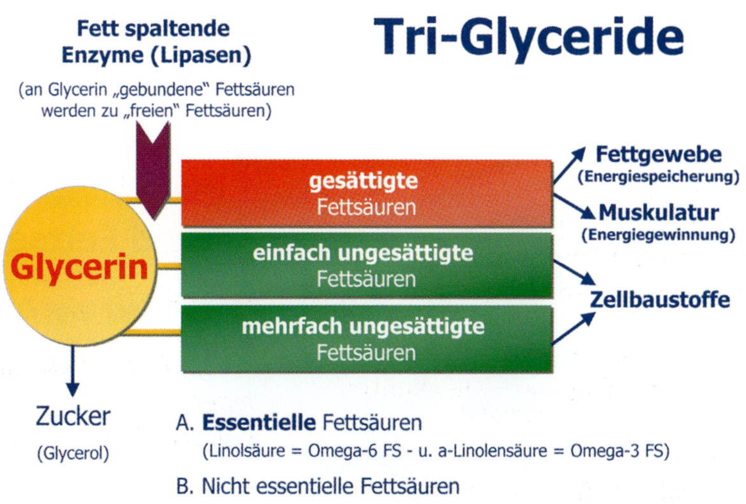

Eine besondere Gruppe stellen die „essentiellen Fettsäuren" (Linolsäure, a-Linolensäure und Fischöle) dar, die vom Körper selbst nicht hergestellt werden können und deshalb über die Nahrung zugeführt werden müssen.

Besonders zu erwähnen sind neben den Omega-6 (Linolsäure) die **Omega-3-Fettsäuren** Docosahexaensäure (DHA) und Eicosapentaensäure (EPA) (a-Linolensäure) aus Fischfett. Sie schützen bereits bei 1–2 Fischportionen pro Woche (am besten Hering, Makrele, Lachs) vor Herzinfarkt, Schlaganfall und Herzrhythmusstörungen,

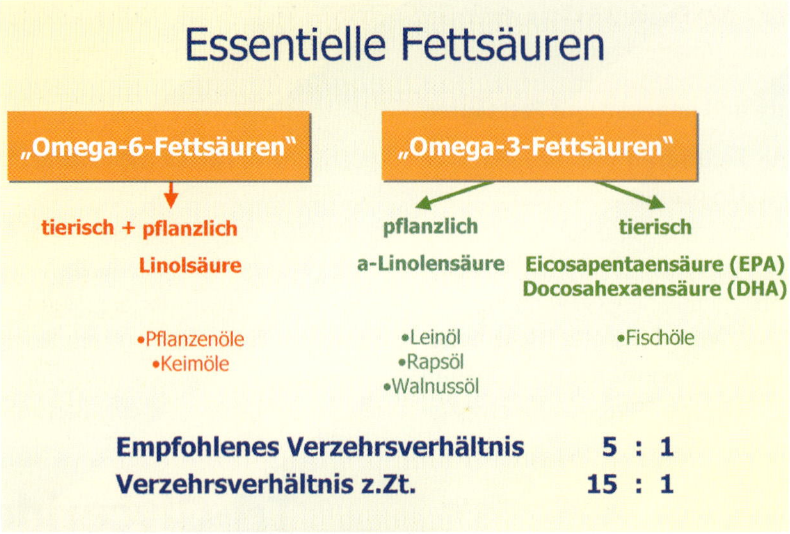

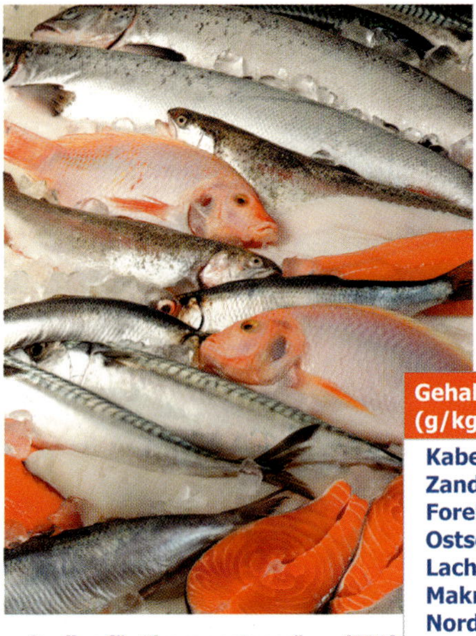

Quellen für Eicosapentaensäure (EPA)

Fischöle-
die Blutverdünner
und Fettsenker
deshalb:
2 Fischtage/Woche

Gehalt an Eicosapentaensäure (EPA) (g/kg)	
Kabeljau	0,8
Zander	2,3
Forelle	2,4
Ostsee-Hering	3,1
Lachs	6,2
Makrele geräuchert	8,0
Nordsee-Hering	20,7

indem sie Gerinnselbildungen im Blut verhindern, Entzündungen dämpfen sowie Blutfette und Blutdruck senken.

Wünschenswert wäre der Verzehr von Linolsäure und Linolensäure in einem Verhältnis von 5 : 1. Zur Zeit liegt es bei ca. 15 : 1. Ein zu hoher Anteil der auch in tierischen Lebensmitteln überall vorkommenden Linolsäure mündet in einen Stoffwechselweg (Arachidonsäurebildung), der die Entstehung von Entzündungen (z.B. in den Gelenken) und Thrombosen fördert.

Durch die reichliche Verwendung von Rapsöl und den Verzehr von Seefisch kann das günstige Verhältnis der Omega-Fettsäuren untereinander erreicht werden.

Gesunde Fette sind wichtige Bausteine für Zellstrukturen und Hormone.

Fettsäurezusammensetzung in Lebensmitteln

	Gesättigte Fettsäuren	Einfach ungesättigte Fettsäuren	Mehrfach ungesättigte Fettsäuren
Kokosfett	92%	6%	2%
Butter	71%	24%	5%
Palmöl	46%	44%	10%
Milchfett	60%	37%	3%
Schweineschmalz	41%	49%	10%
Geflügelfett	36%	37%	27%
Walnussöl*	49%	10%	41%
Distelöl*	10%	15%	75%
Maiskeimöl*	14%	29%	57%
Sonnenblumenöl*	8%	27%	65%
Sojaöl*	14%	22%	64%
Sesamöl*	17%	40%	43%
Erdnussöl	19%	50%	31%
Olivenöl	19%	73%	8%
Rapsöl	6%	63%	31%

***gelb wegen eines relativ zu hohen Anteils an mehrfach ungesättigten Fettsäuren, die sehr leicht oxidieren und im Körper antioxidatives Vitamin E verbrauchen**

Ohne Nahrungsfette könnten viele Biostoffe und fettlösliche Vitamine vom Körper nicht aufgenommen werden und es käme zu Mangelerscheinungen. Eine fettfreie Ernährung ist wegen der vielen versteckten Fette in den Lebensmitteln bei uns fast nicht möglich und auch nicht wünschenswert.

Nach einer fetthaltigen Mahlzeit werden bei einem normalgewichtigen Menschen die Fettsäuren aus den Triglyceriden zu 40% in der Leber, zu 40% in der Muskulatur und zu 20% im Fettgewebe aufgenommen.

Sind jedoch die Fettsäuredepots in Leber und Muskel aufgefüllt (z.B. bei Übergewicht mit Fettleber und Muskelverfettung), wandern die Fettsäuren überwiegend (zu ca. 60%) direkt zur Deponierung ins Fettgewebe.

Auf den Punkt gebracht

Klasse statt Masse

Die Aufnahme von Fettsäuren sollte in einem Verhältnis von 1 (gesättigt): 2 (einfach ungesättigt): 1 (mehrfach ungesättigt) erfolgen, was durch die Verwendung von Rapsöl, Olivenöl und anderen pflanzlichen Ölen erreicht wird.

Durch den Verzehr von fettem Fisch (Lachs, Hering, Makrele) 2mal pro Woche wird der Bedarf an Omega-3-Fettsäuren mit ihrer schützenden Wirkung gedeckt.

Der gleiche Effekt wird durch den Verzehr von vielen kleinen Kohlenhydrat-Portionen (ca. 5–10, „Snacking") ausgelöst, nicht benötigte Fettsäuren wandern durch die Insulinwirkung ebenfalls ins Fettgewebe und können nicht wieder zurück.

Eiweiß

Der dritte Haupt-Nährstoff in unserer Nahrung ist das Eiweiß. Nahrungseiweiß **pflanzlicher Herkunft** (Getreide, Hülsenfrüchte, Kartoffeln) und **tierischer Herkunft** (Fleisch, Eier, Milch und deren Produkte) wird zuerst im Magen durch die Magensäure zur Gerinnung gebracht (z.B. Milch) und dann im Dünndarm durch Enzyme (Proteasen) in seine Einzelbausteine, die **Aminosäuren** aufgespalten. Diese werden nach der Aufnahme aus dem Darm über die Blutbahn zu den Körperzellen transportiert und durch Insulin, das „Versorgerhormon", eingeschleust. Im Zellstoffwechsel erfahren sie eine vielseitige Verwendung, indem sie wieder neu zu biologisch aktiven Substanzen wie z.B. Struktur- und Transporteiweißen des Blutes, Hormonen, Abwehr- und Schutzeiweißen des Immunsystems oder Enzymen (Steuerungseiweiße des Stoffwechsels) verknüpft werden.

In den Zellen findet ein ständiger Abbau (Katabolismus) und Neuaufbau (Anabolismus) von Eiweißstrukturen statt, letzterer wird ebenfalls durch Insulin gefördert.

Der Körper ist in der Lage, einen großen Teil seines Bedarfs an Aminosäuren durch den Umbau aus anderen Aminosäuren selbst herzustellen. Nur die acht sog. **essentiellen Aminosäuren,** die er nicht selbst herstellen kann, muss er über die Nahrung beziehen.

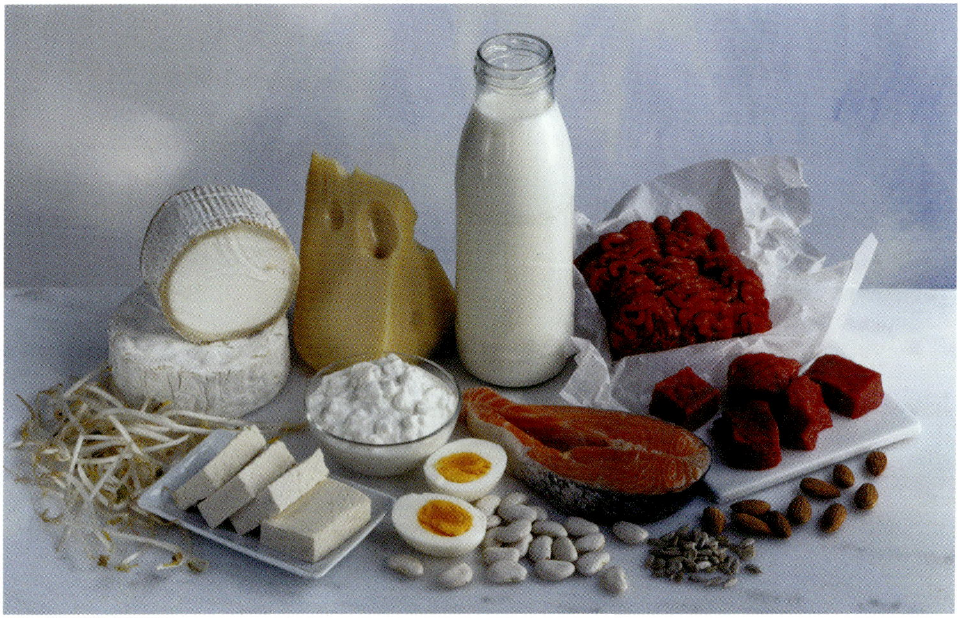

Für den vielseitigen Bedarf an Aminosäuren steht dem Eiweißstoffwechsel ein freier **Aminosäurepool** (600–700g) im Blut und in der Muskulatur zur Verfügung. Ist er überfüllt, werden die Aminosäuren zu Energie verbrannt und als Harnstoff über die Niere „entgiftet". Eine zu hohe Eiweißzufuhr (über 0,8g pro kg Körpergewicht) belastet

Anteil an Fett, Eiweiß (EW) und Kohlenhydraten (KH) in verschiedenen Nahrungsmitteln

(Gramm pro 100 Gramm)

	Fett	EW	KH
Nüsse (z.B. Haselnuss)	61,0	13,0	11,0
Leberwurst	41,2	12,8	+
Kartoffel-Chips	39,0	6,0	41,0
Schokolade	30,0	8,0	56,0
Emmentaler (45% F.i.Tr.)	28,0	27,0	--
Salami (deutsch)	27,0	17,0	0,2
Big Mac	26,0	26,0	42,0
Thunfisch in Öl	21,0	24,0	--
Schweinefleisch (fett)	18,0	21,0	--
Kuchen (z.B. Marmorkuchen)	17,0	7,0	48,0
Hering (Filet)	15,0	18,2	--
Pommes frites (fritiert)	15,0	4,0	36,0
Frischkäse (20% F.i.Tr.)	8,0	13,0	3,0
Vanilleeis	6,2	2,6	14,4
Lasagne	5,0	6,0	18,0
Hülsenfrüchte	4,1	17,8	39,9
Getreide	3,6	10,4	63,6
Milch (3,5%)	3,5	3,3	4,8
Wild	3,0	21,0	--
Rindersteak (mager)	1,9	22,0	--
Schweinesteak (mager)	1,9	22,0	--
Bohnen	1,9	20,9	38,1
Nudeln	1,8	13,2	73,3
Seezunge	1,3	17,5	--
Huhn (Brust)	1,0	22,8	--
Reis	0,7	7,0	78,0
Kabeljau	0,4	17,7	--
Gemüse	0,2	2,8	2,4
Obst	0,2	1,0	19,0
Kartoffeln	0,1	2,0	17,0

und schädigt die Membranfilter der Niere. Dadurch geht hochwertiges Eiweiß über den Urin verloren (Proteinurie).
Unsere Nahrung enthält bei zu reichlichem Verzehr von Fleisch- und Milchprodukten einen hohen Anteil an tierischem Eiweiß. Damit ist immer auch die Aufnahme von unerwünschten Begleitstoffen wie Purinen (Zellkernbasen), die Gichtanfälle auslösen können, und tierischen Fetten (Cholesterin und gesättigten Fettsäuren) verbunden. Letztere wirken sich negativ auf den Fettstoffwechsel und damit auf unsere Gesundheit aus.
Als Alternative bieten sich pflanzliche Eiweißträger an (z.B. Hülsenfrüchte, Getreideprodukte, Kartoffeln und Soja).
Die Begleitfette pflanzlicher Eiweißträger mit vielen ungesättigten Fettsäuren (Soja, Erdnuss, Getreidekeimlinge ...) haben auf den Fettstoffwechsel eine positive Wirkung.

Vitamine

Vitamine sind wichtige Vital- und Schutzstoffe, die dem Körper von außen zugeführt werden müssen. Nur Vitamin D wird in der Haut unter Einfluss von Sonnenlicht vom Körper selbst hergestellt. Der Vitaminbedarf ist beim gesunden Menschen von der körperlichen Aktivität und damit vom Stoffwechselumsatz abhängig.
Einige Vitamine sind aktive Bestandteile der Stoffwechselkreisläufe, andere schützen die Zellen vor „oxidativem Stress“ durch freie Radikale wie das Provitamin A = Beta-Karotin, Vitamin C, E, in geringem Umfang auch die Vitamine B1, B6 und Pantothensäure. Die wichtigsten Vitaminquellen stammen aus der pflanzlichen Nahrung (Getreide, Kartoffel, Gemüse, frisches Obst).

Warum gibt es in Pflanzen Vitamine?

Die Keimlinge und Früchte der Pflanzen schützen sich mit der Bildung von Vitaminen vor der UV-Strahlung des Sonnenlichtes, den freien Radikalen und Schadstoffen aus der Umwelt. So enthalten Keimlinge Vitamin E und Früchte Vitamin C als „Schutzvitamine“.
Der Mensch nimmt diese Stoffe bei einer getreide-, obst-, gemüse- und kartoffelreichen Ernährung auf und macht sich diese Vitaminquellen für seinen Stoffwechsel und als Schutzstoffe zu eigen. Vitamine aus tierischer Nahrung stammen aus den Vitaminspeichern von Muskel und Leber (insbesondere Vitamin B12).
Bei den Vitaminen unterscheidet man die Gruppe der **wasserlöslichen Vitamine** (B1, B2, B6, B12, C, Niacin, Folsäure, Pantothensäure, Biotin) von den **fettlöslichen Vitaminen** (A, D, E, K), die nur zusammen mit den Nahrungsfetten vom Darm aufgenommen werden können.

Eine regelmäßige Überdosierung von Vitaminen bei einer nicht vorschriftsgemäßen Einnahme von Vitaminpräparaten kann gesundheitsschädlich sein (besonders Vitamin A).
Bei einer Unterversorgung des Körpers mit Vitaminen kommt es zunächst zum Auftreten einer körperlichen und geistigen Leistungsminderung, bis dann nachweisbare Labor- oder Körperveränderungen auftreten.

Ist eine Nahrungsergänzung mit Vitaminen erforderlich?

Bei einer ausgewogenen vollwertigen Ernährung mit Kohlenhydraten und einem hohen Anteil an rohem und schonend gegartem Gemüse sowie frischem Obst (Halbpfundregel: 3 x 250g Gemüse und Obst am Tag) wird Ihr Vitaminbedarf ausreichend gedeckt. Biostoffe von Gemüse und Obst (sog. sekundäre Pflanzenstoffe), in denen die natürlichen Vitamine verpackt sind, erhöhen ihre biologische Wirksamkeit. Daher sind „lebende" Bio-Vitamine (rohes Gemüse, Frischobst und Vollkorngetreide) chemischen Fabrikvitaminen mit einer oft geringeren biologischen Wirksamkeit (die durch eine höhere Dosierung erkauft werden muss) vorzuziehen.

Der Verzehr einer Orange ist z.B. wegen der sekundären Pflanzenstoffe der „Nahrungsergänzung" durch eine Vitamin C-Tablette überlegen, die auch nur in einem Depotpräparat mit Langzeitwirkung am wirksamsten ist.
Nur durch eine kurzfristige vitaminschonende Lagerung (kalt und dunkel) von erntefrischem Obst und Gemüse, sowie durch einen schonenden Garungsvorgang kann der Vitamingehalt der Nahrung kurzfristig erhalten werden.
Es gibt jedoch Lebensumstände, in denen die empfohlene (zugegeben nicht geringe) Verzehrmenge an frischem Obst und Gemüse nicht eingehalten werden kann. Oder es entsteht ein erhöhter Bedarf durch besondere Belastungen wie schwere Infektionskrankheiten, körperlichen und psychischen Stress, Schwangerschaft und Stillzeit, höheres Lebensalter, Rauchen, Zuckerkrankheit.
In diesen Fällen sollte die Ernährung nach Beratung durch Ihren Hausarzt mit geeigneten Präparaten ergänzt werden.
Welcher „Vitamincocktail" empfehlenswert ist, lesen Sie in diesem Buch im Kapitel „Ernährung und Immunsystem" von Prof. Dr. Uhlenbruck.

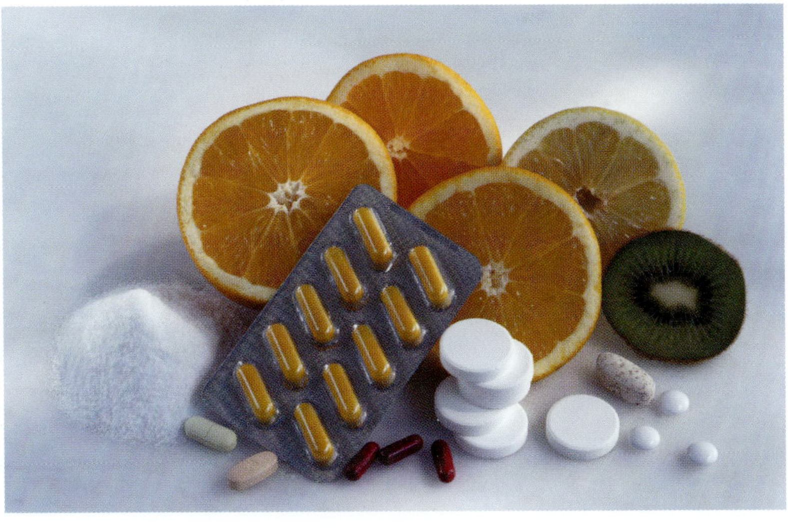

Vitamine und ihr Vorkommen

Vitamin A	Milchprodukte, Eigelb, Leber, Vorläufer (Beta-Carotin) in gelborangen Gemüsepflanzen u. Karotten
Vitamin B1	Haferflocken, Hefe, Hülsenfrüchte, Nüsse, Samen, Vollkornprodukte, Weizenkeime, mageres Schweinefleisch
Vitamin B2	Getreide, Hefe, Nüsse, Pilze, Samen, Weizenkeime, Milch, Eier, Fisch, Innereien
Vitamin B6	Getreide , Hafer, Hefe, Nüsse, Weizenkeime, Avocados, Bananen, Bohnen, Fisch, Fleisch, Leber
Vitamin B12	Eier, Käse, Leber, Nieren (in allen tierischen Lebensmitteln)
Vitamin C	Früchte und Gemüse im allgemeinen, speziell Hagebutten, Johannisbeeren, Kartoffeln, Kiwi, Kohl, Paprika, Petersilie, Preiselbeeren, Tomaten, Zitrusfrüchte, Sanddorn
Vitamin D	Eigelb, Fettfische, Margarine, Kalbfleisch, Leber
Vitamin E	Gemüse, Getreidekörner, grünes Blattgemüse, Naturreis, Samenöl, Weizenkeime, Eier
Vitamin K	grünblättriges Gemüse, Käse, Leber, Eigelb
Biotin	Hefe, Reis, Sojabohnen, Tomaten, Weizenkleie, Leber, Eigelb
Folsäure	grünes Blattgemüse, Hefe, Leber, Weizenkeime
Niacin	Hefe, Kartoffeln, Nüsse, Vollkornmehl, Fisch, Schweinefleisch
Pantothensäure	Getreide, Hefe, Pilze, Hering, Leber, Eigelb

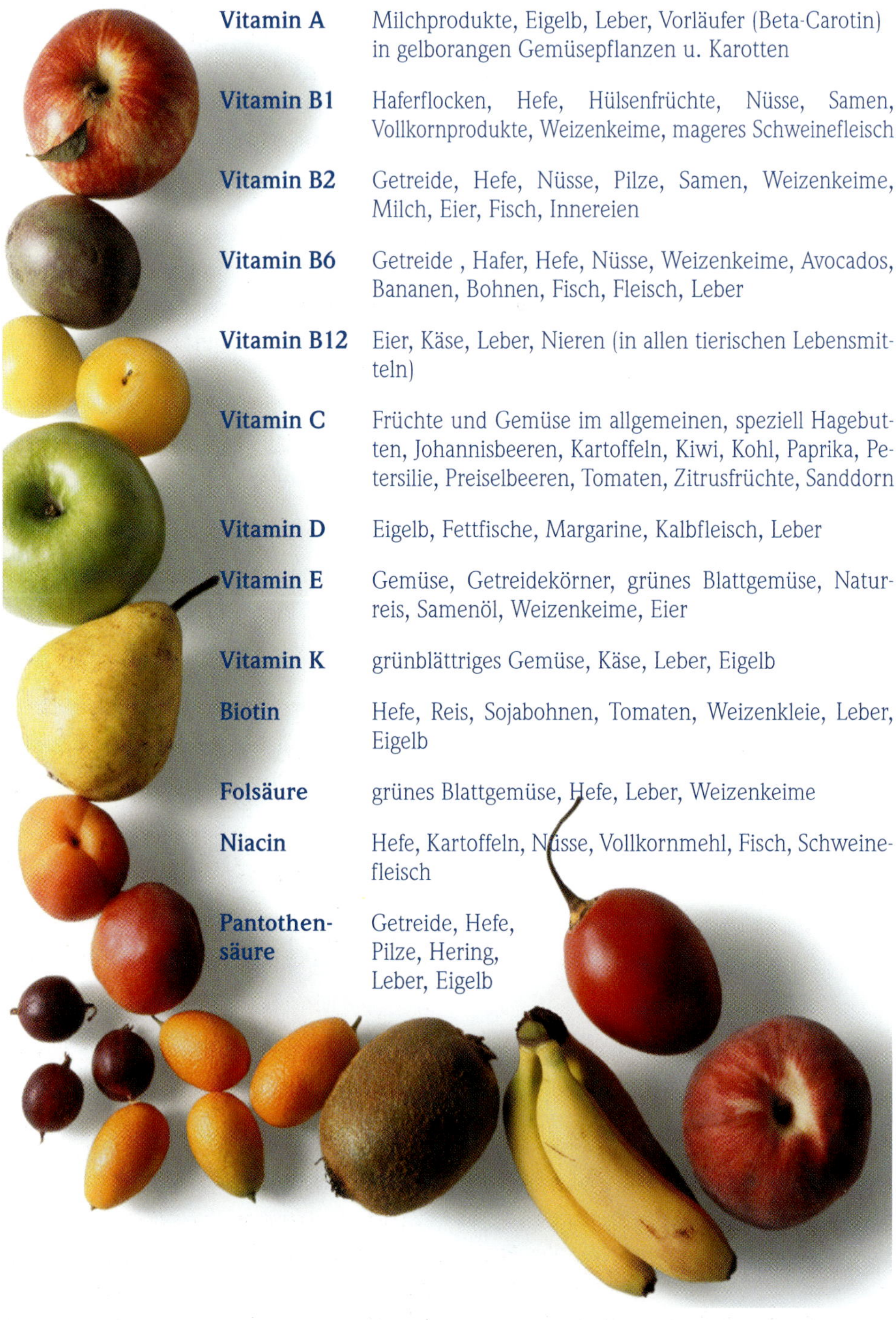

Bioaktive Pflanzenstoffe – neuentdeckte Heilmittel der Natur

Neben den Nährstoffen, Vitaminen und Mineralien enthalten Getreide, Gemüse und Obst sog. **„sekundäre Pflanzenstoffe“**, die erst vor kurzem wegen ihrer gesundheitsfördernden Wirkung in das Interesse der Nahrungsmittelforschung gerückt sind.
Die auf eine Anzahl von 10.000 bis 30.000 geschätzten Pflanzenstoffe oder „Phytamine“ sind für die menschlichen Sinne als Farb-, Geschmacks- und Aromastoffe wahr-

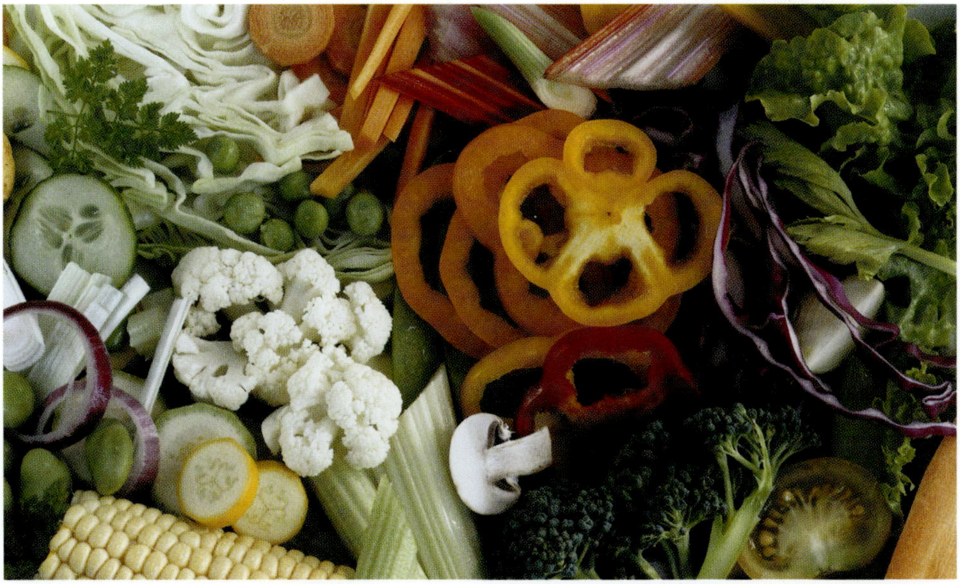

nehmbar. Der Pflanze dienen sie, wie die Vitamine, als Schutzstoffe gegen die UV-Strahlung, als Wachstumsregulatoren, zur Abwehr von Fressfeinden (Bitterstoffe) oder als Lockstoffe für Tiere, welche über die Aufnahme der Früchte deren Samen weitertragen und somit zum Artenerhalt beitragen.
Im menschlichen Körper werden den Pflanzenstoffen folgende Wirkungen zugeschrieben:

- **Senkung des Krebsrisikos der inneren Organe**
- **Schutz vor Bakterien, Pilzen und Viren**
- **Schutz vor freien Radikalen**
- **Stärkung des Immunsystems**
- **Senkung des Cholesterinspiegels**
- **Blutverdünnung**
- **Blutdrucksenkung**

Die biologische Wirksamkeit oder Heilkraft von Heilpflanzen, Kräutern, Gemüse und Obst beruht auf ihrem Wirkstoffgehalt an bioaktiven Stoffen, die erst im Zusammenwirken mit anderen Inhaltsstoffen ihre positive Wirkung entfalten.

Hatte man bis vor kurzem nur einige negative Wirkungen dieser Pflanzenstoffe bewertet (z.B. die Phytinsäure des Getreides), ist heute der Nutzen einer gemüse- und obstreichen Ernährung und einer vollwertigen Getreidenahrung unbestritten. Ernährungswissenschaftler empfehlen deshalb eine tägliche Zufuhr von Obst und Gemüse zur Vorbeugung von bestimmten Krebsarten.
Wollen Sie die Heilkräfte der Nahrung für Ihre Gesundheit nutzen, empfehlen wir Ih-

nen täglich den abwechslungsreichen Verzehr von 750 Gramm Gemüse und Obst, das möglichst vital und erntefrisch oder eingefroren z.T. als Rohkost verzehrt werden sollte.
Schätzungen gehen davon aus, dass bei einer gemischten Kost pro Tag ca. 1,5 Gramm an sekundären Pflanzenstoffen aufgenommen werden.
Da sich viele Pflanzenstoffe direkt unter der Schale von Gemüse und Obst befinden, wird deren ungeschälter Verzehr (z.B. bei Äpfeln) empfohlen.

Ballaststoffe

Erst vor wenigen Jahren wurden die positiven Wirkungen der vorher für den Menschen als nutzlos angesehenen „Ballast"-stoffe entdeckt.
Ballaststoffe sind Bestandteile ausschließlich pflanzlicher Zellen und bestehen überwiegend aus Kohlenhydraten (Mehrfachzucker), die durch die Verdauungsenzyme des menschlichen Dünndarmes nicht abgebaut werden können.
Ballaststoffe finden in der Lebensmittelindustrie als Füll- und Quellstoffzusatz vielseitige Verwendung.

Die Aufnahme von Ballaststoffen ist bei der heutigen Ernährungsweise mit kaloriendichten und ballaststoffarmen Nahrungsmitteln ständig zurückgegangen (1880: 130g/Tag, 1993: 20g/Tag). Dieser Entwicklung ist es zuzuschreiben, dass typische Darm- und Stoffwechselkrankheiten zugenommen haben. Zu deren Vermeidung wird eine Mindestmenge an Ballaststoffen von 30–60g/Tag empfohlen.

Nach ihrer Löslichkeit und Quellfähigkeit unterscheidet man **nicht lösliche** Ballaststoffe oder **„Füllstoffe"** und **lösliche** Ballaststoffe oder **„Quellstoffe"**, welche mit Wasser Gele bilden können.

Wirkung der Ballaststoffe auf den Zucker- und Cholesterinstoffwechsel

Die Gruppe der **wasserlöslichen Ballaststoffe** aus Früchten, Gemüse, Hafer und Hülsenfrüchten, sowie aus Leinsamen, Flohsamen (Psyllium), Guar (aus der Guarbohne), Inulin bzw. Oligofruktose aus der Zichorienwurzel verringern durch eine Verzögerung der Magenentleerung den Anstieg des Blutzuckers nach Mahlzeiten, was zu

Wirkungsweise der Ballaststoffe

	Lösliche Ballaststoffe	Unlösliche Ballaststoffe
Vermehrung des Sättigungsgefühles	●●	●
Verzögerung des Blutzuckeranstiegs	●●	●
Senkung des Blutcholesterinspiegels	●●●	
Förderung der Darmfunktion	●	●●
Bindung toxischer Stoffe im Darm	●●●	●
Bindung von Gallensalzen (Darmkrebsprophylaxe)	●●●	

●●● Sehr ausgeprägter Effekt
●● Ausgeprägter Effekt
● wirksamer Effekt

niedrigen Blutzuckerkurven und damit auch zu einer niedrigen Insulinausschüttung führt. Dieser Effekt ist insbesondere bei Übergewichtigkeit erwünscht.
Aus diesem Grund empfehlen wir Ihnen auch den Verzehr von Süßigkeiten und Obst nur als „Nachtisch", da durch den ballaststoffhaltigen Speisebrei viel geringere Insulinantworten hervorgerufen werden als bei einem Einzelverzehr als Zwischenmahlzeit.

Einen besonderen Effekt haben die wasserlöslichen Ballaststoffe (insbesondere Haferkleie) auf den Cholesterinstoffwechsel, indem sie Gallensäuren, die zu 80% aus Cholesterin bestehen, binden und zur Ausscheidung bringen. Damit verhindern sie die biologische Wiederaufnahme des Cholesterins aus dem Darm in die Blutbahn und tragen so deutlich zu einer **Cholesterinsenkung** bei.

Vorbeugung von Darmkrankheiten und Darmkrebs

Die Ballaststoffe aus der Gruppe der „Füllstoffe" (nicht wasserlöslich) vermehren das Stuhlvolumen und verhüten somit Darmerkrankungen, die infolge eines zu geringen Stuhlvolumens verursacht werden. Durch Pressen beim Stuhlgang bei chronischer Darmträgheit (Obstipation) kommt es zu einem erhöhten Druck im Bauchraum, der die Entstehung eines Zwerchfellbruchs, von Hämorrhoiden und von kleinen sackförmigen Ausbuchtungen der Dickdarmwand (Divertikel) begünstigt.
Eine andere Schutzwirkung der Ballaststoffe liegt in ihrem Bindungsvermögen von krebsauslösenden Stoffen, die bei einer zu langen Verweildauer von Gallensäuren im Stuhlbrei entstehen. Eine ballaststoffreiche Ernährung kann daher die Entstehung von Dickdarmkrebs auch durch Bindung anderer Giftstoffe deutlich verringern.

Wasserlösliche Ballaststoffe kommen z.B. in Früchten, Gemüse (insbesondere Hülsenfrüchten), Haferkleie, Leinsamen, Guarmehl (aus der Guarbohne) vor.

Nahrungsergänzungen mit speziell aufbereiteten löslichen Ballaststoffen, die aufgrund ihrer Quelleigenschaften im Magen zu einem schnelleren Sättigungsgefühl führen, können zur Unterstützung oder Vorbeugung einer Gewichtsabnahme verwendet werden. Solche Nahrungsergänzungen sind z.B. Konjakmehl (Glukomannan) Methylcellulose, Topinambur, Inulin (Polyfruktose, nicht zu verwechseln mit Insulin) und Psyllium (Flohsamenschale).

Vielfachzucker

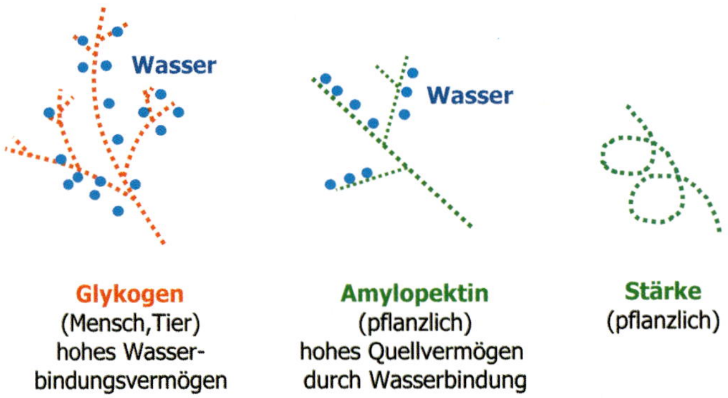

Neuentdeckung: „Resistente Stärke"

Resistente Stärke (retrograde Amylose) ist unverdauliche Stärke, die durch mechanische oder Wärmebehandlung von Lebensmitteln durch „Verkleisterung" der Stärkeketten entsteht.
Sie zählt definitionsgemäß zu den Ballaststoffen.
Resistente Stärke kann von den Spalt-Enzymen des Speichels und des Dünndarms (Amylasen) nicht verdaut werden und wird erst im Dickdarm durch die Dickdarmbakterien zu kurzkettigen Fettsäuren (Buttersäure = Butyrat, Propionsäure = Propionat, Essigsäure = Acetat) abgebaut. Besonders der Buttersäure wird ein schleimhautschützender Effekt im Darm zugeschrieben und beugt somit dem Dickdarmkrebs vor.

Sie verhindern überschießende Insulinantworten und erzielen gleichzeitig einen länger anhaltenden Sättigungseffekt.
Wasserunlösliche Ballaststoffe dienen unseren nützlichen Darmbakterien als Nahrung und tragen zu deren Vermehrung bei.
Nur durch ausreichendes Trinken kann die Wirkung der Ballaststoffe optimal entfaltet werden.

Aufnahmeverzögerung von Glukose durch lösliche Ballaststoffe

Insulinantworten nach Trinken von 150g Traubenzucker mit und ohne Ballaststoffe (3g Konjakmehl)

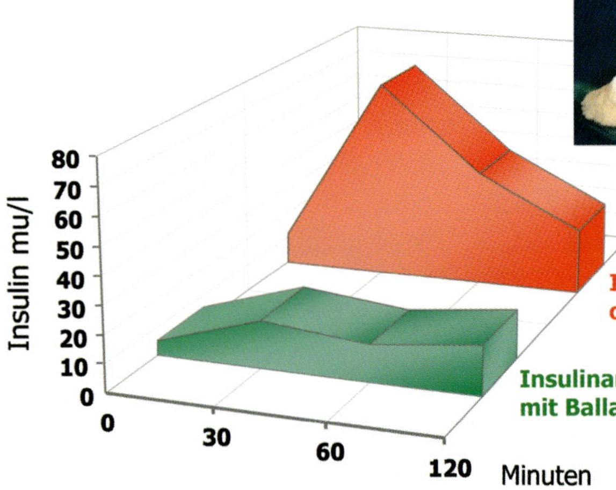

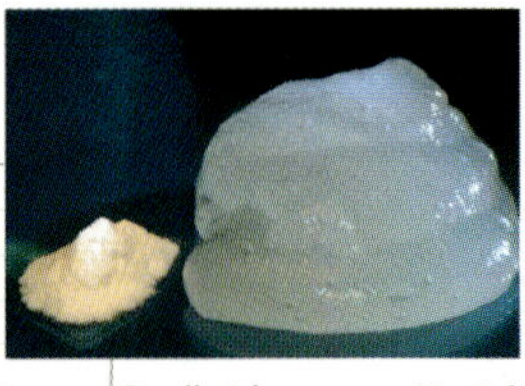

Quellwirkung von Konjakmehl

Resistente Stärke entsteht beim Kochen und anschließenden Abkühlen und Lagern von Kartoffeln, Nudeln und bei altbackenem Brot.
Für die Ernährungspraxis bedeutet dies, dass man den Anteil an verdaulichen Stärkekohlenhydraten durch Aufwärmen und Erkaltenlassen von Kartoffeln und Nudeln deutlich reduzieren kann, die man dann z.B. kalt als Kartoffel-, Nudel- oder Reissalat isst.
Der Vorteil von erkalteten Kohlenhydraten mit einem hohen Anteil an nicht blutzuckerwirksamer resistenter Stärke liegt in einer niedrigen Insulinantwort.

Ballaststoffgehalt von Nahrungsmitteln pro 100g

Weizenkleie	50g
Leinsamen	26g
Weizenkeime	24g
Haferkleie	20g
Ballaststoff-Müsli	15g
Knäckebrot	14g
Weizenvollkornmehl	13g
Pumpernickel	10g
Vollkornhaferflocken	10g
Vollkornnudeln	8g
Roggenvollkornbrot	8g
grüne Erbsen	5g
Grünkohl	4g
Brokkoli	3g
Naturreis	3g
Möhren	3g

Immunsystem und Ernährung

„Oft sorgen Messer und Gabel dafür, dass wir den Löffel früher abgeben."

Ein Beitrag von
Prof. Dr. med.
Gerhard Uhlenbruck
geb. 17.06.1929 in Köln

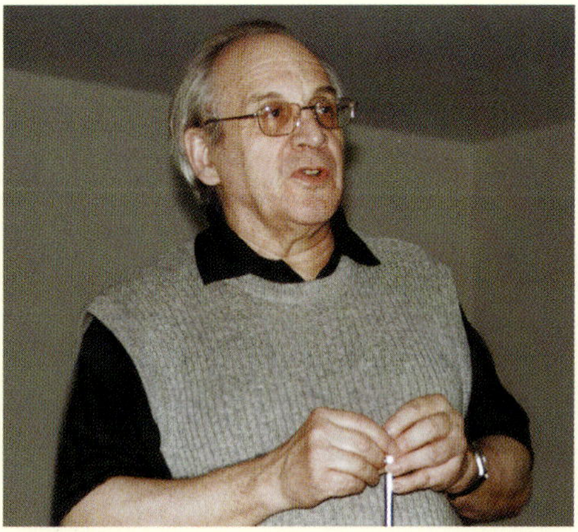

Medizinstudium in Köln, Ausbildung in Immunologie in London und Cambridge (2 Jahre), Abteilungsleiter am Max-Planck-Institut für Hirnforschung in Köln (Psychoneuroimmunologie), danach Direktor des Instituts für Immunbiologie an der Universität Köln.

Vitamine, Bioaktive Pflanzenstoffe und Mineralien – die Fitmacher des Immunsystems

Unser Immunsystem hat als „sechstes Sinnesorgan" u.a. die Aufgabe, „innere Feinde" wie eingedrungene Krankheitserreger (Bakterien, Viren, Pilze) sowie Krebszellen zu erkennen und abzutöten. Auch bei vielen anderen Erkrankungen wie z.B. Allergien, chronischen Entzündungen und bei der Entstehung der Arteriosklerose spielt das Immunsystem eine gewichtige Rolle. Unsere Gesundheit und unser Wohlbefinden bis ins hohe Alter sind daher von einem guten Funktionieren dieses Abwehrsystems abhängig. Wer seine Gesundheit erhalten will, sollte daher alle Möglichkeiten nutzen, seine Abwehrkräfte zu stärken. Ernährung und Bewegung können dabei einen wesentlichen Beitrag leisten.

Das Immunsystem sei im Folgenden kurz als ein über den ganzen Körper verteiltes „Organ" vorgestellt:

Bestandteile des Immunsystems

Gesamtgewicht ca. 3-4 kg

Organe
Milz, Thymus

Gewebe
Knochenmark, Lymphknoten, Mandeln, Lymphatisches Gewebe des Darmes, Gliagewebe des Gehirns

Abwehrzellen
Lymphozyten: T-Zellen, B-Zellen, Killerzellen
Leukozyten: Monozyten, Makrophagen

Flüssige Immunstoffe
Immunoglobuline, Immunbotenstoffe (Interleukine, Interferone, TNF u.a.)

Es stellt sich die Frage: Können wir das Immunsystem in seinen für uns lebenswichtigen Aufgaben unterstützen? Wie die Abbildung Seite 102 zeigt, ergeben sich mehrere Ansatzpunkte einer positiven Einflussnahme. Neben harmlosen Infekten, reger geistiger Aktivität und einer positiven, ausgeglichenen Stimmungslage können insbesondere Bewegung und auch die Ernährung unser Immunabwehrsystem positiv beeinflussen.

Die genannten Faktoren „trainieren" unser Immunsystem, so dass

1. das Krebserkrankungsrisiko gesenkt wird,
2. weniger Allergien und Infekte auftreten und
3. weniger Autoimmunerkrankungen vorkommen (das Immunsystem kann sich als „Fehlverhalten" auch gegen körpereigene Strukturen richten)

Fehlernährung, Genussmittel, Bewegungsmangel, Stress, körperliche Überanstrengung und chronische Infekte schwächen unsere Immunabwehr und leisten der Entstehung einiger Krankheiten (Arteriosklerose, Krebs, vorzeitiger Alterungsprozess) Vorschub.

Trainingsmöglichkeiten für das Immunsystem

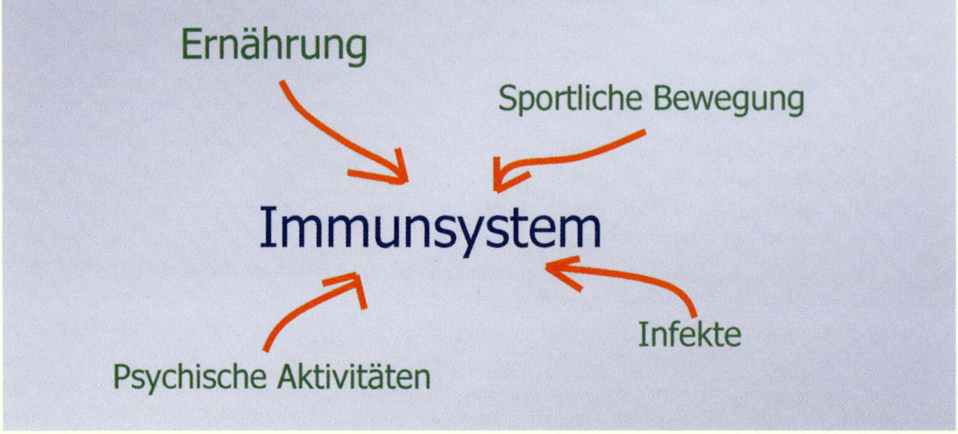

Einflussnahme durch Ernährung

Seit einigen Jahren wissen wir, dass auch unsere Nahrung Wirkstoffe liefert, die unsere Immunabwehr stärken.

Ein Ernährungsziel sollte daher die Fitness unseres Immunsystems durch eine genussvolle und gesunde Ernährung sein, die auch gleichzeitig einer Übergewichtigkeit, Arterienverkalkung, Alterungsprozessen und mangelnder Leistungsfähigkeit vorbeugt. Dies kann durch eine bedarfsgerechte und ausgewogene Nahrungszusammensetzung bei nur mäßiger Fettzufuhr und ausreichender Versorgung mit Vitalstoffen (Vitamine, Spurenelemente, sekundäre Pflanzenstoffe) erreicht werden.

Über die Nahrung kann die Immunabwehr auf verschiedene Weise gestärkt werden:

1. Direkte Wirkung:
   - Als Energielieferant für die Immunzellen durch Ballaststoffe, Vitamine, sekundären Pflanzenstoffe und Mineralstoffe.
   - Als Lieferant von Molekülbausteinen für die Funktionstüchtigkeit von Immunzellen (z.B. Glutamin).
2. Indirekte Wirkung:
   - Über Ballaststoffe, die Schadstoffe im Darm binden und dadurch im Körper verringern. So kann z.B. das die Abwehr schwächende Cholesterin durch Haferkleie im Darm gebunden werden.
   - Über eine Beeinflussung der Zusammensetzung der Darmflora, die durch die Abgabe von Aktivstoffen das Immunsystem stärkt (Antibiotika, die die Darmbakterien abtöten, schwächen drastisch unser Immunsystem).

Einfluss der Ernährungsweise auf unser Immunsystem

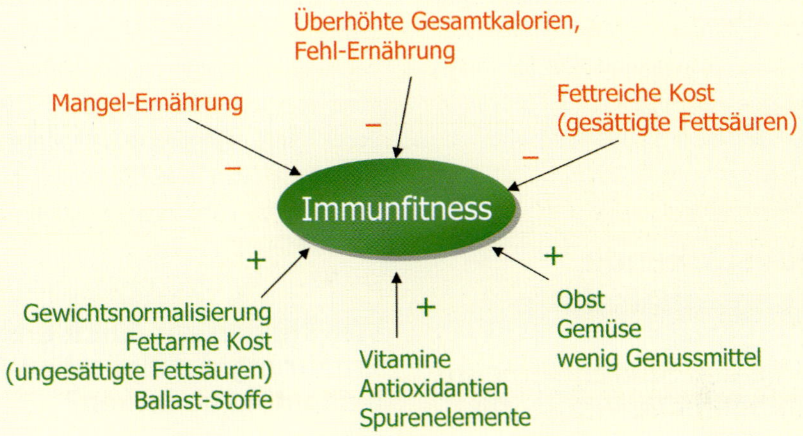

Die meisten Menschen in unserer „Fastfood-Gesellschaft“ benötigen heute eine Doppelstrategie der Ernährung: Zum einen sollten sie ihren Life-Style betreffend ihres Essverhaltens zugunsten einer immunstabilisierenden Ernährung ändern, zum anderen durch eine sinnvolle Ernährungsumstellung ihr Körpergewicht normalisieren. Wir wissen heute, dass man durch Abnehmen auch etwas Gutes für sein Immunsystem bewirken kann, denn der Entzündungsmarker CRP (C-reaktives Protein), ein Indikator für ein gestresstes Immunsystem und Risikofaktor für Arteriosklerose, sinkt im Verlaufe einer Gewichtsreduktion und gleichzeitig erholt sich die Funktion der für die Tumor- und Infektabwehr so wichtigen T-Lymphozyten.

Ausdruck eines geschwächten oder überforderten Immunsystems ist die Entstehung von Krebszellen in unserem Körper.

Die Tatsache, dass mehr als ein Drittel der Krebserkrankungen durch Ernährungsfehler zustande kommen, macht den Wert einer gesunden, immunstabilisierenden Ernährungsweise umso deutlicher. Allein durch Vermeidung von Ernährungsfehlern und durch Nichtrauchen könnten ca. 2/3 der krebsauslösenden Risikofaktoren beseitigt werden.

Krebsfördernde Umweltfaktoren

Ernährungsfehler	30-40%
Rauchen	30%
Viren, Infektionskrankheiten	10%
Schadstoffe am Arbeitsplatz	4%
Alkohol	3%
Natürliche radioaktive Strahlen, UV-Licht	3%
Umweltverschmutzung	2%
Lebensmittelzusätze	1%
Therapien (Strahlen, Medikamente)	1%

Man kann also feststellen, dass unser Immunsystem durch Essverhalten

- **geschwächt** (Fehlernährung, z.B. gepökeltes Fleisch, wenig Ballaststoffe, wenig Vitamine, zu viel Fett) oder
- **gestärkt** (ausreichende Zufuhr von Ballaststoffen, Vitaminen, Spurenelementen, sekundären Pflanzenstoffen und ein geringer Fettverzehr) werden kann.

Immunstärkende Nahrungsinhalsstoffe

Vitamine und Spurenelemente – unentbehrliche Vitalstoffe unseres Körpers

Vitamine und Spurenelemente wirken vor allem als Antioxidantien zum Schutz gegen sogenannte „freie Radikale". Das sind Atome oder Moleküle, denen ein negativ geladenes Elektron in ihrer äußeren Hülle fehlt und die deswegen besonders reaktionsfähig sind, weil sie von anderen Molekülen in unserem Körper das fehlende Elektron rauben wollen. Dadurch entsteht eine unheilvolle Kettenreaktion, durch die lebenswichtige Zellfunktionen eingeschränkt oder bis hin zur Krebsentstehung geschädigt werden.

Normalerweise ist ein gesunder Körper in der Lage, diese freien Radikale durch seine Schutzmechanismen im Zaum zu halten. Erst wenn der Körper von ihnen überschwemmt wird (durch „oxidativen Stress" bei Fehlernährung, Übergewicht, körperlicher Überbelastung, Strahlung, Schadstoffe, Tabak etc.), benötigt er vermehrt Antioxidantien, die den freien Radikalen ihr fehlendes Elektron zurückgeben und sie dadurch neutralisieren.

Wie können wir durch unsere Ernährung den Bedarf an Antioxidantien abdecken?

Eine ausgewogene gemüse- und obstreiche Ernährung gewährleistet in der Regel die ausreichende Versorgung unseres Körpers mit Vitaminen.

Wo aber finden sich nun in der natürlichen Nahrung die immunstärkenden Vitamine A, C und E? Antwort auf diese Frage gibt die Übersicht auf Seite 105.

Spurenelemente

Von den sog. Mineralstoffen bzw. Spurenelementen sind Selen und Zink für das Immunsystem die wichtigsten. Ein Mangel an Zink kann zu einer Abwehrschwäche führen, während ein Selenmangel die antioxidative Abwehr schwächt. Unsere Nahrung ist eine ausreichende Quelle für beide Spurenelemente wie die Abbildung auf Seite 105 zeigt.

Immunstabilisierende und antioxidativ wirksame Schutzstoffe in der Nahrung

Vitamine
C, E, A, Beta-Karotin
Folsäure

Spurenelemente
Zink, Selen
Kupfer, Mangan

Sekundäre Pflanzenstoffe
Pflanzliche Oestrogene, die auch vor Brust- und Prostatakrebs schützen
Beta-Karotin, Karotinoide
Polyphenole, z.B. Flavone, Flavonoide

Nahrungsmittel mit hohem Gehalt an:

Vitamin A und Beta-Karotin (Tagesbedarf 15mg)

- Aprikose, Honigmelone, Mango, Kakipflaume, Kürbis
- Karotten, Karottensaft, Tomaten, Hagebutten, Grünkohl, Fenchel, Spinat, Feldsalat, Mangold, Endiviensalat

Vitamin C (Tagesbedarf 500mg)

- Acerola-Kirschen, Sanddorn, schwarze Johannisbeeren, Hagebutten, Papaya, Kiwi, Zitronen, Orangen, Grapefruit
- Fenchel, Brokkoli, Paprika, Grünkohl, Rosenkohl, Blumenkohl, Kohlrabi, Spinat, Kartoffeln

Vitamin E (Tagesbedarf 400mg)

- Pflanzliche Öle: Weizenkeimöl, Olivenöl, Rapsöl
- Weizenkeime: Nüsse, Sonnenblumenkerne, Mandeln, Haselnüsse

Sekundäre Pflanzenstoffe

Erst seit einigen Jahren hat man die schützende Wirkung der sekundären Pflanzenstoffe aus der Pflanzenapotheke der Natur als Antioxidantien entdeckt, die neben den Vitaminen und Spurenelementen gegen freie Radikale wirksam sind. Dazu gehören das Lykopin aus der Tomate und andere Stoffe wie Polyphenole, Flavone, Anthocyane, Tannine etc., die vor allem in den farbigen Früchten (z.B. in den Schalen „roter“ Äpfel) und Gemüsesorten enthalten sind.

Eine besondere Form der sekundären Pflanzenstoffe sind die Pflanzenhormone. Ein Vertreter dieser Gruppe sind die **Phyto-Oestrogene.** Diese haben eine ähnliche Struktur wie das weibliche Geschlechtshormon und wirken vorbeugend gegen Erkrankungen des Herz-Kreislaufsystems, Osteoporose, Beschwerden der Wechseljahre, Brust- und Prostatakrebs.
Vorkommen und Klassifizierung der Phyto-Oestrogene gibt die Tabelle auf Seite 106 wieder.

Sekundäre Pflanzenstoffe als Antioxidantien und Radikalfänger

Polyphenole, Flavonoide, Flavone, Anthocyane, Catechine, Tannine
Schwarzer Tee, Grüner Tee, Heilkräutertees
Kakao, Kakaoprodukte, Kaffee, Rotwein
Olivenöl, Früchte, Gemüse

Anthocyane
Heidelbeere, schwarze Holunderbeere, schwarze Johannisbeere, Brombeere, blaue Traubensorten, Rotkohl

Pflanzliche Immunstimulantien

Eine auf das Immunsystem besonders wirkende Gruppe von Pflanzenstoffen sind die sog. Immunstimulantien, welche bei Neigung zu leichten Infekten und Erkältungen,

Nahrungsmittel mit hohem Gehalt an

Selen	Zink
Weizenkeime,	Weizenkeime,
Getreidevollkorn,	Hafer, Haferflocken,
z.B. Hafer, Weizen,	Kürbiskerne,
Gerste und Sesam,	Sonnenblumenkerne,
Seefische, Rotbarsch,	Bergkäse, Hartkäse,
Meeresfrüchte,	Fleisch,
Nüsse, z.B. Paranuss, Kokosnuss,	Erbsen,
Spargel, Kohlrabi, Petersilie	Nüsse

Klassifizierung der Nahrungsquellen von Phyto-Oestrogenen		
Isoflavone	**Lignane**	**Koumestane**
Sojabohnen, Sojamehl, Tofu, Kichererbsen	Weizen, Hopfen, Roggen (Getreidekörner) Flachssamen, Leinsamen	Alfalfa-Sprossen, Sojabohnensprossen

aber auch bei Tumorerkrankungen die Abwehrsysteme des Immunsystems anregen. Einige dieser Wirkstoffe sind:
Eberrautentee, Sonnenhutextrakt (Echinacea), Grüner Tee (auch in Tablettenform!)

Fehlernährung und Krebs

Wie die Grafik Seite 107 zeigt, können viele Krebsarten durch eine Fehlernährung sowie den Gebrauch von Genussmitteln gefördert werden. Mit einer naturbelassenen „Nahrung als Heilmittel" können wir uns weitgehend vor diesen gefürchteten Erkrankungen schützen.
Eine der häufigsten durch Fehlernährung verursachten Krebsarten ist der Dickdarmkrebs. An diesem Beispiel soll einmal gezeigt werden, wie sich einige Faktoren fördernd auf die Entstehung auswirken und wie andere Faktoren aus der Nahrung uns vor diesem Risiko schützen.

Ballaststoffe – kein unnötiger Ballast

Eine herausragende Wirkung in der Vorbeugung von Dickdarmkrebs haben die Ballast-

Modell für die Entstehung des Dickdarmkarzinoms

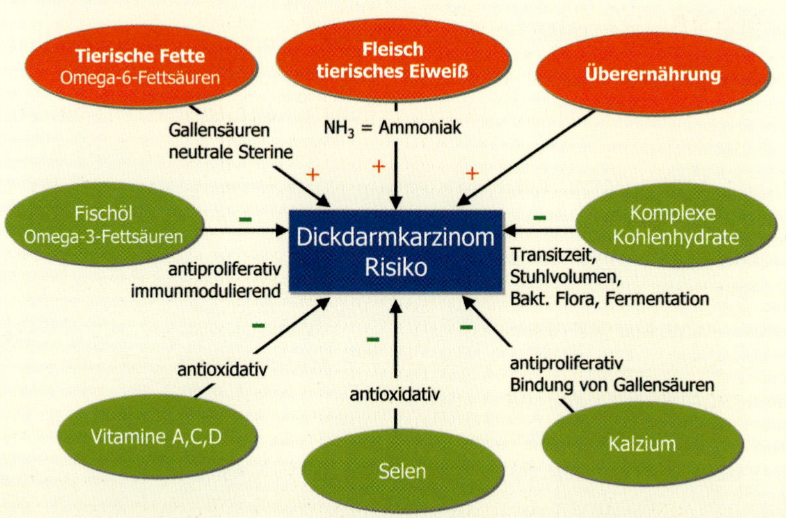

„Immunologische" Wirkungen von einigen Nahrungsmitteln

Nahrungsmittel	Hemmung der Tumorbildung	Wirkung als Antioxidans	Stärkung des Immunsystems	Phyto-Oestrogene
Grünkohl	++++++	+++++	++	
Knoblauch	++++++	+++	+	+
Brokkoli	+++++	+++++	++	+
Tomaten	+++++	++++	++	
Soja	+++++	+++	++	++
Getreide	+++++	+++	+	+
Karotten	++++	+++	++	

Tumorfördernde und -hemmende Faktoren

Tumorart	Fördernde Faktoren	Hemmende Faktoren
Lunge	Tabak	Karotinoide, Vitamine A, C, E; Selen
Mamma	Fett, Übergewicht, evtl. Alkohol	Obst, Vitamin C, Selen, evtl. Vitamin A und E
Prostata	Fett, Fleisch	Gemüse
Harnblase	Tabak, Kaffee	ß-Karotin, evtl. Vitamin E, Selen
Eierstöcke	Fett, Fleisch	Obst, Gemüse
Uterus	unklar	Karotinoide, Vitamin C und E
Mundboden	Tabak, Alkohol	Gemüse, Obst, ß-Karotin, Vitamin A und C
Kehlkopf	Tabak, Alkohol	Gemüse, Obst, ß-Karotin, Vitamin A und C
Speiseröhre	Tabak, Alkohol	Gemüse, Obst, ß-Karotin, Vitamin A und C
Magen	Kochsalz, Nitrat, Nitrit	ß-Karotin, Selen, Vitamin C und E
Dickdarm	Fett, Fleisch, Übergewicht	Ballaststoffe, Stärke, Fischöle (Omega-3-Fettsäuren), Kalzium, Vitamin C, Selen
Bauchspeicheldrüse	evtl. Fett, Fleisch, fragl. Alkohol	Obst, Gemüse

stoffe, deren Wirkung man sich folgendermaßen erklärt:

1. Vermehrung des Stuhlvolumens und Anregen der Darmtätigkeit, dadurch eine verkürzte Verweildauer krebserzeugender Stoffe im Darm,
2. Verminderung „krebserzeugender" Moleküle (Carcinogene),
3. Bindung von Gallensäuren und anderen Krebs auslösenden Substanzen,
4. Abbau von löslichen Ballaststoffen wie Inulin (Polyfruktose) oder Pektinen zu kurzkettigen Fettsäuren, wodurch der pH-Wert gesenkt und ein Umbau von Nahrungsbestandteilen zu krebserzeugenden Stoffen durch die Darmbakterien verhindert wird,
5. Veränderung in der Zusammensetzung der Darmbakterien, wodurch die Entstehung krebserzeugender Gallensäuren verhindert wird.

Durch diese vielfältigen Wirkungen der Ballaststoffe wird das Darm-Immunsystem vor einer Überlastung geschützt.

Zusammenfassung

Eine immunstabilisierende Ernährung beinhaltet eine ausreichende Aufnahme von Obst, Gemüse, Vollkorngetreide und pflanzlichen Ölen, bei gleichzeitiger Einschränkung des Verzehrs tierischer Fette.

Immunstabilisierende Nahrungsmittel

Vitamin C, Polyphenole
Acerola-Kirsche, Zitrusfrüchte, schwarze Johannisbeeren, Sanddorn-Konzentrate, Mango, Papaya, Kiwi u.a.

Beta-Karotin
Karotten, Tomaten, Aprikosen, Mango, Melonen, Kürbis, Grünes und gelbes Gemüse, v.a. Grünkohl, Spinat

Vitamin E, Fettsäuren
Kaltgepresste, naturbelassene Pflanzenöle (Weizenkeim-, Oliven-, Raps-, Sonnenblumenöl), Nüsse

Ballaststoffe, Spurenelemente
Vollgetreide (Körner, Schrote, Flocken), faserreiche Gemüse, Obst, Hülsenfrüchte (Erbsen, Bohnen, Linsen)

Hochwertiges Eiweiß
Milch, Quark, Joghurt, Käse, Sauermilch, Eier, Fisch, Soja, Kartoffeln, Hülsenfrüchte (Erbsen, Bohnen, Linsen)

Getränke
Fruchtsäfte (ohne Zuckerzusatz), Gemüsesäfte, Mineralwasser, Kräutertees, Grüner Tee

Gewürze
Kräuter, Knoblauch, Zwiebel, Meerrettich

Nahrungsergänzung

Manchen Menschen ist es nicht möglich, die von der „Nimm-5-am-Tag“-Aktion empfohlene Menge an Obst und Gemüse aufzunehmen.
Um den durch vermehrten körperlichen, seelischen oder Schadstoffstress verursachten erhöhten Bedarf an Vital- und Schutzstoffen trotzdem sicherzustellen, ist es bei Bedarf empfehlenswert, dem Körper diese Stoffe in Form einer Nahrungsergänzung zuzuführen.

Zusammenfassend könnte man sagen: Je mehr die Menschen in sich „hineinfressen“ (Fehlernährung plus Stress), umso weniger fressen ihre Immunzellen (z.B. die Fresszellen der Abwehr). Wie schon der Urvater aller Ärzte, Hippokrates, forderte, sollten unsere Nahrungsmittel auch unsere Heilmittel sein.

Empfohlene Aufnahmemengen für Antioxidantien und Spurenelemente als Nahrungsergänzung

Vitamin C*	200-500 mg	Mangan	2-5 mg
Vitamin E*	50-200 mg	Kupfer	1,5-3 mg
Folsäure*	500 µg	Magnesium	3-400 mg
Selen	100-200 µg	Eisen	10-15 mg
Zink	12-25 mg		

*als Einzelsubstanz oder in Form eines Multivitaminpräparates

Ernährungspraxis: Gesunde Ernährung – aber wie?

Grundlage einer gesunden Ernährung ist, wie vorangehend dargestellt, eine überwiegend pflanzliche Nahrung, reich an vollwertigen Stärke-Kohlenhydraten, Gemüse und Obst, die bedarfsgerecht, vielseitig und abwechslungsreich nach dem Biorhythmus des Körpers gestaltet sein soll.

Getreide, Getreideprodukte und Kartoffeln, Reis

Pflanzliche Kohlenhydrate, vor allem Getreide, Kartoffeln, Reis und Hülsenfrüchte, sind die Basis unserer Ernährung und liefern idealerweise einen Großteil der Energie für jede Körperzelle, insbesondere für unser Gehirn. Sie enthalten daneben noch wertvolle Eiweiße und Fette. Deshalb kann sich der Fleischverzehr auf kleine Genuss-Beilagen beschränken. Das gesunde Verhältnis der Nahrungsmittel zueinander wird in der **Energiepyramide** dargestellt. Vollwertige Stärke-Kohlenhydrate (wie z.B. Brot, Nudeln, Reis, Kartoffeln, Getreideprodukte) als Energiespender und Schlankmacher sollten die sättigende Grundlage jeder Mahlzeit sein. Sie halten den Körper warm, und überschüssige Speicherfette können „im Feuer der Kohlenhydrate“ verbrennen. Daneben enthalten Lebensmittel dieser Gruppe wertvolle Ballaststoffe, Vitamine, Faser- und sekundäre Pflanzenstoffe.

Der Mensch besitzt nur einen sehr kleinen Kohlenhydratspeicher, das sog. Glykogen in Leber und Muskel (200–400g). Deshalb muss er diesen Speicher jeden Tag durch Essen von Kohlenhydraten wieder auffüllen.

Die sehr lange verbreitete Behauptung: „Kohlenhydrate machen dick“ gilt solange nicht, wie sie in 2–3 großen Stärke-Portionen von je 70–150g (z.B. in 150–300g Brot) gegessen werden (siehe Rezeptsammlung). Mit der sehr alten Methode: Frühstück wie der Kaiser, Mittag wie der König, Abendessen wie der Bettelmann, die dem Biorhythmus des Stoffwechsels Rechnung trägt, werden Sie ein erstaunlich langes Sattsein erleben.

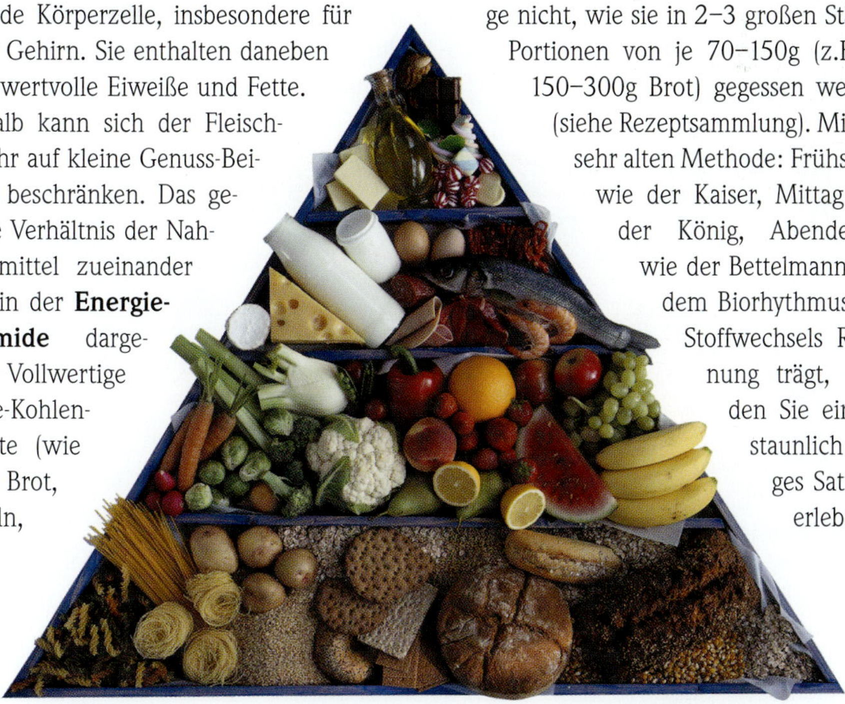

Wie können Sie Ihren Energiebedarf an Kohlenhydraten ermitteln?

Da Sie sich nicht mit einem Taschenrechner in der Hand ernähren wollen, haben wir es Ihnen mit der Kohlenhydrattabelle leicht gemacht, Ihren persönlichen Bedarf an Kohlenhydraten zu ermitteln.
Am Beispiel einer Frau mit einem Tageskalorienbedarf von 1.800 kcal (Berechnung siehe Seite 71 ff.) wird die Nahrungszusammensetzung der drei Mahlzeiten nach der optimalen Verteilung der Makronährstoffe dargestellt.
Bei Aufteilung des Tageskalorienbedarfs von 1.800 kcal auf 3 Mahlzeiten ergibt sich pro Mahlzeit ein Energiebedarf von 600 kcal.
50–60% dieser Energie-Kalorien sollten durch Kohlenhydrate, 15–25% durch Eiweiß und 25–30% durch Fett gedeckt werden.
Für das genannte Beispiel ergibt sich daraus eine Verzehrsempfehlung von ca. 20–30g Eiweiß, 16–20g Fett und 75–90g Kohlenhydraten pro Mahlzeit (Berechnung siehe Grafik Seite 111).

In der Kohlenhydrattabelle (Seite 112) können Sie nun ablesen, dass 75g Kohlenhydrate in 3 Scheiben (à ca. 50g) Grau- oder Vollkornbrot enthalten sind. Die Person aus dem obigen Beispiel sollte also zum Frühstück 3–4 Scheiben Grau- oder Vollkornbrot bzw. wahlweise 3–4 Brötchen genüsslich verzehren.

Brot und Brötchen brauchen Sie natürlich nicht trocken zu verzehren, aber beim Belag sollten Sie zurückhaltend sein. Um das richtige Prozent-Verhältnis der Nährstoffe zu bewahren, sollte der Belag (fettarmer Käse, Wurst oder Marmelade) nur einlagig nach dem Prinzip des „Klappbrötchens“ erfolgen: Ein Brötchen durchschneiden, Einfachbelag hineinlegen, zuklappen und schon haben Sie die Ernährungsbausteine optimal zusammengesetzt, ebenso bei Brot als „Klappstulle“.
In der Kohlenhydrattabelle ist unter der gleichen Mengenrubrik die entsprechende Verzehrsmenge an Kartoffeln, Reis und Nudeln für die anderen Mahlzeiten angegeben.
Sie können für Ihre Kohlenhydraternährung durchaus übliche Produkte wie Misch- und Graubrot, Parboiled-Reis und Hartweizen-

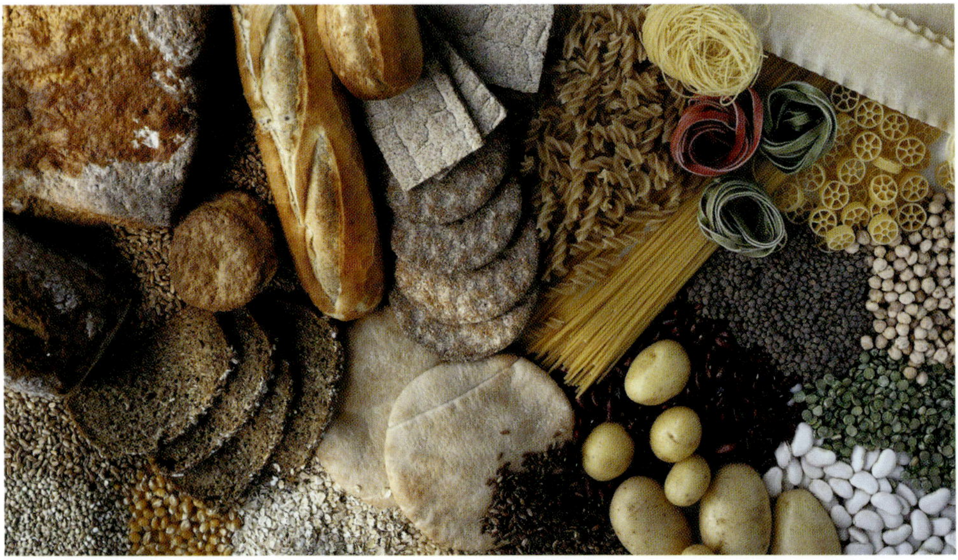

Bedarf an Kohlenhydraten (KH), Eiweiß und Fett pro Mahlzeit

Beispiel: Tageskalorienbedarf 1.800 kcal = 600 kcal pro Mahlzeit

Kohlenhydrate	Eiweiß	Fett
50-60% KH =300-360 kcal KH pro Mahlzeit	**15-20% Eiweiß = 90-120 kcal Eiweiß pro Mahlzeit**	**25-30% Fett =150-180 kcal Fett pro Mahlzeit**
1g KH = 4 kcal	**1g Eiweiß = 4,25 kcal**	**1g Fett = 9,3 kcal**

Es ergibt sich somit ein Bedarf von:

75-90g Kohlenhydrate pro Mahlzeit	**~20-30g Eiweiß** pro Mahlzeit	**~16-20g Fett** pro Mahlzeit

Siehe Kohlenhydrattabelle

In dieser Grafik wurde aus Gründen der Übersichtlichkeit auf das „Kaiser-König-Bettelmann-Prinzip" verzichtet

Nudeln verwenden. Besonders hochwertig und mikronährstoffhaltig sind natürlich Vollkornbrot, Naturreis und Vollkornnudeln.
Bei einer Ernährung mit einem Anteil von 50–60% Stärkekohlenhydraten pro Mahlzeit verändert sich Ihr Stoffwechsel gravierend. Statt auf bequemem Wege schnell Einfachzucker zu verbrennen, muss der Stoffwechsel jetzt echte Schwerarbeit leisten. Denn das Verbrennen von Stärkekohlenhydraten ist ein energieaufwendiger Vorgang, in den selbst Energie hineingesteckt werden muss. Dabei erhöht sich der körpereigene Grundumsatz, also der Kalorienbedarf unter Ruhebedingungen, was für den Abbau von Fettdepots sehr vorteilhaft ist.

Auf den Punkt gebracht

Essen Sie sich satt mit Stärke-Kohlenhydraten. Decken Sie Ihren Tageskalorienbedarf zu 50–60% mit sättigenden Stärke-Kohlenhydraten (am besten vollwertig).

Kohlenhydratgehalt verschiedener Nahrungsmittel

Kohlenhydrate (g)	**50**	**75**	**100**	**125**	**150**	**175**
sind enthalten in: 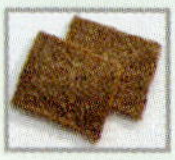 Brot/Brötchen Scheiben/Brötchen	100g 2	150g 3	200g 4	250g 5	300g 6	350g 7
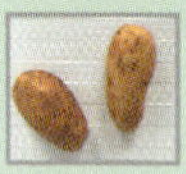 Kartoffeln Stück	300g 4	450g 6	600g 8	750g 10	900g 12	1.050g 14
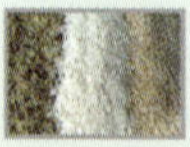 Reis (roh)	75g	100g	125g	150g	175g	200g
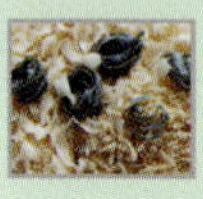 Nudeln (roh)	75g	100g	125g	150g	175g	200g
Kohlenhydrate (kcal)	**200**	**300**	**400**	**500**	**600**	**700**

Gemüse und Obst

Gemüse enthält als Mikronährstoffe reichlich Vitamine, Mineralien, sekundäre Pflanzen- und Ballaststoffe. Wegen des Vitaminverlustes durch Lagerung sollten Sie Gemüse möglichst erntefrisch oder aus der Tiefkühltruhe vitaminschonend (z.B. durch Dünsten) zubereiten.

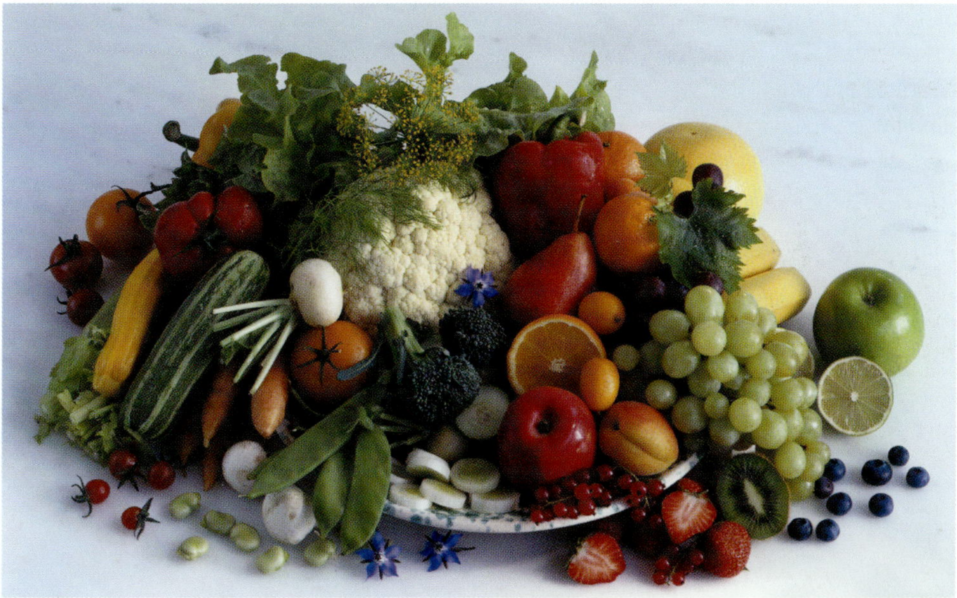

Auch als Rohkost sind einige Gemüsesorten (Möhren, Tomaten, Kohlrabi, Paprika ...) bestens als sattmachender „Vitamincocktail" geeignet.

Früchte enthalten überwiegend Vitamin C, Mineralstoffe und Ballaststoffe und decken somit nicht das gesamte von uns benötigte Vitaminspektrum ab. Sie sind daher eher als „Süßigkeiten ohne Fett" zu werten. Obst und Obstsäfte (flüssiges Obst) sollten Sie (insbesondere bei Übergewichtigkeit) nur zusammen mit den Mahlzeiten als Nachtisch verzehren. Durch den hohen Gehalt einiger Obstsorten an Traubenzucker (insbesondere Trauben, Bananen und Melonen) steigt bei einer Obst-Zwischenmahlzeit der Insulinspiegel stark an und blockiert damit die Fettverbrennung (s. „Igelprinzip" Seite 30).

Praxistipp:

Essen Sie täglich 750g Gemüse und Obst!

- Normalgewichtige können sich dabei an der Aktion „5 am Tag" orientieren, also täglich 5 Portionen à 150g zu sich nehmen.
- Bei Übergewichtigkeit sollten die empfohlenen 750g pro Tag gemäß der „Halbpfundregel" auf drei Mahlzeiten aufgeteilt werden (3 x 250g). Dadurch entfallen die Obst-Zwischenmahlzeiten. Der Obstanteil der Abendmahlzeit sollte bereits zum Frühstück und Mittagessen verzehrt werden.

Milch und Milchprodukte

Milch und Milchprodukte sind Träger von hochwertigem Eiweiß, Kalzium und Vitaminen.

Wegen des hohen Fettgehaltes (insbesondere gesättigte tierische Fettsäuren) sollten Sie Sahne und sahnehaltige Produkte nur sparsam verwenden. Bevorzugen Sie fettarme Milch (1,5% Fett) und fettarme Milchprodukte wie:

Faustregel für Käseliebhaber
Die Angabe „Fett in Trockenmasse", geteilt durch 2, entspricht ungefähr dem tatsächlichen Fettgehalt in g/100g.
Beispiel: Gouda 48% Fett i.Tr. enthält ca. 24g Fett absolut je 100g.
Eine Scheibe Gouda-Käse (ca. 30g) enthält somit ca. 7g Fett.

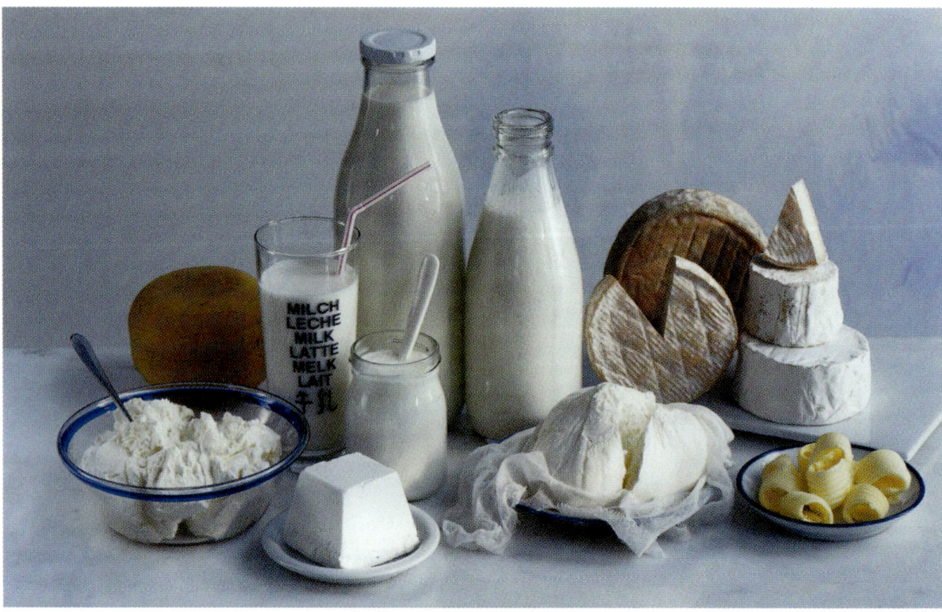

- fettarmer Käse (< 30% Fett i.Tr., z.B. körniger Frischkäse)
- Magerquark
- fettarmer Joghurt (0,1–1,5% Fett)
- saure Sahne (10% Fett) (zum Verfeinern statt Crème fraîche oder Schmand)

Die moderne Ernährungsmedizin hat die **empfohlenen Tagesmengen** für Milch und Milchprodukte deutlich verringert: **¼ Liter Milch oder 1 Becher Joghurt oder 3 Scheiben Käse.**

Es hat sich gezeigt, dass bei raschem Konsum von flüssigen Milchprodukten, in der Niere ein hoher Eiweißdruck auftritt, der mit dem Verlust von Eiweiß und Kalzium einhergeht. Der Osteoporoseschutz der Milch und Milchprodukte geht dann verloren.

Fleisch, Fisch, Eier

Lebensmittel aus dieser Gruppe sind wertvolle Eiweißlieferanten. Da aber insbesondere durch den Fleischwolf gedrehte „feine“ Wurstprodukte einen hohen Anteil an Fett (20–40g Fett pro 100g) enthalten, sollten Sie nur mageres Fleisch und magere Fleischprodukte (< 10g Fett pro 100g) und bevorzugt Geflügel (2–3mal in der Woche) genie-ßen. Daneben sollte Ihr Speiseplan 1–2 Fischmahlzeiten pro Woche enthalten. Achten Sie insbesondere bei erhöhten Cholesterinwerten auf die oft in Backwaren enthaltenen Mengen an „versteckten“ Eiern.

Wegen des hohen Cholesteringehaltes des Eigelbs (ca. 300 mg/Ei) sollten Sie Ihren Eiverzehr auf 2–3 Eier pro Woche beschränken oder bei mehr Eiern auf das Eigelb verzichten.

Tierische Eiweiße sind im menschlichen Stoffwechsel besser verfügbar als pflanzliche Eiweißträger. Die biologische Verfügbarkeit von pflanzlichem Eiweiß kann jedoch durch Kombination verschiedener Eiweißträger aufgewertet und ergänzt werden. Als geeignete pflanzliche Eiweißträger ist die **Kombination von Hülsenfrüchten mit Getreide** zu empfehlen, z.B. Eintöpfe aus Hülsenfrüchten mit Brot. Daneben sind auch **Kombinationen von tierischem mit pflanzlichem Eiweiß** sinnvoll. Eine hochwertige Kombination ist z.B. Kartoffel mit Ei (ohne Eigelb) und Getreide mit Milchprodukten (fettarm), z.B. Brot mit Magerquark.

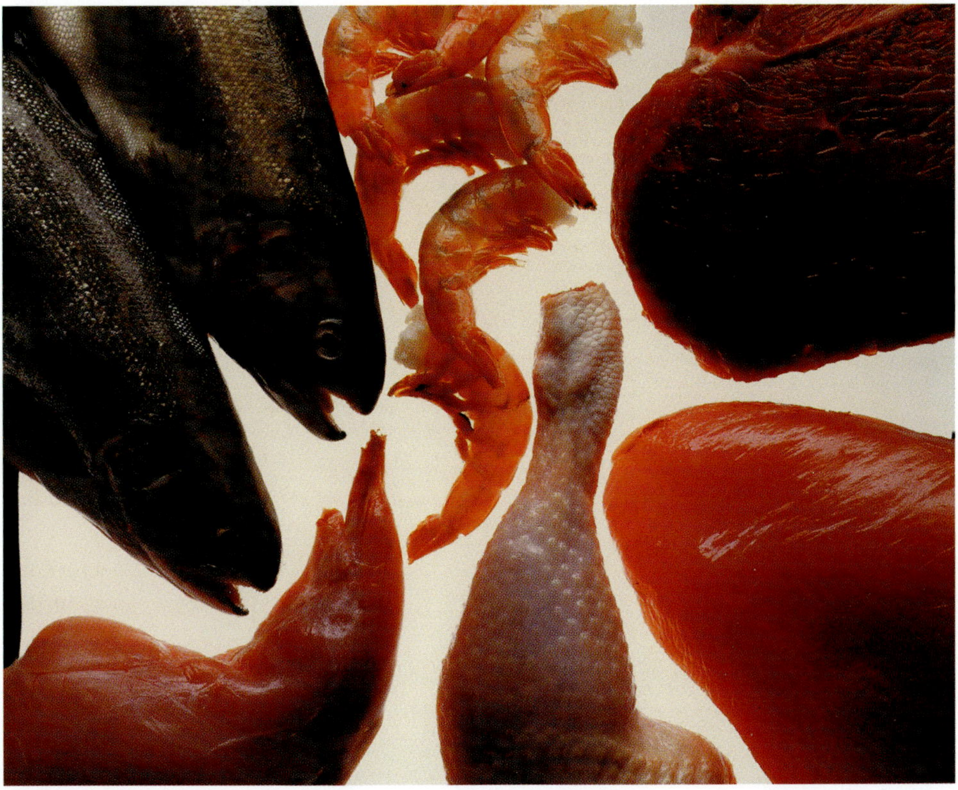

Günstige Nahrungsmittelkombinationen für die Eiweißernährung

(nach M. Hamm)

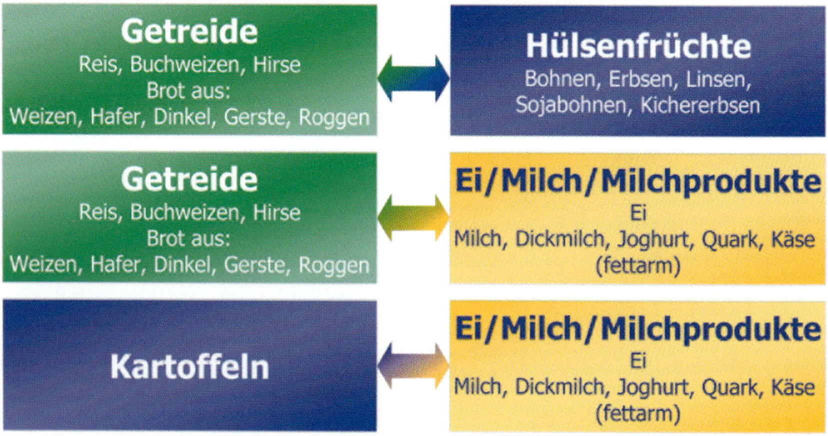

Fette und Öle

Fette und Öle sollten wegen ihrer hohen Kaloriendichte nur sparsam verwendet werden. Viele Fette sind in Lebensmitteln als „versteckte Fette“ verborgen und sehr schnell ist die empfohlene Verzehrsmenge von 60–80g/Tag überschritten. Verwenden Sie nur hochwertige pflanzliche Fette und Öle. Wegen ihres besonderen Fettsäurespektrums sind Rapsöl und Olivenöl hervorragend zum Verfeinern oder Braten und Olivenöl-Margarine hervorragend als Streichfett geeignet. Vermeiden Sie tierische und gehärtete pflanzliche Fette (insbesondere Frittierfett aus Palmöl und Kokosfett).

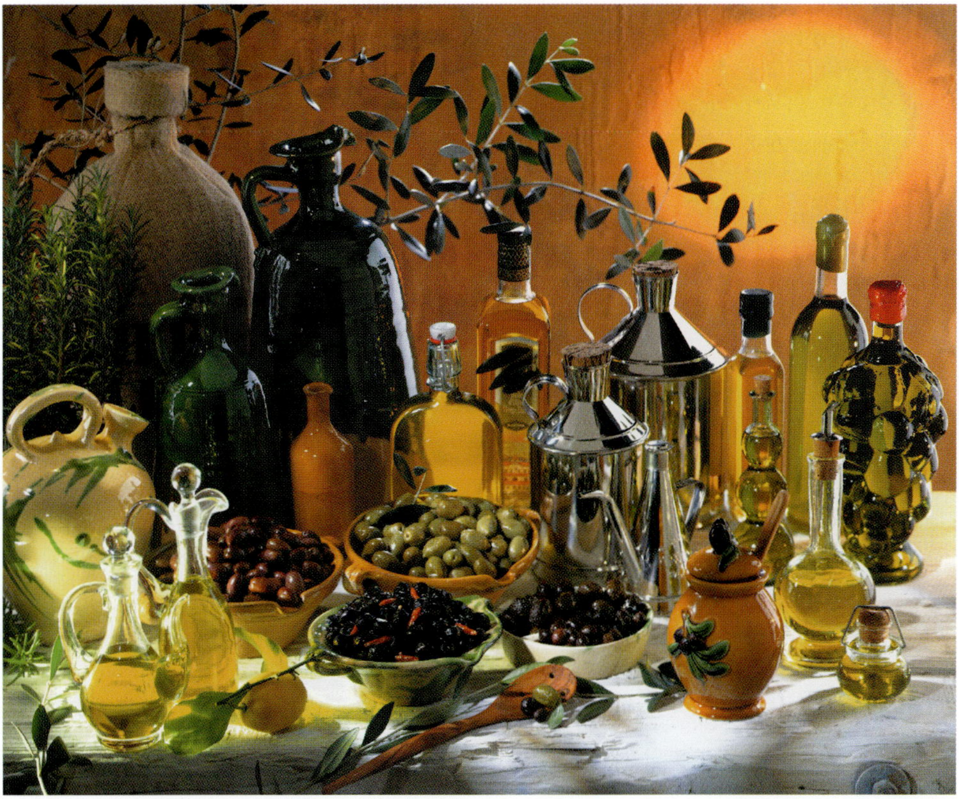

Gerade „versteckte“ Fette (in Fleisch, süßen Backwaren, Schokolade, fettreichen Milchprodukten, Eis ...) enthalten viel gesättigte und durch den industriellen Fertigungsprozess „gehärtete“ Fettsäuren. Diese sollten Sie auf ein möglichst geringes Maß reduzieren, da sie bei häufigem Verzehr die Entstehung von Krebs begünstigen können.

Kürzlich bekannt geworden ist die Bildung von Polyacrylamid, einem krebsauslösenden „Kunststoff“. Dieser entsteht durch Erhitzen von Kohlenhydraten mit Fett über 175 °C (Schmelzeffekt) und ist in Pommes frites und Kartoffel-Chips nachgewiesen worden.

Praxistipp:

„Tages-Fettregel“:

Mit ca. 60–80g wird der tägliche Fettbedarf gedeckt.

Das sind bei 3 Mahlzeiten je:
- 20–25g Fett als Brotaufstrich
- 20–25g Fett zum Braten und Kochen
- 20–25g versteckte Fette in Lebensmitteln

Handmaße:

1 Teelöffel (TL) Öl:	5g Fett
1 Esslöffel (EL) Öl:	10g Fett
1 TL Butter:	4g Fett
1 TL Margarine:	4g Fett

Der Ernährungsalltag

Hand aufs Herz: Haben Sie sich beim abendlichen Zähneputzen schon einmal die Frage gestellt: „Was habe ich heute alles gegessen?“ Die erste der folgenden Aufstellungen spiegelt realistisch eine gängige Nahrungsaufnahme mit einem hohen Fettanteil (ca. 200g pro Tag) wider.

Wie einfach Kalorien und Fett durch eine bewusste Nahrungsaufnahme eingespart werden können, zeigt die zweite Aufstellung, die den fettreduzierten Ernährungsempfehlungen dieses Buches (60–80g Fett pro Tag) folgt.

Können Sie Ihre Essgewohnheiten in den Aufstellungen wiedererkennen?

Wenn Sie nun bewusst nachvollziehen, **was, wie viel** und **wie oft** (vielleicht auch noch **warum**) Sie sich im Tagesverlauf einverleibt haben, erhalten Sie einen interessanten Einblick in Ihr Ernährungsverhalten. Denn oft neigen wir dazu, die „Wenigkeiten“, die wir so nebenher essen, schnell zu vergessen. Die typische Aussage ist dann: „Wenn Sie wüssten, wie wenig ich esse ...“.

Ganz gewissenhafte Leser können natürlich ein kleines Ernährungsprotokoll für eine Woche führen, um einen Überblick über die Nahrungsaufnahme eines Tages bzw. einer Woche zu erhalten.

Nahrungsaufnahme pro Tag (beispielhaft)

Fettreiche Normalkost

Frühstück	Kalorien	Fett
4 halbe Brötchen	272	2
mit Belag und Aufstrich:		
1 Scheibe Fleischwurst (30g)	89	9
2 Scheiben Salami (30g)	111	10
1 Scheibe Leberwurst (30g)	98	9
1 Scheibe Gouda (30g/48%)	103	8
20g Butter	152	16
1 Ei	96	7
	921	**61**
Zwischenmahlzeit		
1 Fruchtjoghurt (1,5%)	**117**	**2**
Mittagessen		
1 Spargelcremesuppe (250g)	105	5
1 Bratwurst (150g)	447	44
1 Port. Pommes frites (150g)	435	23
1 Port. Vanille-Eiscreme (75g)	155	8
1 Glas Cola (200ml)	114	0
	1.256	**80**
Zwischenmahlzeit		
1 St. Marmorkuchen (70g)	**268**	**12**
Abendessen		
1 Pizza Salami (300g)	759	38
2 Gläser Bier (250ml)	240	0
Erdnüsse (2 TL=10g)	58	4
Kartoffelchips (20g)	108	8
	1.165	**50**
Tageskalorien/Fett	**3.727**	**205**

Fettreduzierte Kost

Frühstück	Kalorien	Fett
4 halbe Vollkornbrötchen	270	4
mit Belag und Aufstrich		
als „Klappbrötchen":		
Speisequark (20%/30g)	40	2
Konfitüre (20g)	53	--
Camembert (30% F.i.Tr., 30g)	62	4
20g Halbfettmargarine	72	8
1 Ei	96	7
	593	**25**
Keine Zwischenmahlzeit!		
Mittagessen		
1 Tomatensuppe (250 g)	85	2
125g Kasseler	296	21
7 St. Kartoffeln	98	0
Blumenkohl (200g)	36	+
1 St. Obstkuchen (100g)	176	4
	691	**27**
Keine Zwischenmahlzeit!		
Abendessen		
2 Scheiben Vollkornbrot mit	204	2
mit Belag und Aufstrich:		
1 Scheibe Putenbrust (30g)	32	2
1 Scheibe Kochschinken (30g)	44	1
10g Halbfettmargarine	36	4
1 Joghurt (150g/1,5%)	71	2
	387	**11**
zusätzlich kalorienfreie Getränke (Wasser, Tee, Kaffee)		
Tageskalorien/Fett	**1.671**	**63**

Haushaltszucker

Weißer oder brauner Zucker (Saccharose), insbesondere in Getränken, enthält nur „leere“ Kalorien (d.h. es fehlen alle übrigen Mikronährstoffe). Er regt eine hohe Insulinausschüttung an, die eine schnelle Einlagerung von Nahrungsfetten begünstigt. Gerade die Kombination von Zucker und Fett (Eis, Sahnetorten, Sahnejoghurt, Schokolade, süße Schoko- oder Müsliriegel u.a.) als Zwischenmahlzeit mästet das Fettgewebe (siehe auch „Igelprinzip“ Seite 30). Kleine Desserts als Nachtisch sind weniger problematisch, weil der Zucker bei gefülltem Magen langsamer in die Blutbahn aufgenommen wird.

Mit Zucker sollten Sie immer sparsam umgehen und insbesondere auf den Gehalt an versteckten Zuckern in den Nahrungsmitteln achten.

Nach jüngeren wissenschaftlichen Untersuchungen sind für die meisten Menschen ca. 50g täglich (z.B. in Marmelade oder kleinen Mengen Süßigkeiten) unproblematisch. Der derzeitige Pro-Kopf-Verzehr liegt jedoch bei täglich über 100g.

„Versteckter" Zucker in 100g:

Bonbons (Hartkaramellen)	97g
Konfitüre	70g
Nougat	66g
Brotaufstrich (auf Nussbasis)	54g
Gummibärchen	42g
Schokolade	40g
Müsliriegel	30g
Tomatenketchup	23g
Käsesahnetorte	23g
Plätzchen	17g
Joghurt (Fruchtzubereitung)	11g
Fruchtnektar (je Liter)	200g
Fruchtsaftgetränk (je Liter)	120g
Limonaden (je Liter)	110g

Handmaße:
1 gestrichener Esslöffel (EL): 15g
1 gestrichener Teelöffel (TL): 5g

Getränke

Sorgen Sie für eine ausreichende Flüssigkeitszufuhr von mindestens 1,5–2 Litern kalorienfreier Getränke, wie z.B. Mineralwasser, Kräutertee, schwarzer Tee usw. Light-Getränke mit Süßstoff sind in der Regel unproblematisch. Wenn in Ihren Mahlzeiten genügend Stärke-Kohlenhydrate für den Körper-Zuckerbedarf vorhanden sind, lösen Süßstoffe keinen Hunger aus.

Limonaden und Fruchtsaftgetränke haben einen hohen Anteil an gelösten Zuckern (siehe Tabelle) und sollten vermieden werden. Sogar verdünnte Apfelschorle und auch Früchtetee enthalten je Glas oder Tasse noch 5–10g Früchte-Zucker und lösen als Zwischengetränk eine fettspeichernde Insulinreaktion aus. Fruchtschorlen und Früchtetees sollten Sie in kleineren Mengen nur zu den Mahlzeiten trinken.

Alkohol

Übergewichtige und Zuckerkranke sollten in der Phase der Gewichtsreduktion möglichst auf Alkohol verzichten, da dieser die **Fettverbrennung behindert** und nicht benötigte Fette insbesondere als **Bauchfett** einlagert (Verstärkung des metabolischen Syndroms, siehe Seite 46).
Ab einem täglichen Genuss von ca. 25g Alkohol (ca. 0,5 l Bier) bei der Frau und ca. 35g (ca. 0,8 l Bier) beim Mann wird bereits die Fettverbrennung blockiert.

Gleichzeitig **hemmt Alkohol den Abbau von Insulin** in der Leber (Verschlechterung der Insulinclearance), wodurch Insulin länger in der Blutbahn verbleibt. Diese Verstärkung einer bestehende Hyperinsulinämie kann zu Unterzuckerungshunger führen.
An der Niere wird eine vermehrte Rückresorption von Kochsalz bewirkt. Die Folge ist ein **erhöhter Blutdruck** und eine **Wassereinlagerung** im Körpergewebe, insbesondere in den Unterschenkeln.

Die nicht unerhebliche Aufnahme von „leeren" Kalorien beim Genuss von Alkohol (siehe Tabelle) ist bei der Berechnung des Tageskalorienbedarfs zu berücksichtigen.

Alkohol- und Kaloriengehalt verschiedener Getränke

	Alkohol/l	Kalorien/l
Doppelbock	54g	550 kcal
Malzbier	11g	540 kcal
Bier (hell)	40g	420 kcal
Weizenbier	35g	370 kcal
Sekt		
• süß	90g	1.080 kcal
• trocken	100g	760 kcal
Weißwein	80-96g	680 kcal
• Auslese	96g	880 kcal
Rotwein	80-96g	648-784 kcal
Obstbrand	320-360g	2.480 kcal
Whisky	344g	2.470 kcal
Weinbrand/ Cognac	304g	2.400 kcal

Ernährungsempfehlungen

Nach heutigen ernährungswissenschaftlichen Erkenntnissen wird die Aufnahme von Nahrungsmitteln nach den Ernährungsempfehlungen der **„Energiepyramide“** als Grundlage für eine gesunde, vitale Ernährung und für die Vorbeugung – aber auch zur Behandlung – von Ernährungs- und Verfettungskrankheiten angesehen.

Grundlage einer gesunden Ernährung ist demnach eine überwiegend pflanzliche Nahrung, reich an vollwertigen Stärke-Kohlenhydraten, Obst und Gemüse.

Pflanzliche Kohlenhydrate, aus Getreide, Kartoffeln und Reis liefern einen Großteil der Stoffwechsel-Energie und enthalten zusätzlich wertvolle Eiweiße und Fette. Der Fleischverzehr kann sich daher auf kleinere Genuss-Beilagen beschränken. Das gesunde Verhältnis der Nahrungsmittel zueinander wird in der Ernährungspyramide dargestellt und entspricht dem Grundprinzip der „Urnahrung“ der Menschen, als diese noch Jäger und Sammler waren.

Die in den nachfolgenden Balkengrafiken aufgeführten Fett-, Eiweiß- und Kohlenhydratmengen beziehen sich auf die in der Pyramide abgebildeten Frischportionen von Lebensmitteln.

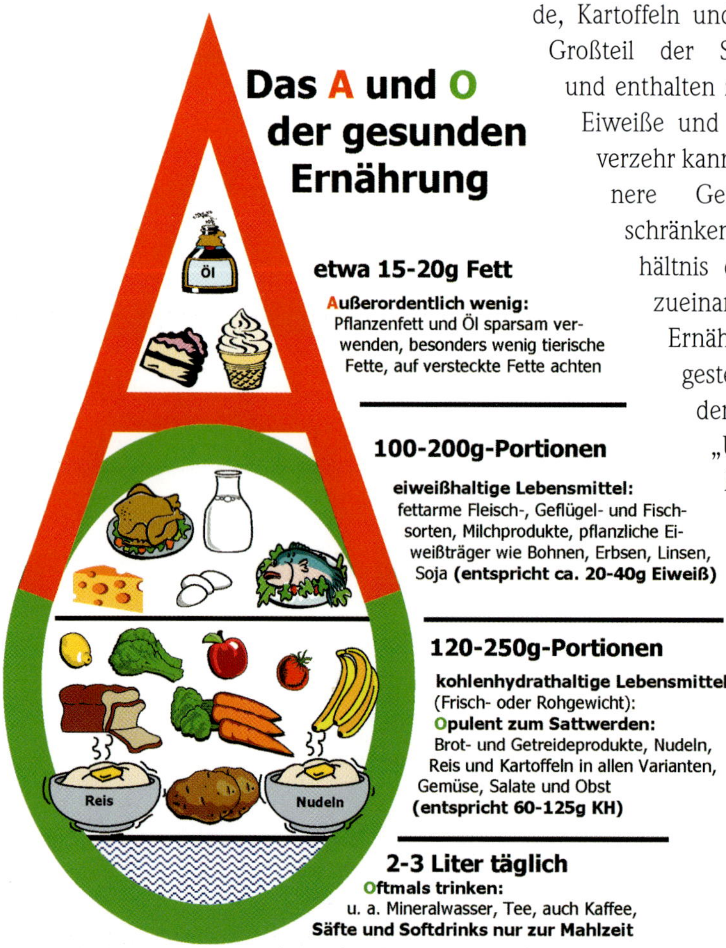

Frischportionen und Nährwertangaben pro Mahlzeit

Ernährungsempfehlungen bei Normalgewicht

Nur für Rechner!

Nachfolgende Übersicht zeigt, wie die Energie- und Nährstoffverteilung (Kohlenhydrate, Eiweiß, Fett) Ihres Tageskalorienbedarfs nach dem „Kaiser-König-Bettelmann-Prinzip" idealerweise aussehen sollte.

Kohlenhydrate

In jedem Lebensmittel sind alle 3 Grundnährstoffe in einem unterschiedlichen Verteilungsmuster vorhanden (siehe Nahrungsmittelauswahltabelle im Buchumschlag) wie am Beispiel der kohlenhydrathaltigen Lebensmittel beispielhaft gezeigt wird.
Am Beispiel der Brötchen ersehen Sie, dass Sie z.B. bei einer erforderlichen Menge von ca. 100g Kohlenhydrate pro Mahlzeit (entspricht ca. 4 Brötchen = 200g) bereits auch ca. 16g Eiweiß und 2g Fett mitverzehren.

Gramm pro 100g Frischportion:

	KH	EW	F
Graubrot	45	6	1
Roggenvollkornbrot	39	7	1
Brötchen	50	8	1
Kartoffel	15	2	0,1
Nudeln	72	12	2
Reis	78	7	1

Die Frischmenge an Kohlenhydraten, die Sie essen sollten, um schlank zu bleiben oder zu werden, entnehmen Sie bitte der Kohlenhydrattabelle auf Seite 112.

Eiweiß

Die gesunde „Urnahrung" des Menschen mit Kohlenhydraten als Basisernährung deckt bereits auch einen Teil des Eiweißbedarfs ab. Die von uns geliebten großen

Empfohlene Nährstoffverteilung bei Normalgewicht

Beispiel: Tageskalorienbedarf von ca. 2.000 kcal.

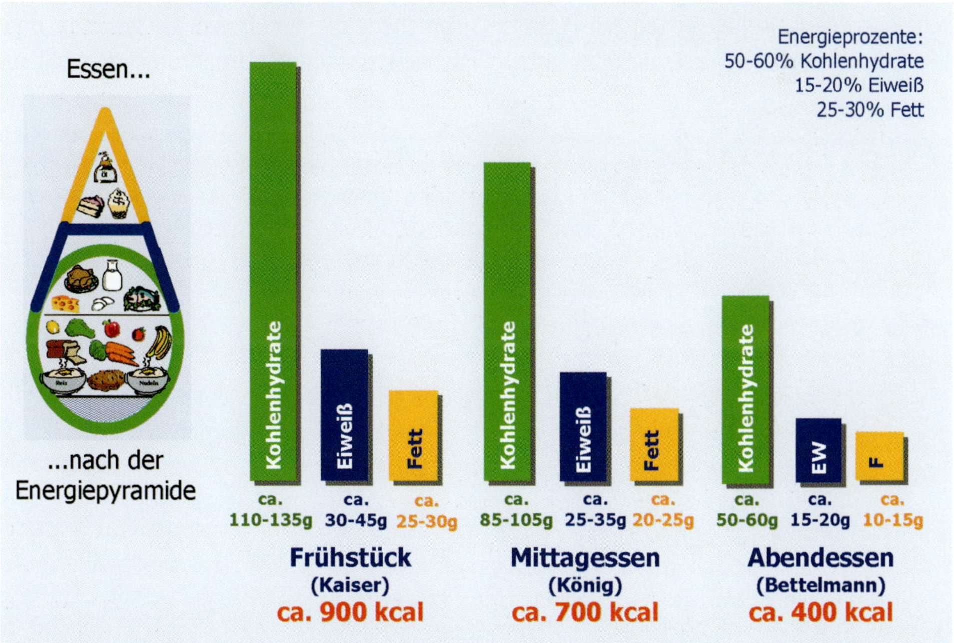

Fleisch-, Wurst- und Käseportionen erhalten, unter Beachtung der empfohlenen Verzehrsmenge, mengenmäßig nur noch den Stellenwert von „Genussbeilagen".
Bei den eiweißhaltigen Lebensmitteln muss beachtet werden, dass als Daumenregel der Eiweißanteil in Fleisch-, Wurstwaren, Käse nur ca. 20% beträgt. Zur Berechnung der Verzehrs- oder Frischportion muss daher die empfohlene Eiweißmenge einer Mahlzeit jeweils mit dem Faktor 5 zur Berechnung der Frischportion multipliziert werden.
Beispiel: Eine empfohlene Eiweißmenge von 25–35g ergibt multipliziert mit dem Faktor 5 eine „Frischportion" von 125–175g Fleisch, Geflügel, Fisch, Quark u.s.w.
Den Eiweißgehalt der verschiedenen Lebensmittel entnehmen Sie bitte der Nahrungsmittel-Auswahltabelle im Buchumschlag.

Fett

Während die Abmessung der Streich- und Kochfettmengen einfach zu handhaben sind (z.B. 1 TL Butter = 20g Fett) ist eine Übersicht über die vielseitig versteckten Fette in den Lebensmitteln nur schwierig zu erhalten. Informieren Sie sich über den Fettgehalt einzelner Lebensmitteln in unserer Nahrungsmittelauswahltabelle oder beim Einkauf durch einen Blick auf die Inhaltsangaben des Lebensmittels. Sie werden erstaunt sein, wie schnell die empfohlene Tagesfettmenge erreicht ist.

Wir haben es Ihnen leicht gemacht

Damit Essen für Sie nicht in einer appetitverderbenden Rechnerei ausartet, sondern ein gesunder Genuss bleiben soll, haben wir für Sie all die Rechenaufgaben bezüglich der Nährstoffverteilung erledigt.
Im Rezeptteil machen wir Ihnen Ernährungsvorschläge mit vielen alltagstauglichen Rezepten, bei denen die Zusammensetzung der Grundnährstoffe für Frühstück, Mittag- und Abendessen den Empfehlungen dieser Tabelle entsprechen (siehe Nährwertangaben zu jedem Rezept).
Beachten Sie, dass in vielen Kochbüchern zwar die Nährwertangaben ersichtlich sind, die wenigsten Rezepte jedoch einer kohlenhydratbetonten, fettarmen Ernährung entsprechen, die wir Ihnen als gesunde und schlankmachende „Urnahrung" empfehlen.

Ernährungspraxis leicht gemacht

„Low fat"-Frühstück

bedarfsgerechte Verzehrsmenge nach Kohlenhydrat-tabelle (*)	**Brot/Brötchen**	**Frischkorn-Müsli Haferflocken/Haferkleie**
	+	+
Kohlenhydrate Obst	•Konfitüre (1TL = 6g KH) •Diät-Konfitüre (1TL = 3g KH) •Ahornsirup (1TL = 7g KH) •Honig (1TL = 8g KH) •Rübenkraut (1TL = 7g KH) •Bananenscheiben ...	•Obst, Trockenobst •Orangensaft ...
Gemüse	•Tomaten, Gurke, Kräuter...	
Eiweiß	• Magerquark •fettarmer Käse (bis 30% Fett i.Tr.) •fettarme Wurst/Fleisch (bis 10g Fett/100g) **nach dem „Klappbrötchen-Prinzip"**	•fettarme Milch •fettarmer Yoghurt (bis 1,5% Fett) •Magerquark
Fett	**Brotaufstrich:** •Pflanzenmargarine (Butter) ...	versteckte Fette in Kohlenhydrat- und Eiweißträgern

(*) bei Kohlenhydrat-Brotaufstrich entsprechend weniger KH in Form von Brot/Brötchen

„Low fat"-Mittag-/Abendessen

bedarfsgerechte Verzehrsmenge nach Kohlenhydrat-tabelle	**Kartoffeln**	**Nudeln**	**Reis**	**Getreide/ Brot**

als Beilage, in Suppen, Eintöpfen, Salaten

\+ **Gemüse, Rohkost, Blattsalat in beliebiger Menge**

\+ **Eier, Fisch,**
fettarme Fleisch- und Wurstwaren (max. 10g Fett in 100g),
fettarme Milchprodukte (Milch/Joghurt 1,5%, Käse max. 30% Fett i.Tr.)
(100-200g entsprechen 20-40g Eiweiß)

\+ **fettarme Saucen und Dipps**

\+ **Mittags als Nachtisch:**
1 Stück Obst oder 1 Stück Obstkuchen

Auf den Punkt gebracht

Wie Sie schlank bleiben können:

Essen Sie nach Ihrem tatsächlichen Energiebedarf
Kalorienzufuhr und Kalorienbedarf sollten sich die Waage halten

Essen Sie das Richtige
- nach den Grundsätzen der Energiepyramide
- besonders viel Vollwert-Stärkekohlenhydrate
- bevorzugen Sie Lebensmittel mit niedrigem Glykämischen Index
- täglich nach der „Halbpfundregel" 3 x 250g Obst und Gemüse zu den Mahlzeiten

Essen Sie nur 3 Mahlzeiten am Tag nach dem Prinzip:
„Kaiser, König, Bettelmann"
- Vermeiden Sie Zwischenmahlzeiten
  (sonst bleibt Fett durch Insulin im Fettgewebe eingesperrt)
- Vermeiden Sie späte Abendmahlzeiten (nach 20 Uhr)

Bewegen Sie sich
Verbrennen Sie überschüssige Fettkalorien durch Bewegung.
Wie Sie das wirkungsvoll tun können, zeigen wir Ihnen im Kapitel „Bewegung"

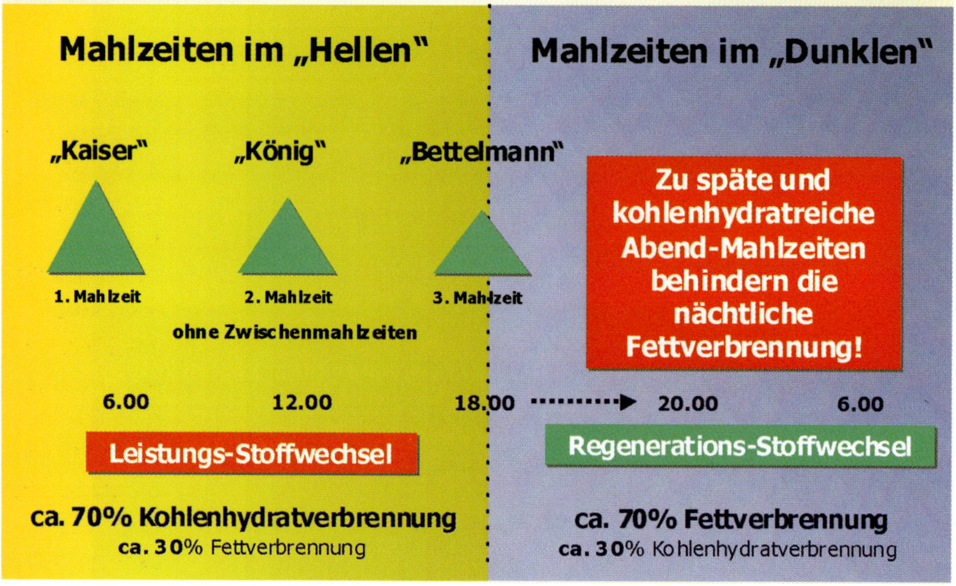

Ernährungsempfehlungen bei Übergewichtigkeit

Durch Sattessen abnehmen – wie funktioniert das?

Die wissenschaftliche Grundlage unserer Ernährungsempfehlungen bei bestehender oder beginnender Übergewichtigkeit ist die bereits dargestellte Speicherwirkung des Insulins am Fettgewebe.
Ungefähr ein Viertel der Bevölkerung („Nomadentypen") reagiert auf kohlenhydrathaltige Lebensmittel mit einer hohen Insulinausschüttung der Bauchspeicheldrüse und damit auch mit Fettspeicherung. Diese in jungen Jahren vielleicht noch normalgewichtigen Menschen entwickeln später eine krankmachende Übergewichtigkeit vom Apfeltyp (Bauchfettvermehrung).
Auch der Ackerbauertyp kann – wie dargestellt – zunächst im Unterhautfettgewebe und dann im Bauch krankhaft verfetten.
Mit zunehmender Übergewichtigkeit werden die Körperzellen immer weniger ansprechbar für die Wirkung des Insulins (Entstehung der sog. Insulinresistenz). Infolgedessen produziert die Bauchspeicheldrüse auf Hochtouren ständig große Mengen an Insulin, welches, wie Sie bereits wissen, die Fetteinlagerung auch mit wenig Essen beschleunigt (Dickmachereffekt von Insulin). So schlittern Menschen mit zunehmender Übergewichtigkeit in die „Insulinfalle".

Unsere nachfolgenden Ernährungstipps zum Abnehmen und langfristigen Gewichthalten berücksichtigen diese Mechanismen der Fettspeicherung durch Insulin, indem durch die empfohlenen Nährstoffkombination und die Mahlzeitenfolge die Insulinantworten möglichst niedrig gehalten werden.

So bewirkt die Vermeidung von Zwischenmahlzeiten eine Senkung des Blutzucker- und Insulinspiegels zwischen den Mahlzeiten, so dass das Fettgewebe „entkorkt" und freie Fettsäuren im Muskel verbrannt werden können.

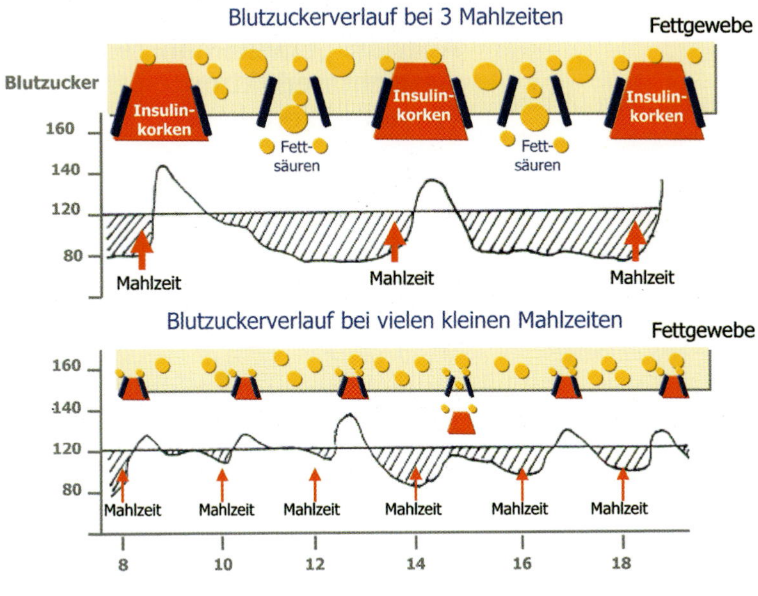

Neu ist die Empfehlung zur Einnahme einer kohlenhydratarmen Eiweißmahlzeit („Insulintrennkost") am Abend, die im Biorhythmus des Stoffwechsels bewirkt, dass Ihr Fett ungehindert im Schlaf verbrennen kann.

Der Weg aus der Insulinfalle

Der erste Schritt aus der Insulinfalle führt über eine **bedarfsgerechte Ernährung** (siehe Berechnung Tageskalorienbedarf) oder – bei einer gewünschten Gewichtsabnahme – über eine leicht **unterkalorische Ernährung,** die durch eine entsprechende Zusammensetzung **(viel Stärkekohlenhydrate, mäßig Eiweiß und wenig Fett)** nur geringe Insulinantworten auslöst.
Durch eine konsequente und ausdauernde (oft jahrelange) Ernährungsumstellung kehrt auch eine schwere Hyperinsulinämie zu einer Normalreaktion zurück.
So wie man sich krank essen kann, kann man sich auch wieder gesund essen, ohne dabei zu hungern!
Durch eine Beschränkung auf drei Mahlzeiten nach dem „Kaiser-König-Bettelmann-Prinzip" kann gleichzeitig der Insulinspiegel zwischen den Mahlzeiten deutlich abfallen, so dass die eingesperrten Speicherfette zur Verbrennung freigesetzt werden.
Diese Mahlzeitenfolge und Zusammensetzung nach der Energiepyramide gewährleistet:

- einen flachen Insulinanstieg zu den Hauptmahlzeiten und einen lang anhaltenden Sättigungseffekt,
- eine Absenkung der Blutzuckerkurve zwischen den Hauptmahlzeiten in den unteren Normbereich (jedoch ohne Unterzuckerung), damit Erholung der Bauchspeicheldrüse,
- eine Öffnung der Fettzellen mit Freisetzung der Fettsäuren zur Fettverbrennung zwischen den Mahlzeiten.

Ist eine Gewichtsabnahme erwünscht, kann eine **kohlenhydratarme Eiweißmahlzeit** am Abend eingenommen werden.

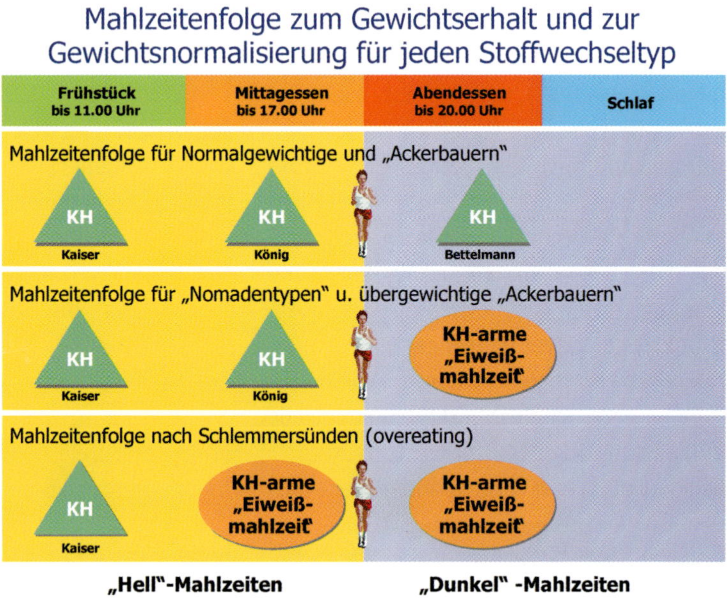

Abends: „Eiweißmahlzeit" zur Gewichtsreduktion (Insulin-Trennkost)

Wie bereits dargestellt, verursacht insbesondere die Kombination von Kohlenhydraten und Eiweiß eine sehr hohe Insulinausschüttung (siehe Seite 21f.). Eine solche Kohlenhydrat-Mischkostmahlzeit am Abend blockiert durch eine hohe Insulinausschüttung für viele Stunden die nächtliche Fettverbrennung.
Je später die Mahlzeit eingenommen wird, umso kürzer ist die Phase der in der Nacht erhöhten Fettverbrennung, da Insulin das

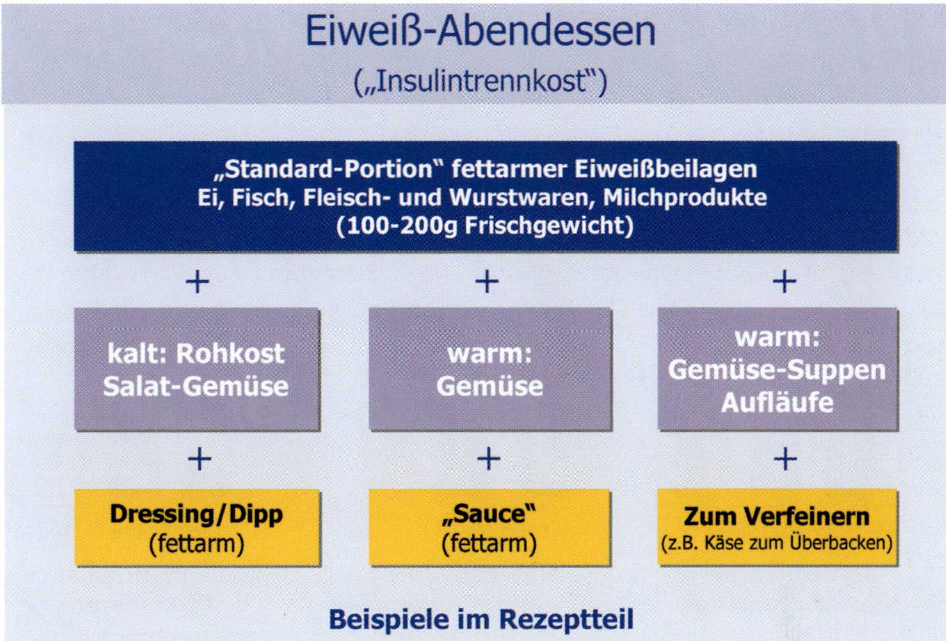

überwiegend im Schlaf ausgeschüttete Wachstumshormon Somatotropin behindert. Eine „Eiweißmahlzeit", die von uns als frühe Abendmahlzeit empfohlen wird, verzichtet nahezu ganz auf den Verzehr von Kohlenhydraten („Insulintrennkost"). Sie löst eine niedrige Insulinantwort aus, die eine lange nächtliche Fettverbrennung gewährleistet.

Warum ist die Eiweißmahlzeit für eine Gewichtsabnahme sowohl für den übergewichtigen Nomaden als auch für den übergewichtigen Ackerbauern geeignet?

Beiden Stoffwechseltypen liegt ein zu hoher Insulinspiegel im Blut (Hyperinsulinämie) zu Grunde: beim Nomaden in der Folge einer angeborenen Insulinresistenz durch Kohlenhydrat-Eiweiß-Mischkostmahlzeiten mit überschießender Insulinausschüttung.

Beim übergewichtigen Ackerbauern aufgrund einer erworbenen Insulinresistenz durch zu fettreiche Nahrung.

Die abendliche Eiweißmahlzeit senkt bei beiden Stoffwechseltypen den hohen Insulinspiegel und fördert dadurch die nächtliche Fettverbrennung.

Warum abends nicht einfach hungern?

Dies würde nach kurzer Zeit die im Tag/Nacht-Bio-Rhythmus stattfindende Nährstoffzufuhr abschneiden, die für eine gesunde nächtliche Zellregeneration notwendig ist. Der Abbau und eine Funktionsverschlechterung der stoffwechselaktiven Magermasse wäre die unerwünschte Folge. Die eine Zeit lang beliebte und sogar ärztlich überwachte Nulldiät ist ein warnendes Beispiel. Sie führte infolge von Nährstoffmangel oft zu Herz-Kreislaufstörungen und sogar zu einzelnen Todesfällen.

Grund hierfür ist der nicht gedeckte Zuckerbedarf des Gehirns. Der Mangel bewirkt einen Abbau von Muskeleiweiß und dessen Umbau zu Zucker (Glukoneogenese). Beim Fasten oder Hungern wird auch der Herzmuskel nicht verschont.

Empfohlene Nährstoffzufuhr bei Übergewichtigkeit

Beispiel: Tageskalorienbedarf von 1.400 - 1.800 kcal

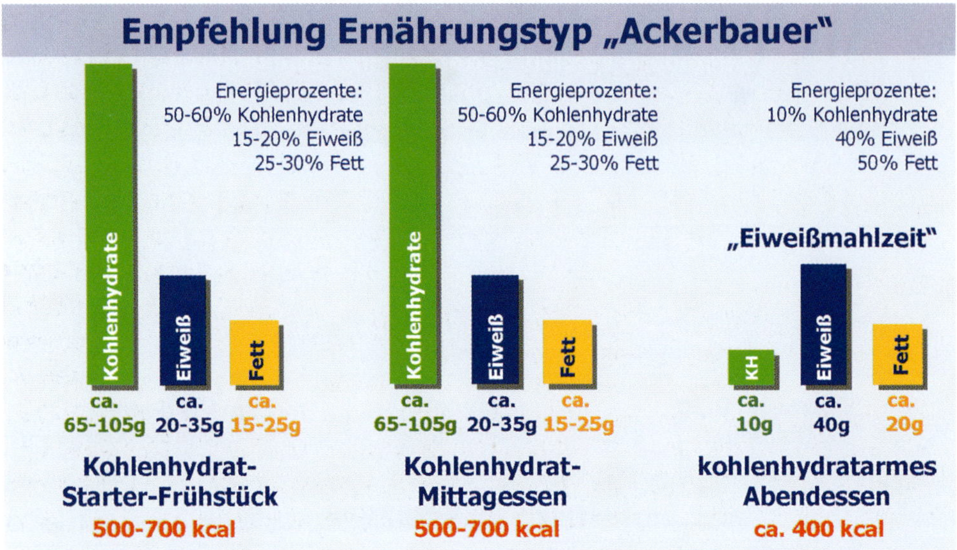

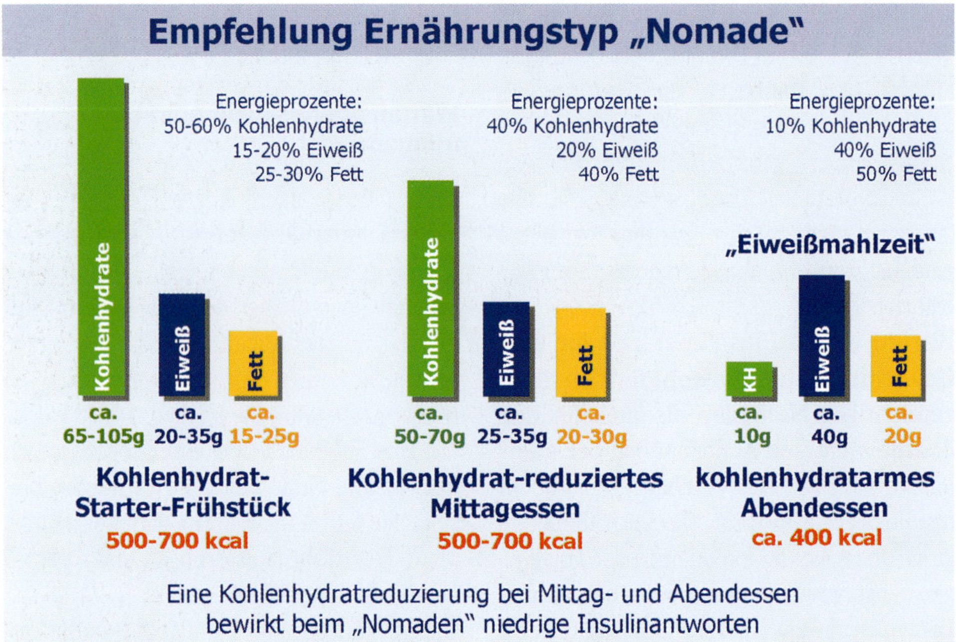

Abendmahlzeit:	ca. 250g	Gemüse	=	10g KH	=	40 kcal
	ca. 20g	Salatöl	=	20g Fett	=	200 kcal
	ca. 200g	Fleisch	=	40g Eiweiß	=	160 kcal

Beachten Sie: In 100g Fleisch sind ca. 4-20g Fett „versteckt"!
Bevorzugen Sie deshalb magere Fleischsorten (siehe Nahrungsmittelauswahltabelle)

Auf den Punkt gebracht

Wie Sie Übergewicht reduzieren können:

Essen Sie nach Ihrem tatsächlichen Energiebedarf

- Zur Gewichtsreduktion sollten Sie zunächst Ihre Kalorienzufuhr auf den berechneten Tageskalorienbedarf bei Normalgewicht beschränken. Erreichen Sie damit nicht den gewünschten Erfolg, können Sie Ihren Tageskalorienbedarf um bis zu 500 kcal unterschreiten oder besser durch tägliche Bewegung einfach mehr Kalorien verbrauchen.

Essen Sie nur 3 Mahlzeiten am Tag

- Vermeiden Sie Zwischenmahlzeiten (auch gesundes Obst!), sonst bleibt Fett durch Insulin im Fettgewebe eingesperrt

Essen Sie das Richtige (Urnahrung)

- Nehmen Sie in der „hellen" Tageszeit (bis spätestens ca. 17 Uhr) zwei kohlenhydratreiche Mahlzeiten nach den Grundsätzen der Energiepyramide zu sich. Verwenden Sie dabei besonders viele Vollwert-Stärkekohlenhydrate und bevorzugen Sie Lebensmittel mit niedrigem Glykämischen Index
- Die Abendmahlzeit (bis spätestens ca. 20 Uhr, „dunkle" Tageszeit) sollte nur aus Eiweiß wie: magerem Fleisch, Geflügel, Magerquark oder Fisch mit Salat oder Gemüse (so viel Sie möchten) bestehen („Eiweißmahlzeit" siehe Rezeptteil)
- Essen Sie täglich nach der „Halbpfundregel" 3 x 250g Obst und Gemüse zu den Mahlzeiten

Bewegen Sie sich...

...so oft Sie können, denn: „In einem trägen Körper wohnt ein träger Stoffwechsel". Wie Sie überschüssige Fettkalorien durch Bewegung wirkungsvoll verbrennen können, zeigen wir Ihnen im Kapitel „Bewegung"

Ein letztes Wort

Verstehen Sie, lieber Leser, diese Ernährungsempfehlungen als Wegweiser mit dem Ziel einer gesunden Ernährung. Probieren Sie einfach aus, ob dies für Sie in Ihrem Alltag (Beruf, Familie, Freizeitverhalten) ein gangbarer Weg ist.
Liegen bei Ihnen aufgrund von Übergewichtigkeit schon Erkrankungen wie Bluthochdruck, Fettstoffwechselstörungen und Diabetes vor, sollten Sie konsequent, zielstrebig und dauerhaft unsere auf dem Insulinprinzip basierenden Ernährungsleitlinien in der Praxis umsetzen.

Handhaben Sie diese Empfehlungen nicht als starre Regeln und bedenken Sie: „Genussvolle Ausnahmen bestätigen richtige Regeln".
Nach dem Prinzip „Genuss ohne Reue" haben Sie jederzeit die Möglichkeit, eine überreichliche Schlemmermahlzeit („over-eating") am nächsten Tag durch eine „Eiweißmahlzeit" zu kompensieren.

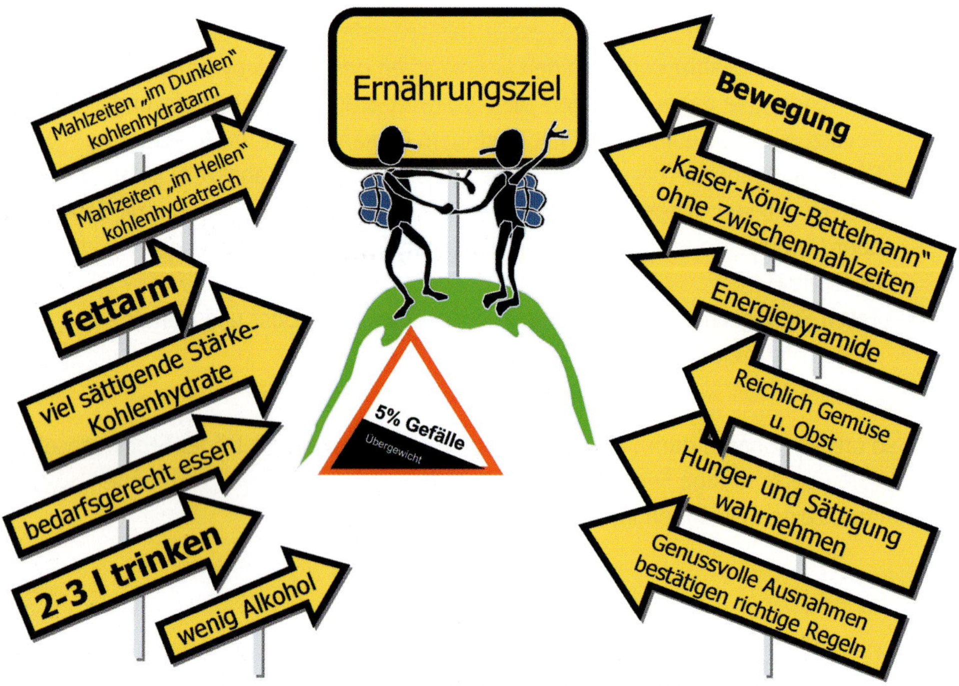

Ihr Weg zum dauerhaften Gewichtserfolg

Abnehmen mit bilanzierter Eiweißtrinknahrung

Für Menschen, die es gern noch praktischer und einfacher haben möchten, gibt es mittlerweile sehr moderne, nährstoffreiche Eiweißfertigmahlzeiten („Urnahrung") in Form von Milchshakes, Eiweißriegeln oder mit Eiweiß angereicherten bilanzierten Diätsuppen, die nur geringe Mengen an Kohlenhydraten enthalten. Die Insulinreaktion ist entsprechend niedrig mit der Folge einer rasch einsetzenden Fettverbrennung. Derartige Spezialitäten-Produkte sind i.d.R. nicht frei verkäuflich, sondern werden nur unter medizinischer Betreuung (z.B. nach BIA-Messung) in Spezialberatungsstellen abgegeben (z.B. ärztlich betreute Gesundheitszentren).

Trotz niedriger Kalorienzahl (150–200 kcal pro Mahlzeit) treten kaum Hungergefühle auf. Die sehr gleichmäßigen Insulinreaktionen erhalten einen konstanten Blutzuckerspiegel, somit entfällt „Unterzuckerungshunger" bei größtmöglicher Fettfreisetzung (Lipolyse) aus dem Fettgewebe.

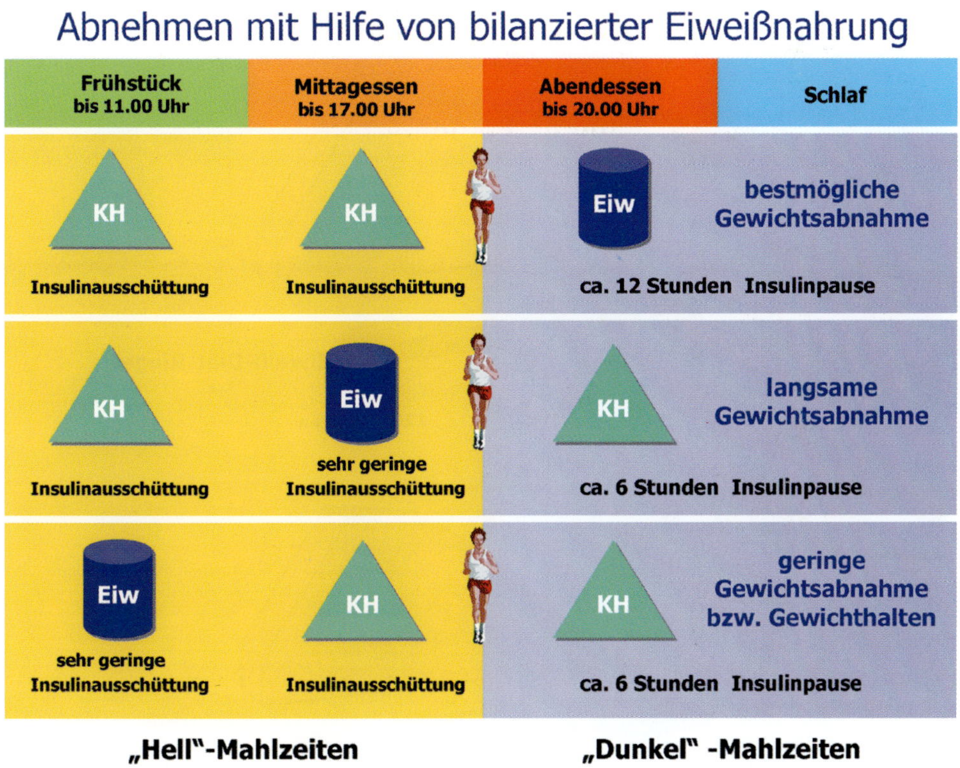
Abnehmen mit Hilfe von bilanzierter Eiweißnahrung
Frühstück bis 11.00 Uhr
Mittagessen bis 17.00 Uhr
Abendessen bis 20.00 Uhr
Schlaf
KH
Insulinausschüttung
KH
Insulinausschüttung
Eiw
bestmögliche Gewichtsabnahme
ca. 12 Stunden Insulinpause
KH
Insulinausschüttung
Eiw
sehr geringe Insulinausschüttung
KH
langsame Gewichtsabnahme
ca. 6 Stunden Insulinpause
Eiw
sehr geringe Insulinausschüttung
KH
Insulinausschüttung
KH
geringe Gewichtsabnahme bzw. Gewichthalten
ca. 6 Stunden Insulinpause
„Hell"-Mahlzeiten
„Dunkel" -Mahlzeiten

Insulinprofile moderner Eiweißprodukte im Vergleich zu 75g Traubenzucker (OGTT)

OGTT = Oraler Glukose-Toleranz-Test, entspricht 500g Weintrauben

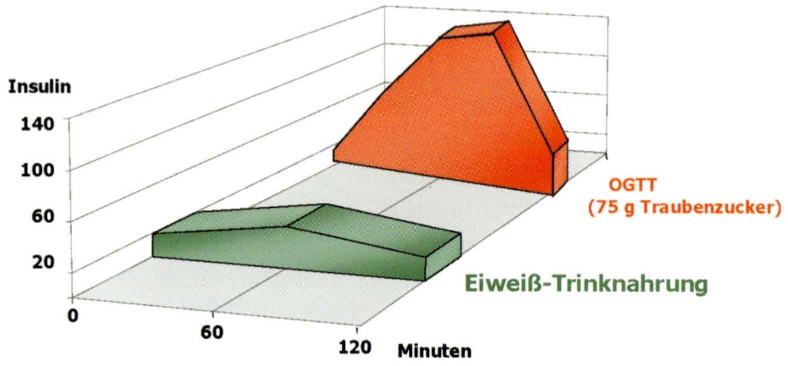

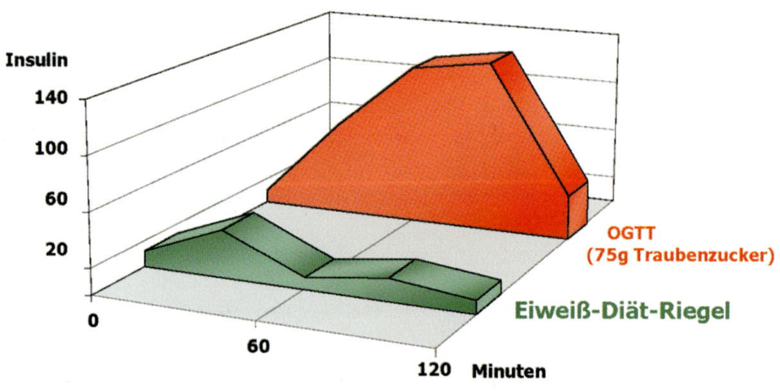

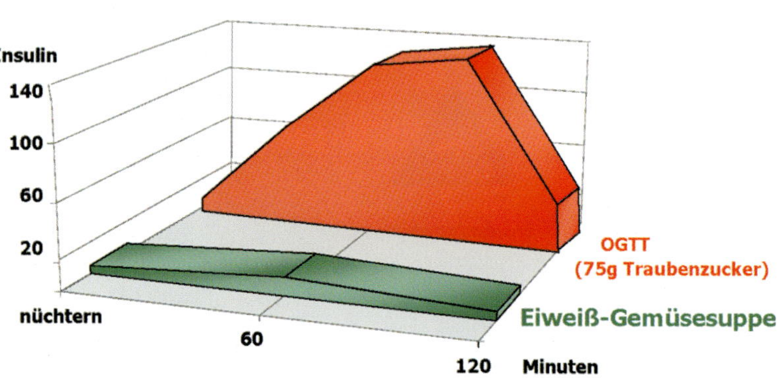

„Wenn es schon zu spät ist" – medikamentöse oder chirurgische Adipositastherapie

Millionen von Menschen, insbesondere Frauen, haben es bereits erfahren: Bei jeder Diät gewinnt zuletzt doch immer der Hunger auf Süßes oder Fettes oder auf beides. Jeden neuen Abnehmversuch leiten sie ein mit dem Satz: „Dies ist mein allerletzter Versuch" und denken sich insgeheim: „Und ich weiß jetzt schon, er wird wieder scheitern".

Diesen in ihr Jo-Jo-Schicksal fast ergebenen Menschen möchten wir Mut machen durch Hinweis auf die folgenden aktuellen medizinischen Methoden der Adipositastherapie bei schwerem Übergewicht und wiederholtem Diätversagen:

a. Pharmaka
- Xenical
- Reductil

(Zwei neue Pharmaka, die seit wenigen Jahren von den Zulassungsbehörden für die Behandlung von Übergewicht und Adipositas zugelassen sind)
- Resorptionsverzögerer (siehe Grafik Seite 98 unten)

b. Chirurgische Maßnahmen
- Banding (Magenband)
- Plastik
- Magenbypass

Pharmaka

Orlistat (XenicalR)

Es gibt eine Anzahl von übergewichtigen Menschen, die mehr oder weniger bewusst eine deutliche Präferenz für fetthaltige Lebensmittel haben. Neuere Untersuchungen geben Hinweise, dass hierfür ein Botenstoff (Neurotransmitter) namens Galanin im Hungerzentrum des Menschen zuständig ist, der bei Nahrungsmangel der Mutter schon während der Schwangerschaft beim Föten stark ausgeprägt wird. Später werden aber bei permanent ausreichendem Nahrungsangebot im Erwachsenenalter die bevorzugt verzehrten Fette **(„Fett-Heißhunger")** in Bratwurst und Leberwurst oder in Käse und Sahnesoßen oder Pralinen und Schokolade ohne großen Energieverlust rasch im Fettgewebe deponiert. Mit der Substanz Orlistat (XenicalR) lässt sich während der Mahlzeit die Fettverdauung in den Dünndarmzotten um ungefähr 1/3 blockieren, so dass die Fette mit dem Stuhl ausgeschieden werden. Diese „Fettabfuhr" führt dann auch zu den typischen Nebenwirkungen mit Fettstühlen, Stuhldrang, Durchfall und Blähungen bis zur Stuhlinkontinenz und Ölflecken in der Unterwäsche. In kontrollierten Studien mit zweijähriger Anwendung kommt es in vielen Fällen zu einer Normalisierung. Noch besser ist eine gewisse Selbsterziehung des Betroffenen, der sich aus Lebensmitteltabellen mit Fettpunkten

ein Ampeltagebuch ausfüllen kann, das bei über 60g Fett auf gelb und bei über 80g auf rot umschaltet.
Orlistat gilt mittlerweile auch bei Langzeitanwendung über Jahre als sicher und konnte eindeutig beweisen, dass auch schon bei einer Gewichtsabnahme von 5–10kg ein drohender Diabetes mellitus deutlich seltener oder viel später eintritt!
Zusätzliche Informationen erhalten Sie bei Ihrem Arzt oder Apotheker oder bei der Firma Hoffmann-La Roche.

Sibutramin (ReductilR)

Viel häufiger noch als der Hunger nach Fett ist der Heißhunger auf Süßes. Dieser tritt sogar regelmäßig in bestimmten Lebenssituationen auf wie z.B. prämenstruell bei Frauen, bei Nikotinentzug oder in der dunklen Jahreszeit (Winterdepression oder sog. SAD = seasonal affective disorder). Erheblich verstärkt wird der **„Süß-Heißhunger“** bei Adipositas durch stark überhöhte Insulinspiegel, die bei Hungerversuchen regelmäßig zu Unterzuckerungshunger führen. Dieser ist mit noch so starkem Willen nicht beherrschbar. Eine zweite Ursache neben der Unterzuckerung ist der Mangel an dem Sättigungsbotenstoff Serotonin im Sättigungszentrum. Bei Normalgewichtigen wird es in ausreichender Menge aus einem Eiweißbaustein, der Aminosäure L-Tryptophan, gebildet und führt zu einer Sättigung; die Mahlzeit wird zeitgerecht beendet. Bei adipösen Menschen entsteht ein höherer und verlängerter Serotoninbedarf, so dass die Mahlzeit oft erst viel zu spät beendet werden kann. Sibutramin erhöht die Verweildauer des körpereigenen Serotonins im Sättigungszentrum und stellt somit den Ausgleich wieder her.
Die Substanz Sibutramin ist seit 1998 zugelassen. Es wurden klinische Studien mit über 10.000 Patienten und einer Dauer von einem Monat bis zu zwei Jahren durchgeführt. Bisher haben über 7 Millionen Patienten das Medikament eingenommen.

Nebenwirkungen beruhen auf der zweiten Eigenschaft des Medikamentes, die Wiederaufnahmehemmung des motorisch antreibenden Neurotransmitters Noradrenalin. Hierdurch kann die Pulsfrequenz um 4–5 Schläge pro Minute ansteigen und ebenso der Blutdruck um 2–4 mm Quecksilbersäule. Bei einer Gewichtsabnahme heben sich diese Wirkungen allerdings wieder auf. Reductil ist ebenfalls rezeptpflichtig und sollte in jedem Fall ärztlich überwacht werden, damit es nicht eingenommen wird bei Herzrhythmusstörungen, frischem Herzinfarkt oder Angina pectoris sowie hohem Blutdruck. Wird dies beachtet, zeigt es eine sehr hohe Wirksamkeitsrate (Responder) mit geringem Nebenwirkungsprofil.

Langzeitstrategien

Da bei starkem Übergewicht durch Ernährungsveränderungen und Abnehmstrategien häufig kein Normalgewicht erreicht wird (und auch nicht sofort angestrebt werden soll) und es im Jahresverlauf immer wieder zu Rückfällen in das alte Essverhalten kommt, gilt es in Zukunft Langzeittherapien auszuprobieren. Adipositas muss als eine chronische Erkrankung verstanden werden. Eine Strategie ist die sog. Intervalltherapie, in der nach drei Monaten Behandlung die Einnahme für sechs Wochen unterbrochen wird und dann wieder neu startet (Einen Bluthochdruck behandelt man auch nicht lediglich drei Monate).
Zusätzliche Informationsmöglichkeiten zum Begleitprogramm erhalten Sie von Ihrem Arzt oder Apotheker oder der Firma Abbot/Knoll.

Die beiden genannten Substanzen Xenical und Reductil lassen sich ausgezeichnet mit den an anderer Stelle erwähnten bilanzierten Trinknahrungen im 3-Mahlzeiten-Konzept kombinieren. Unter ärztlicher Betreuung ist auch eine Anwendung bei Übergewichtsdiabetes Typ 2 mit Reduzierung der Tabletten und sogar Absetzen von Insulin bei erfolgreicher Gewichtsabnahme möglich.

Wenn das Leben bedroht ist – Chirurgische Maßnahmen als Ultima Ratio

In Deutschland haben sich in den letzten Jahren im wesentlichen zwei operationstechnische Verfahren durchgesetzt, das anpassbare Magenband und die vertikale Gastroplastik. Der sog. Magenbypass als drittes Verfahren wird nur von wenigen Spezialisten in einzelnen Zentren durchgeführt.

Bei einem Körpermassenindex über 40 kg/qm bis über 70 kg/qm ist die Lebenserwartung der betroffenen Personen durch eine schwere Dauerüberlastung des Kreislaufsystems mit drohendem Herzpumpversagen stark verkürzt. In einer schwedischen Studie wurde gezeigt, dass bereits 20-jährige Twens mit BMI über 40 kg/qm nur eine mittlere Lebenserwartung von 43 Jahren erreichen. Aus ärztlicher Sicht ist es bei der lawinenartig zunehmenden Adipositas mit den entsprechenden Folgekrankheiten und Folgekosten für die Versichertengemeinschaft völlig unverständlich, dass sämtliche deutsche Krankenkassen eine Vereinbarung getroffen haben, die Operationskosten und auch ebenso die Medikamentenkosten nicht zu übernehmen.

Immer noch wird – durch veraltetes Wissen, Unkenntnis und möglicherweise aus Angst vor einer Kostenlawine – Übergewicht nur als ein kosmetisches Problem und als Ausdruck einer Willensschwäche angesehen. Leider sind diese Ansichten auch in ärztlichen Gremien immer wieder anzutreffen. Dagegen sind die Langzeitergebnisse von kontrollierten Studien wie der schwedischen SOS-Magenoperationsstudie mit Nachbeobachtungszeiten von 10 bis 20 Jahren sehr beeindruckend. Bei Gewichtsabnahmen im Mittel von bis zu 30 kg normalisieren sich in den meisten Fällen Bluthochdruck, Diabetes mellitus, Fettstoffwechselstörungen, Herzschwäche und Arthrosebeschwerden. Das depressive Lebensgefühl verschwindet und die Lebensqualität steigt enorm.

Mitarbeit auf Dauer notwendig

Ohne eine anhaltende Mitarbeit kann der beste Erfolg wieder zunichte gemacht werden, so dass strenge Eingangsuntersuchungen notwendig sind. Wenn jemand Essen als emotionale Bedürfnissättigung betreibt und sich auch nach der Operation mit süßen, flüssigen Kalorien wie flüssig gemachter Schokolade, Cola-Getränken, Fruchtsäften, Limonade und Alkohol vollstopft, dann haben alle Beteiligten verloren. Kontraindikationen sind psychische Erkrankungen, Essstörungen, Alter unter 20 oder weit über 60 Jahren sowie schwere Herzinsuffizienz.

Anpassbares Magenband

Ein reißfestes Silikonband wird unterhalb der Speiseröhre um den oberen Magenanteil gelegt, eingeschnürt und fixiert mit max. 1,2 cm Durchlass. Der verbleibende kleine Vormagen fasst 30 ml bis max. 50 ml. Größere Bissen werden häufig erbrochen. Über einen sog. Port unter der Bauchhaut kann mit einem kleinen Schlauch das Band etwas gelockert oder auch enger gestellt werden (über Flüssigkeitszugabe). Der größte Vorteil ist, dass mit modernen endoskopischen Verfahren das Band nur noch mittels kleiner Schnitte in der

Bauchdecke mit langstieligen Operationsbestecken angelegt werden kann. Aber auch die kleinste Operation kann große Risiken bergen – mit langfristigen Konsequenzen, die der Patient mit den Ärzten sorgfältig abwägen muss.

Vertikale Gastroplastik

Bei diesem Eingriff wird die Bauchdecke mit einem Längsschnitt aufgetrennt und der Magen unterhalb der Speiseröhre zum seitlichen Magenfundus über eine Länge von ca. 8–10 cm abgenäht. Darunter wird dann ebenfalls ein Kunststoffband ringförmig eingenäht, mit einer Restöffnung von 1,2 cm. Auch dieser „Vormagen" fasst ca. 50 ml Inhalt.

Mögliche Nebenwirkungen bei beiden Verfahren sind Wundheilungsstörungen, Lungenentzündungen, selten Thrombosen, ein Verrutschen oder Durchwandern des Magens durch das Band mit Nachoperation sowie Verdauungsstörungen und Nährstoff- und Vitaminmangel.

Ein interessantes Phänomen bei diesen Operationstechniken ist, dass bereits durch kleine Speisemengen die Aufdehnung des kleinen Vormagens zu einer starken Stimulation von Vagusnervenfasern an der kleinen Magenkurvatur führt, wodurch ein sehr starkes Sättigungsgefühl entsteht. Zugleich ist dieser Umstand auch wieder kritisch zu betrachten, da er gemeinsam mit der geringen Durchlassmenge insbesondere für feste Speisen dazu führen kann, dass die bei Übergewichtigen häufig sehr große stoffwechselaktive Muskelmagermasse unter- und mangelernährt wird. Es bedarf einer sehr kompetenten und langfristig angelegten postoperativen Ernährungsberatung, damit z.B. die notwendige Kohlenhydratmenge von über 100g täglich, die das Gehirn verbraucht, über stärkehaltige, komplexe Kohlenhydrate gewährleistet wird. Gut akzeptierte Lebensmittel sind Getreideflocken und Cornflakes, insbesondere Haferflockengerichte, die gut gekaut werden sollen. Über den Tag eignen sich pürierte Kartoffelgerichte insbesondere mit Hülsenfrüchten oder Brotbeilagen, die in der Kombination eine hohe biologische Wertigkeit des pflanzlichen Eiweißes ergeben. Dies ist deshalb wichtig, weil viele Fleischsorten, ganz besonders langfaseriges Geflügelfleisch, nicht mehr so gut geschluckt werden können.

Auf den Punkt gebracht

- Zwei neue, bei sinnvoller Anwendung und unter ärztlicher Begleitung nebenwirkungsarme Medikamente – Xenical und Reductil – geben Anlass zur Hoffnung, gegen Jo-Jo-Effekt und mehrfaches Diätversagen doch erfolgreich zu sein.
- Beide Medikamente werden ebenso wie die Operationstechniken in der Regel nicht von den gesetzlichen Krankenkassen übernommen.
- Alle Anwendungen erfordern eine sorgfältige Indikation (BMI über 30) und eine begleitende kompetente Ernährungsberatung, damit nicht einfach nur unter Hungerabbau der Muskelmasse weniger gegessen wird, sondern bedarfsdeckende Nährstoff- und Energiezufuhr angestrebt wird.
- Die operativen Verfahren bedürfen der strengsten ärztlichen Voruntersuchung und Indikationsstellung, können dann aber bei lebensbedrohendem Übergewicht die Lebenserwartung deutlich verlängern und schwerwiegende Ernährungskrankheiten abmildern oder wieder rückgängig machen.

Mit Bewegung zum Erfolg

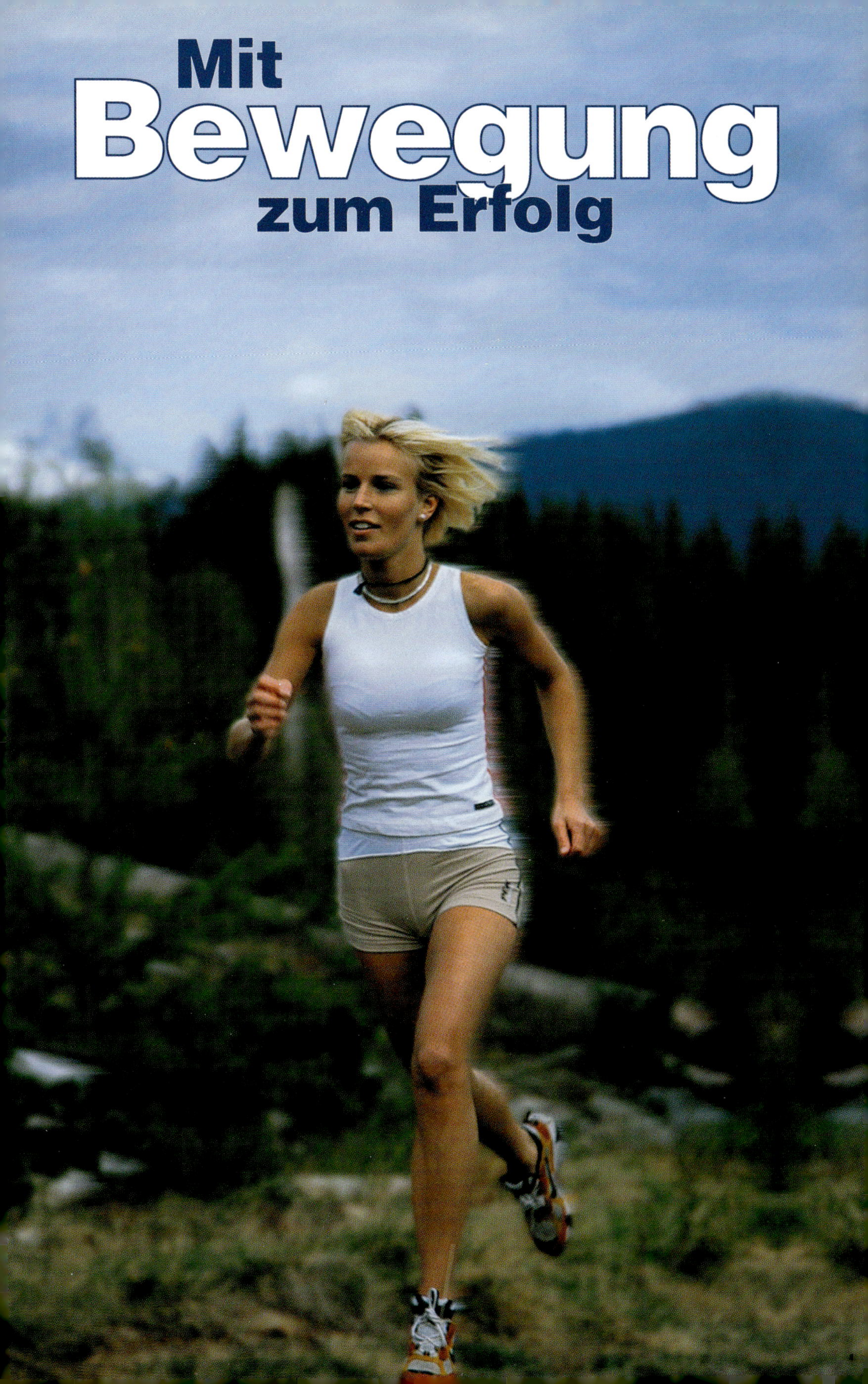

Life-Style: Bewegung

Die wechselvolle Geschichte von Muskeln und Fett

In der Alterskategorie der über 40-jährigen zählen wir bereits 60% Übergewichtige, Tendenz steigend. Wie erklärt sich dieser Trend?

Die große Masse der Körpermuskulatur nimmt neben dem Gehirn in punkto Wichtigkeit für unser Überleben den zweiten Platz ein. Ohne Muskulatur wäre z.B. weder Nahrungserwerb, noch Abwehr von bzw. Flucht vor äußeren Feinden möglich.

Muskelbewegung entsteht durch ein spezielles Muster von Nervenimpulsen, welche die Muskulatur anregen, einfache oder hochkomplexe Bewegungen auszuführen. Umgekehrt kommunizieren aktive Muskeln mit dem Gehirn. So hält nicht nur das Gehirn die Muskeln fit, bewegte Muskeln halten ihrerseits den Geist fit. Mentale Stärke korrespondiert also unmittelbar mit körperlicher Fitness (siehe dazu auch das Kapitel „Gehirn, Psyche und körperliche Aktivität" von Prof. Hollmann).

Hinter allen Lebensvorgängen steht ein biologischer Sinn. Deshalb stattet die Natur junge Menschen, die sich im Fortpflanzungsalter befinden, mit einem „Hormonfeuerwerk" aus, um dem biologischen Auftrag der Fortpflanzung gerecht zu werden. So beobachten wir in der menschlichen Leistungsphysiologie den Höhepunkt dieses Feuerwerks zwischen dem 25. und 30. Lebensjahr, danach sinkt der Hormonspiegel allmählich – aber stetig.

Von diesem Leistungsabfall ist auch die Muskulatur betroffen. So nimmt die Stoffwechselleistung der Muskelmasse durch die hormonellen Veränderungen ab dem 30. Lebensjahr kontinuierlich um ca. 1% jährlich ab. Dieser Vorgang ist insbesondere bei Berufen mit überwiegend sitzender Tätigkeit beschleunigt, bei denen zusätzlich ein Verlust von Muskelmasse durch Inaktivität hinzukommt.

Die verloren gegangene Muskulatur wird durch Fett ersetzt, sofern wir nicht über regelmäßige und angemessene Bewegung bzw. etwas Krafttraining für einen Ausgleich sorgen.

Durch den stetigen Verlust an stoffwechselaktiver Muskelmasse sinkt Jahr für Jahr der Energiebedarf – jedoch leider nicht unser Appetit. Auch die Lust an Bewegung scheint mit zunehmendem Alter zu schwinden.

Wenn nun die Nahrungsaufnahme kalorienmäßig konstant bleibt, was die Nahrungsmittelindustrie durch immer schmackhaftere (aber auch oft kalorienhaltigere) Designer-Food-Produkte unterstützt, steigt bei sinkendem Energiebedarf das Körpergewicht an. Ein heute noch „Normalgewichtiger" kann also schon morgen auf dem Weg zum Übergewicht sein.

Um dies zu prüfen, hilft oft ein Blick ins Fotoalbum mit Bildern aus früheren Jahren.

Verteilung wichtiger Hormone über die Lebenszeit

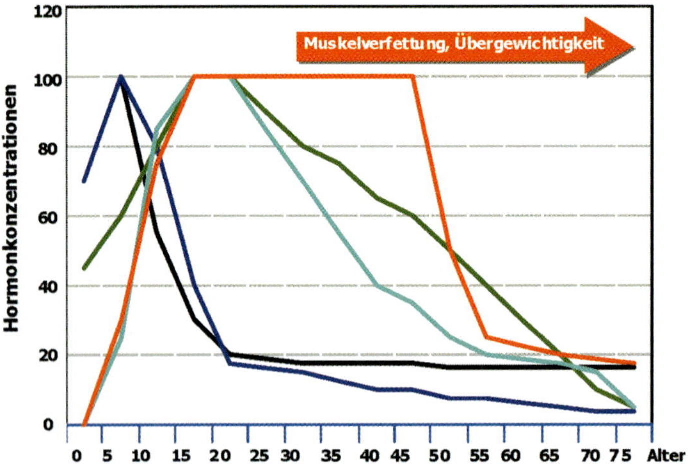

Testosteron

das männliche Sexualhormon steuert z.B. Penisentwicklung und Bartwuchs, regelt den Sexualtrieb und steigert das Leistungsvermögen

Oestrogene

weibliche Sexualhormone steuern den Menstruationszyklus der Frau; bei Männern wichtig für Fruchtbarkeit und Knochenaufbau

Melatonin

hilft gegen Schlafstörungen, schützt vor freien Radikalen und stärkt das Immunsystem

Wachstumshormon

fördert Fettabbau und Muskelwachstum, glättet die Haut, stärkt die Knochen und senkt den Blutdruck

DHEA

wirkt gegen Stress und Übergewicht, erhöht die Widerstandskraft

Warum ist Bewegung neben einer gesunden Ernährung wichtig?

Um also einer Muskel- und Körperverfettung entgegenzuwirken oder den dauerhaften Erfolg einer Gewichtsreduzierung zu ermöglichen bzw. zu stabilisieren, ist neben einer gesunden, natürlichen Ernährung, wie wir sie vorangehend dargestellt haben, ein regelmäßiges Bewegungstraining unverzichtbar. Das bedeutet, den Energieumsatz durch körperliche Aktivität z.B. in Form von zügigem Wandern, Walken oder Joggen zu erhöhen und dadurch auch dem Stoffwechsel und der Muskulatur einen positiven Schlüsselreiz zu setzen.

Wie Sie mit Krafttraining Ihre Muskeln aufbauen und mit einem regelmäßigem Ausdauertraining Ihr Gewicht dauerhaft normalisieren können, aber auch Spaß an der Bewegung erfahren – und welche weiteren Vorteile der Ausdauersport Ihnen, so zu sagen „frei Haus“ mitliefert – möchten wir Ihnen im Folgenden erläutern.

Steigern Sie Ihre Fettverbrennung durch ein regelmäßiges Ausdauertraining

Bewegung – hier genügt schon zügiges Wandern, regelmäßiges Walken oder langsames Joggen – erhöht den Bedarf und die Aufnahmebereitschaft der Muskulatur an Fettsäuren für die Energiegewinnung. Da diese aus dem gespeicherten Fettgewebe zur Energiegewinnung zur Verfügung gestellt werden, unterstützt Bewegung eine Reduzierung der Fettpolster und somit eine dauerhafte Gewichtsnormalisierung.

Dies belegt die von Sportmediziner Prof. Dr. Alois Mader entwickelte Computersimulation des menschlichen Energiestoffwechsels im Muskel. Sie zeigt, dass z.B. **in einer Stunde Walken bzw. Joggen** je nach Intensität, Trainingszustand, Gewicht, „antrainierter" Muskulatur und Sauerstoffaufnahmekapazität, bereits **20–50g Fettverbrennung** erreichbar sind (Das Buch „Gesund-Vital-Schlank" widmet der Computersimunlation ein Extra-Kapitel: Seite 146ff.).

Positiv anzumerken ist, dass körperliche Aktivität den Stoffwechsel auch in der anschließenden Erholungsphase steigert und langfristig den Grundumsatz erhöht. Sie profitieren also nicht nur von einer Stunde Ausdauerbewegung, sondern auch von den vielfältigen Regenerationsvorgängen, wie z.B. dem Wiederauffüllen der Energiespeicher und den sog. „Repairmechanismen" in der Muskulatur.
Bei einer Reduzierung von Körperfett erreichen Sie als weiteren Nebeneffekt den Abbau von Schad- und Giftstoffen, die im körpereigenen Fettgewebe gespeichert werden und ursächlich sein können für die Entstehung von Krebs, Allergien u.a..

Der Muskel, das zentrale Stoffwechselorgan

Nahrungsbeschaffung, Flucht, Kampf und Partnersuche u.a. waren und sind (heute natürlich zivilisatorisch angepasst) Grundlagen des Lebens und Überlebens und ohne eine funktionstüchtige Muskulatur nicht denkbar.

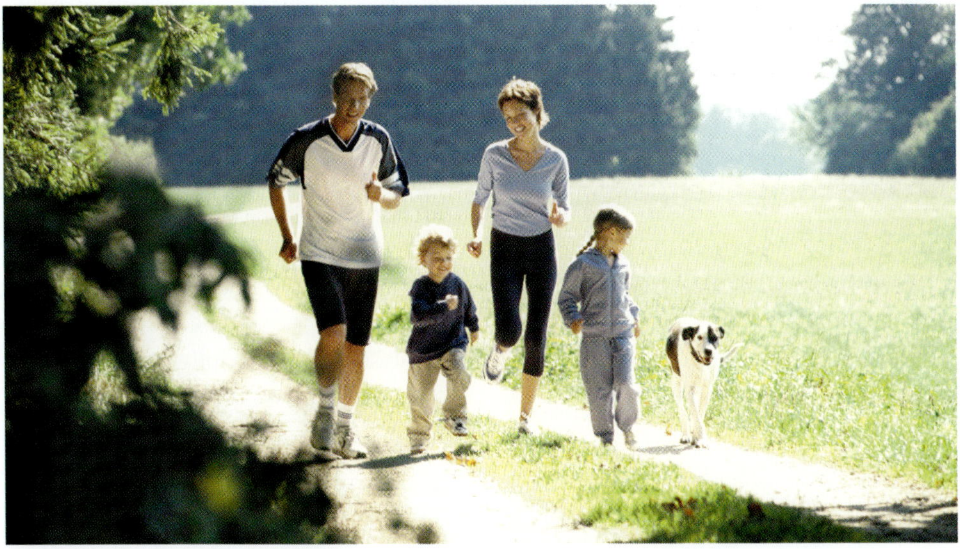

Unter dem Gesichtspunkt der Bewegung nimmt die Muskulatur neben dem Gehirn, das sie steuert und koordiniert, eine zentrale Rolle für Gesundheit bzw. Krankheit ein. Die Muskulatur kann ihre Aufgabe nur erfüllen, wenn ihr Energieträger (Glukose, Fettsäuren) und Sauerstoff zur Verfügung gestellt werden. Dies wird durch eine Vielzahl von „Dienstleistern" bewerkstelligt. Je aktiver die Muskulatur ist, um so „fitter" werden auch die beanspruchten Dienstleister. Dies ist die Grundlage der vielfältigen Gesundheitswirkungen von Bewegung. Umgekehrt verkümmern nicht beanspruchte „Dienstleister" bei Bewegungsmangel mit der Folge einer mangelnden Fitness und langfristig von Gesundheitsstörungen.

Dienstleistung Sauerstoffversorgung

Die Bereitstellung von Sauerstoff zur Gewinnung von Muskelenergie (ATP) aus der Verbrennung von Glukose und Fett wird von Lunge, Herz-Kreislaufsystem und den roten Blutkörperchen übernommen. Sauerstoff ist das notwendigste Lebensmittel überhaupt, denn die 70 Billionen Körperzellen können auf Sauerstoff nur ein paar Minuten verzichten, danach werden Sie irreversibel geschädigt.

Dienstleistung Energieversorgung

Die Bereitstellung von Energieträgern (Glukose und Fettsäuren) erfolgt über vielfältige Stoffwechselwege aus externen Speichern: Glukose aus der Leber und Fett aus dem Fettgewebe.

Der Muskel selbst hat sich auch, um lange Transportwege aus den externen Energiespeichern zu ersparen, kleinere Vorräte an Zucker und Fett angelegt, auf die er bei Bewegung direkt zugreifen kann. Beim aktiven Muskel sind diese Fettdepots größer, da die Muskelzellen einen höheren Bedarf an Nährstoffen zur Energiegewinnung haben (siehe Abbildung Seite 145 unten).

Dieser Fettspeichermechanismus in den Muskelfasern ist nicht zu verwechseln mit der Verfettung der einzelnen Muskelzellen bei Bewegungsmangel, die nun erläutert werden soll (siehe auch Grafik Seite 146).
Die Versorgung der Muskelzellen mit Nähr- und Energiestoffen wird zum großen Teil durch das zentrale Stoffwechselhormon Insulin bewerkstelligt. Insulin schließt über den Ihnen bereits bekannten Rezeptormechanismus nach dem Schlüssel-Schloss-Prinzip die „Eingangstüren" der Muskelzellen auf, so dass Glukose, Fettsäuren und Aminosäuren in die Zelle einströmen können. Die Geschwindigkeit des Einstroms der Nährstoffe ist abhängig von einem guten und schnellen Funktionieren der Insulinrezeptoren.
Ein erhöhter Nähr- und Brennstoffbedarf in der Muskelzelle entsteht durch regelmäßige Bewegung, z.B. bei Ausdauersportarten. Hier sind die Insulinrezeptoren topfit, so dass die Nährstoffe mit nur wenig Insulin sehr rasch in die Zellen gelangen können, wo sie aufgrund des hohen Energiebedarfes sofort verbrannt werden. Das regelmäßige Muskeltraining beugt so der Entstehung einer Zucker- oder Fettstoffwechselkrankheit sowie der Übergewichtigkeit vor.

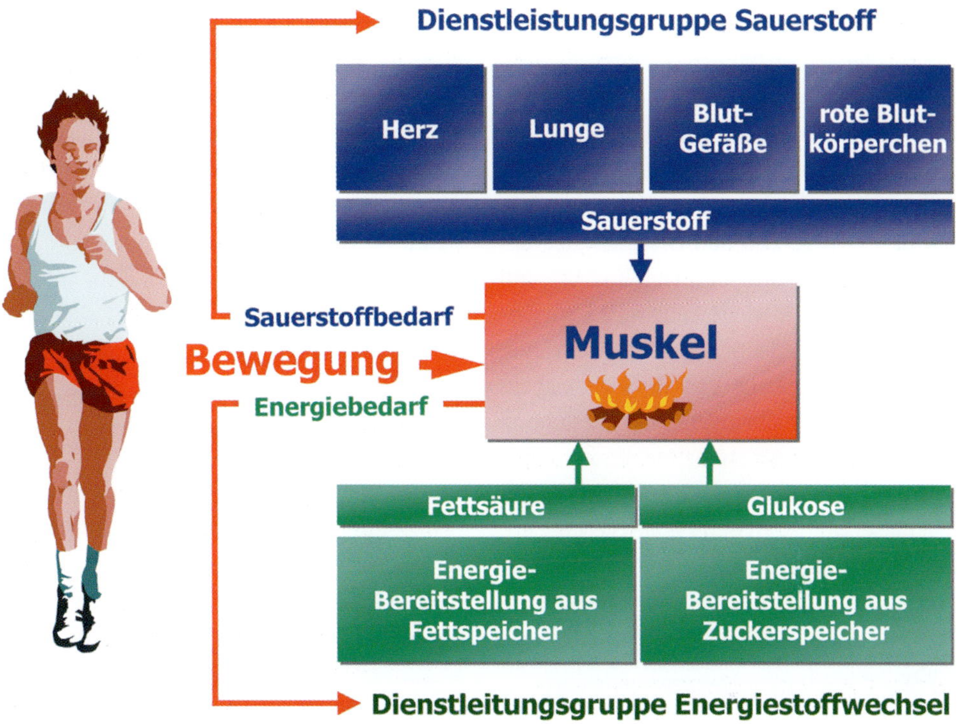

Anders verhält es sich bei wenig aktiven Muskeln. Aufgrund ihres geringen Energiebedarfes werden die Nährstoffe in der Muskelzelle nur angehäuft und nicht verbrannt. Die Zelle verfettet mit freien Fettsäuren (großer Fettspeicher), die dann den Insulinrezeptor der Muskelzelle von innen „verkleben". Die Folge: Der Rezeptor wird unempfindlicher für Insulin (Insulin-Rezeptor-Resistenz) und die Bauchspeicheldrüse kompensiert dies mit einer vermehrten Insulinausschüttung (Hyperinsulinämie). Durch diesen hohen Insulinspiegel wird jetzt das Fettgewebe gemästet, da nicht benötigte Nährstoffe (Glukose, Fettsäuren) aus der Blutbahn ins Fettgewebe „entsorgt" werden.

Fettspeicherung der Muskulatur

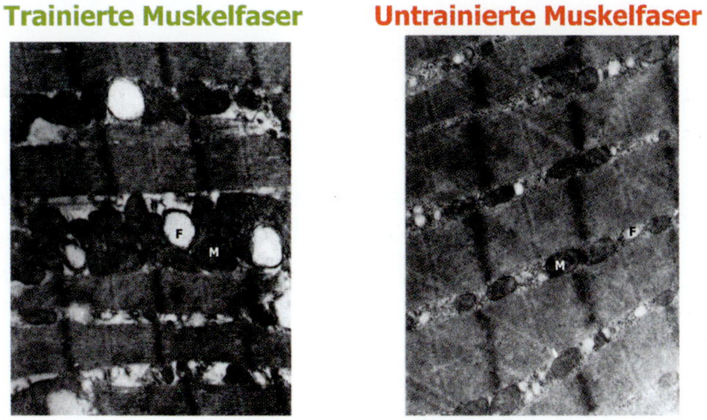

M = Mitochondrium, F = Fettspeicher

Vollzieht sich dieser Prozess der „Insulinmast“ über einen längeren Zeitraum, entsteht eine krank machende Übergewichtigkeit mit den Folgekrankheiten des metabolischen Syndroms: Adipositas, Bluthochdruck, Übergewichtsdiabetes und Fettstoffwechselstörung, also den Ursachen der Gefäßverkalkung, die zu Herzinfarkt und Schlaganfall führt (siehe Seite 43ff.).
Nachdem die medizinische Wissenschaft die Zusammenhangsfrage von Bewegungsmangel sowie Fehlernährung bei der Entstehung dieser Wohlstandskrankheiten eindeutig geklärt hat, sind nun Sie an der Reihe. Wollen Sie diese Krankheitsschicksale vermeiden, müssen Sie am Ausgangspunkt des Geschehens ansetzen, nämlich am unbewegten Muskel wie auch bei einer nicht bedarfsgerechten und in der Nährstoffzusammensetzung falschen Ernährungsweise.

Vielleicht trifft dies den Kern Ihres Lebensstils. Es ist deshalb ein Anliegen der Autoren, Ihnen die Zusammenhänge von Ernährung und Bewegung verständlich aufzuzeigen, mit denen Sie für sich eine Orientierung zum effektiven und langfristigen Erhalt Ihrer Gesundheit finden können.

Muskel fit – Kopf fit!

Mit Bewegungshormonen der Insulinfalle entkommen!

Muskelaktivität ist einer der wichtigsten Schlüsselreize für den gesamten Stoffwechsel. Für Bewegung braucht man Energie und diese muss über den Energiestoffwechsel aus den Energiedepots: Fettgewebe (Fettsäuren) und Leber (Glykogen = Speicherzucker) freigesetzt werden. Die Energiefreiset-

Stoffwechselreaktionen inaktiver und aktiver Muskelzellen

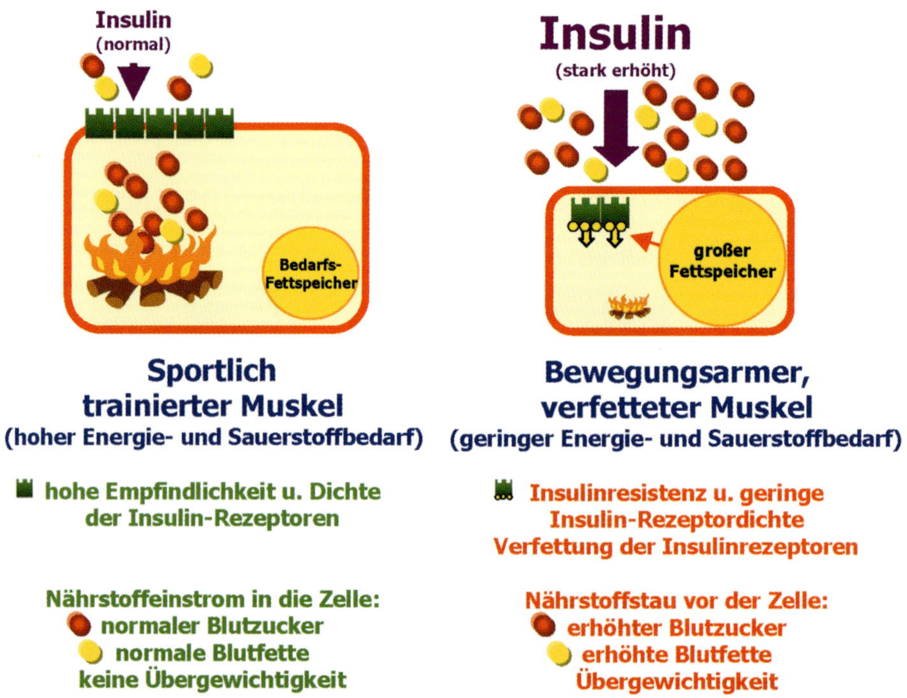

zung aus den Vorratsspeichern übernehmen die **„Bewegungshormone“ Adrenalin** und **Noradrenalin**, die aus der Nebenniere und dem vegetativen Nervensystem ausgeschüttet werden. Diese bewirken, dass die Arbeitsmuskulatur optimal mit Sauerstoff und Brennstoffen (Zucker und Fett) versorgt wird und stellen so die körperliche Leistungsfähigkeit sicher.
Die Bewegungshormone sind die Gegenspieler des Insulins, dessen Stoffwechselauftrag die Energiespeicherung ist.
Damit die Energiefreisetzung durch Insulin nicht behindert wird, hemmen die Bewegungshormone das Insulin bereits am Ort seines Entstehens, nämlich in der Bauchspeicheldrüse. Durch diese Unterdrückung der Insulinproduktion ist für die Bewegungshormone der Weg geebnet, die Ausgangstüren des Fettgewebes sowie die Eingangstüren der Muskelzellen weit zu öffnen, so dass die benötigten Speicherfette leicht über die Blutbahn in die Muskelzellen zur Energiegewinnung einströmen können.
Bei körperlicher Inaktivität entfällt infolge eines Mangels an Bewegungshormonen diese Hemmung der Insulinausschüttung in der Bauchspeicheldrüse. Zusätzlich kommt es bei Übergewichtigkeit und fettreicher Ernährung zu einer Überproduktion an Insulin in der Bauchspeicheldrüse.

Der hohe Überschuss an Insulin und der Mangel an Bewegungshormonen führt dazu, dass durch den Energiespeichereffekt des Insulins die Eingangstüren des Fettgewebes weit geöffnet und Überschussfette umgehend im Fettgewebe gespeichert werden (sog. Insulinfettmast).

Die gute Nachricht:
So, wie ein Bewegungsmangel schleichend krank macht, kann man sich durch regelmäßige moderate Bewegung wieder „stoffwechselgesund“ laufen.

Abbau von Übergewichtigkeit durch Entleerung der Fettzelle bei Muskelaktivität

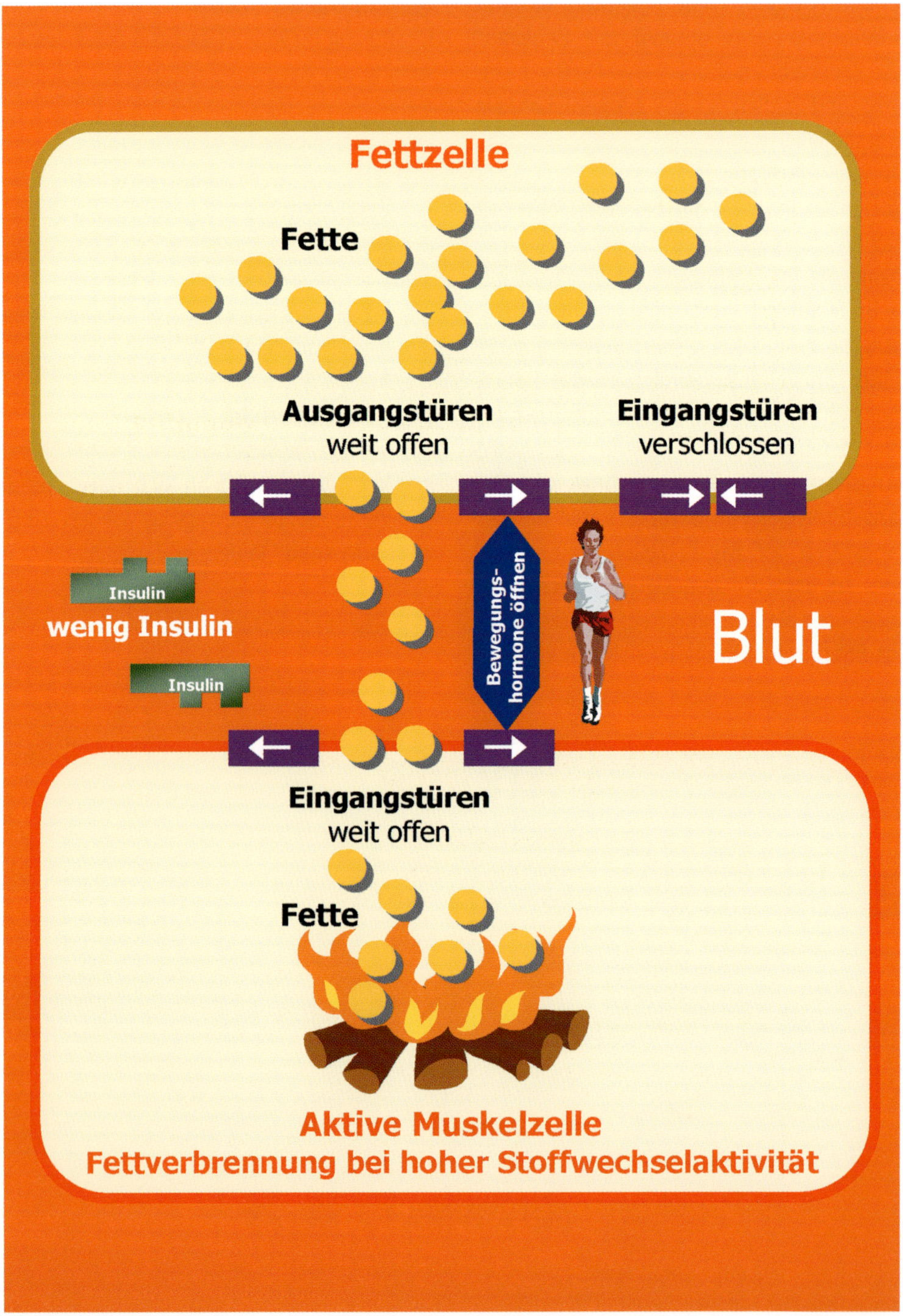

Fettspeicherung und Verfettung der Muskelzellen bei Bewegungsmangel und Übergewichtigkeit

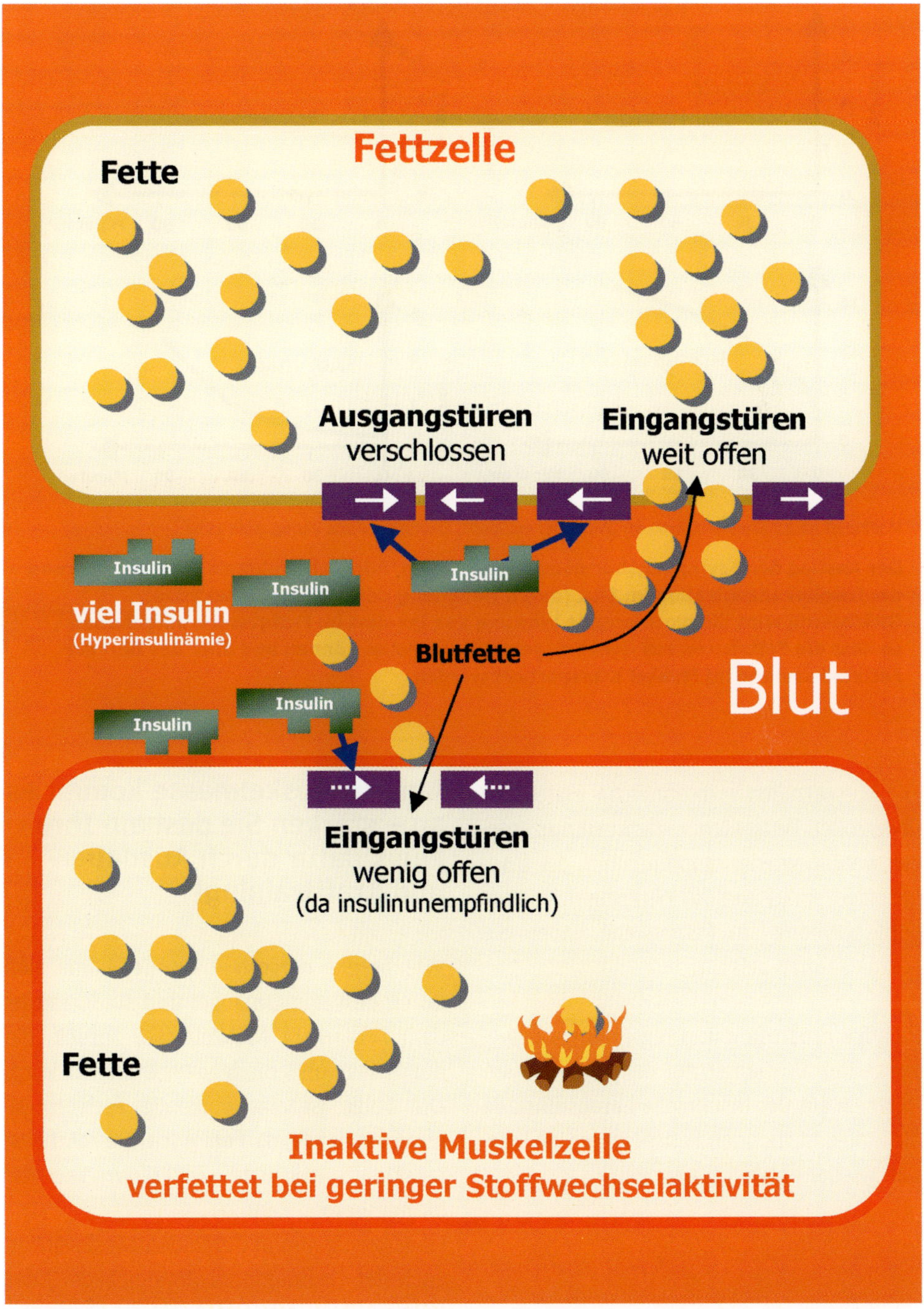

Veränderung der Hormon- und Fettsäurenkonzentration im Blut bei sportlicher Belastung

(60-70% der Maximalbelastung)

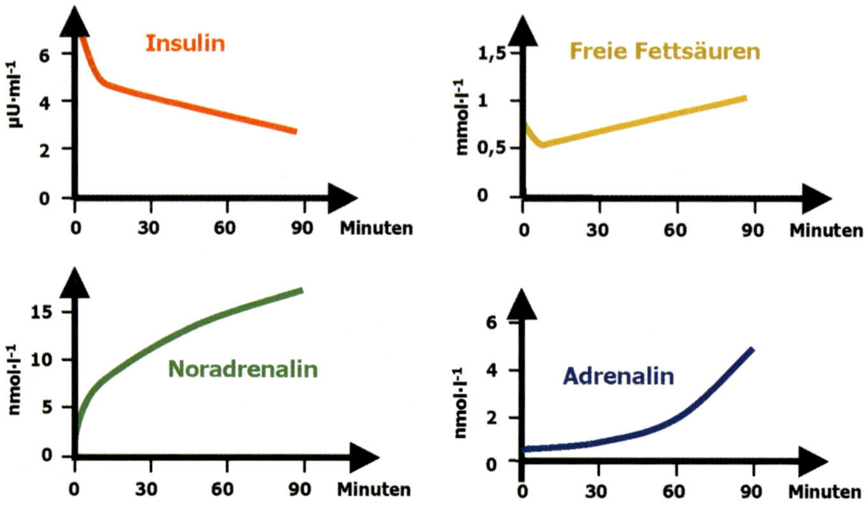

Modifiziert nach: Shephard/Åstrand, „Ausdauer im Sport", Deutscher Ärzte-Verlag, Köln 1993

Der Anstieg der Bewegungshormone Noradrenalin/Adrenalin führt zu einer Blockierung der Insulinkonzentration im Blut (durch Hemmung der Bauchspeicheldrüse). Gleichzeitig wird die blockierende Wirkung des Insulins im Fettgewebe aufgehoben, so dass die Fettsäuren aus dem Fettgewebe austreten können und über das Blut zur Fettverbrennung im Muskel transportiert werden.

Die Muskelzellen verbrennen als erstes ihre übergroßen Fettspeicher, die Insulinrezeptoren werden wieder empfindlicher, der Insulinspiegel sinkt, und die Wirkung der Bewegungshormone am Fettgewebe haben Sie gerade kennen gelernt.

Richtige Ernährung und regelmäßige Bewegung sind also langfristig der Weg, der erfolgreich aus der Insulinfalle herausführt, da die krank machenden Fettspeicher sich langsam wieder entleeren können.

Auf die Muskelmasse kommt es an – stärken Sie deshalb Ihre Muskulatur durch Ausdauer- und Krafttraining!

Wie bereits dargestellt wurde, bildet sich durch Bewegungsmangel und ab 30 mit jedem Lebensjahr Muskelmasse zurück, die durch Fett und Bindegewebe ersetzt wird. Die Folge ist eine sinkende Fettverbrennungskapazität, da Fett nur in der Arbeitsmuskulatur mit vielen Zellkraftwerken verbrannt werden kann.
Gleichzeitig nimmt durch den Muskelabbau auch der Grundumsatz (Energiebedarf) des Körpers ab.

Wird die Nahrungszufuhr diesem erniedrigten Energiebedarf nicht angepasst, führt dies zu einer Überschuss-Energiebilanz, so dass die meisten Erwachsenen mit jedem Lebensjahr ca. 0,5 kg an Körpergewicht zunehmen.

Dieser Prozess des Muskelabbaus kann durch ein regelmäßiges moderates Ausdauer- und Krafttraining deutlich verlangsamt, aufgehalten oder rückgängig gemacht werden.

Voraussetzung für alle Trainingsaktivitäten ist die Beachtung des biologischen Grundprinzips der Anpassung nach Roux (siehe Abbildung), bei der Training und Erholung jeweils alternierend durchgeführt werden müssen, um einen positiven Trainingseffekt zu erzielen. Zu häufiges und dem Körperniveau nicht angepasstes Training führt zu den negativen Effekten eines Übertrainings.

Krafttraining

Wussten Sie, dass der Mensch über 650 Muskeln besitzt, die alle bewegt werden wollen?

Die Muskulatur hat mehrere wichtige Funktionen: Sie dient in erster Linie der Bewegung und trägt indirekt maßgeblich zu einem gesunden Fett- und Zuckerstoffwechsel bei, denn **Fett kann nur in der Muskulatur verbrannt werden**.

Jeder Mensch besitzt eine genetisch festgelegte Mischung aus zwei verschiedenen Arten von Muskelfasern, die jeweils unterschiedliche Aufgaben erfüllen:

- Die **langsamen Ausdauer-Muskelfasern**, die bei ausdauernden Muskelaktivitäten (wie z.B. Wandern, Walken, Laufen ...) arbeiten, und
- die **schnellen Kraft-Muskelfasern**, die für Kraft-Arbeiten zuständig sind.

Biologische Anpassungsreaktion durch Training

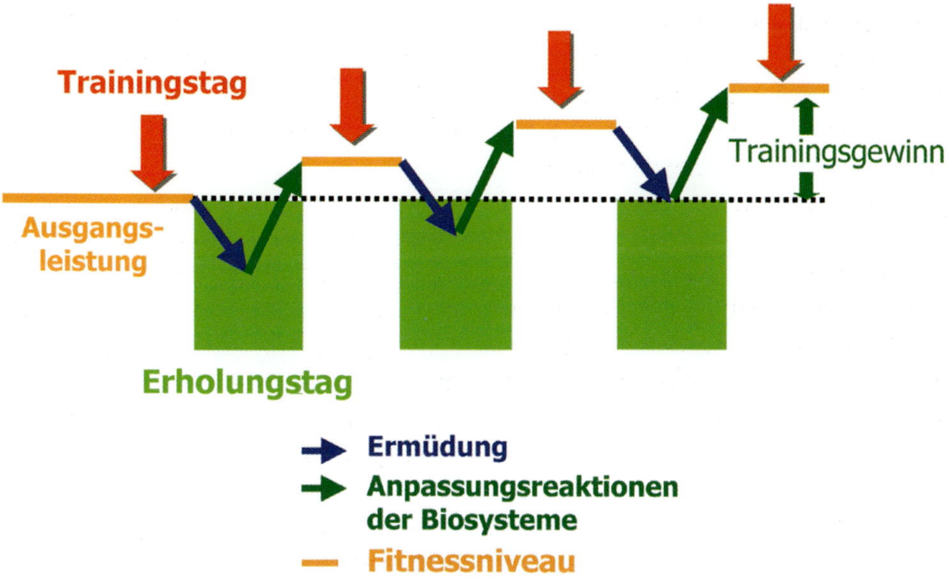

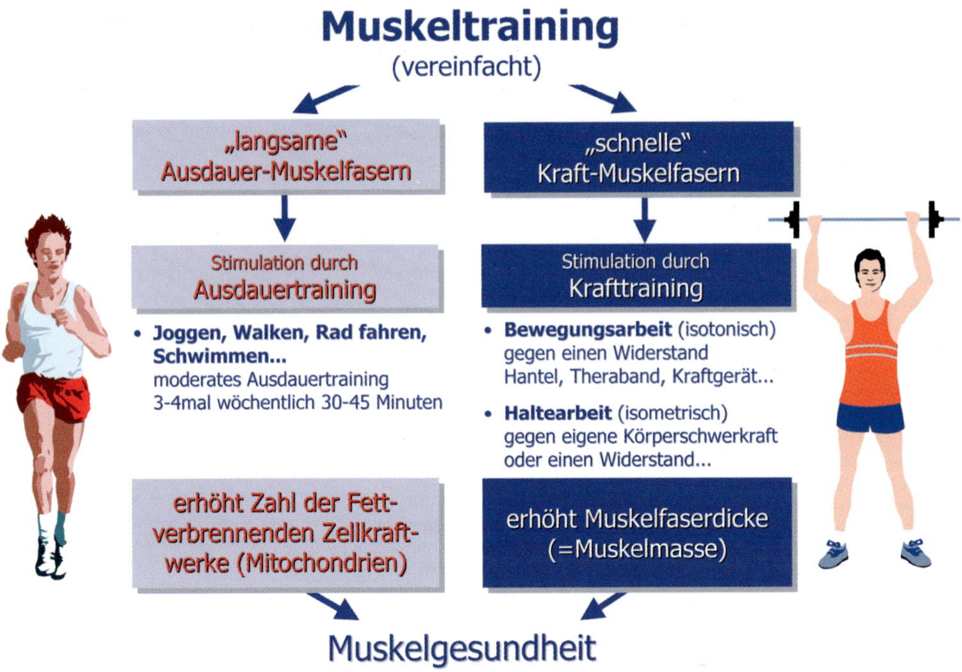
Muskeltraining
(vereinfacht)
„langsame" Ausdauer-Muskelfasern
„schnelle" Kraft-Muskelfasern
Stimulation durch Ausdauertraining
Stimulation durch Krafttraining
• Joggen, Walken, Rad fahren, Schwimmen...
moderates Ausdauertraining
3-4mal wöchentlich 30-45 Minuten
• Bewegungsarbeit (isotonisch)
gegen einen Widerstand
Hantel, Theraband, Kraftgerät...
• Haltearbeit (isometrisch)
gegen eigene Körperschwerkraft
oder einen Widerstand...
erhöht Zahl der Fett-verbrennenden Zellkraft-werke (Mitochondrien)
erhöht Muskelfaserdicke (=Muskelmasse)
Muskelgesundheit

Beide Anteile unserer Muskulatur müssen trainiert werden, die langsamen Muskelfasern durch Ausdauertraining, die schnellen Muskelfasern durch Krafttraining.

Während durch Ausdauertraining die Zahl der fettverbrennenden Zellkraftwerke (Mitochondrien) in den „langsamen" Muskelfasern erhöht wird, wird durch Krafttraining der Umfang der schnellen Muskelfasern gesteigert und so ein Muskelzuwachs erreicht. Auch dem **Krafttraining** kommt somit eine wichtige stoffwechselunterstützende Wirkung zu: Die aufgebaute Muskelmasse erhöht – selbst in Ruhe – den Grundumsatz und kann so zusätzlich Kalorien verbrennen. Gleichzeitig wird dem altersbedingten Abbau der Muskelmasse entgegen gewirkt.

Funktion der Muskulatur

Fast alle Muskeln sind funktionell als Paar **(Arbeiter und Gegenarbeiter)** angelegt. Wenn ein Muskel (Arbeiter = Agonist) eine Bewegung (z.B. Beugung) durchführt, kann diese durch den Gegenarbeiter (Antagonisten) wieder rückgängig gemacht werden (Streckung). Das Kräfteverhältnis von Arbeiter und Gegenarbeiter ist gleichmäßig aufeinander abgestimmt, so dass sie sich zueinander in einer Kraft-Balance befinden.
Bei einem Krafttraining ist es daher wichtig, sowohl den Agonisten als auch seinen Antagonisten (z.B. Bauch und Rückenmuskulatur) zu stärken, um muskulären Dysbalancen, also einem Ungleichgewicht der Muskulatur-Paare, vorzubeugen.

Fitness-Studio

Ein Fitnessstudio unter qualifizierter Leitung ist sehr gut geeignet, den Körper betreffend Ausdauer- und Krafttraining fit zu halten. Bei einem vielseitigen Krafttrainings-Gerätepark und einem abwechslungsreichen Kursangebot mit z.B. Aerobic, Muskelstraffungsprogrammen und Gymnastik wird nicht nur Gelegenheit zur Muskelkräftigung, sondern auch für ein moderates Ausdauertraining (Fahrradergometer, Laufband, Spinning, Step-Aerobic) gegeben. Die meisten Studios bieten ein ausführliches und kostenloses Probetraining an, in dem Ihnen ein Ausdauertest (Fahrradergometer) und eine genaue Einweisung in die Geräte mit individueller Einstellung geboten wird.
Auf diese Weise erhalten Sie schon vor Beginn des Trainings eine Einschätzung Ihrer Leistungsfähigkeit und, darauf aufbauend, erste Trainingstipps (z.B. Dosierung der Gewichte, Geräteeinstellung).
Vor Aufnahme jeder sportlichen Betätigung ist es sinnvoll, mit seinem Hausarzt die entsprechenden Aktivitäten durchzusprechen. Bei einem Vertragsabschluss erhalten Sie einen speziell für Sie angepassten Trainingsplan, der nach ihren Zielen (Fettverbrennung, Herz-Kreislauf-Training, Muskelaufbautraining ...) und Leistungsfähigkeit erstellt wird. Diese Trainingspläne müssen in regelmäßigem Abstand dem Leistungsfortschritt angepasst werden.

Kriterien für die Wahl eines Fitnessstudios:

- Nicht immer ist das teuerste auch das beste Studio. Entscheiden Sie sich für ein Fitnessstudio, dass Ihren Zielsetzungen und atmosphärischen Ansprüchen entspricht. Für ein Langzeit-Abonnement sollten Sie sich nur dann entscheiden, wenn Sie sich wohl und kompetent betreut fühlen.
- Die Trainer sollten qualifiziert sein (Sportlehrer, sportärztliche Mitbetreuung), Ihre Fragen beantworten können und sich Zeit für Sie nehmen.
- Die Geräteausstattung sollte so großzügig bemessen sein, dass Sie Ihr Trainingsprogramm ohne große Wartezeiten absolvieren können.

Tipps zum Krafttraining im Fitnessstudio

- Vermeiden Sie bei jeder körperlichen Aktivität einen „Kaltstart", indem Sie Ihre Muskulatur durch ein Vorprogramm aufwärmen.
- Lassen Sie sich Übungen an Geräten gut erklären und achten Sie immer auf eine rückengerechte Haltung (Trainingskontrollen in regelmäßigen Abständen).

Das Training zu Hause

Um die Muskulatur moderat zu kräftigen, muss man nicht unbedingt in einem Fitnessstudio trainieren. Schon mit wenigen Geräten, wie z.B. einem **Thera-Band** (s. Abb.), Hanteln oder dem eigenen Körpergewicht, lässt sich die Muskulatur effektiv stärken.

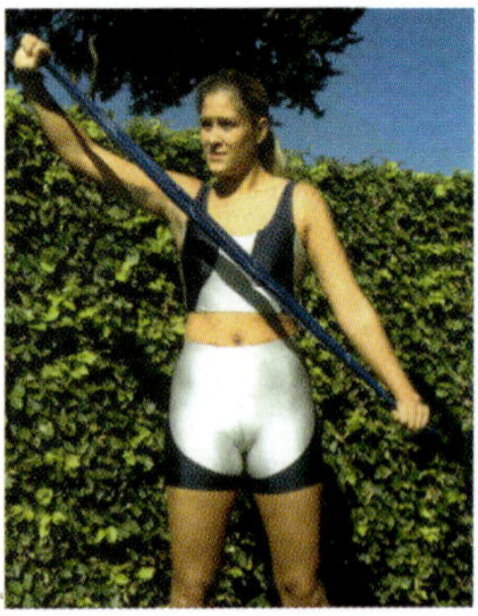

Da es den Rahmen dieses Buches sprengen würde, für jede Muskelgruppe eine passende Kräftigungsübung vorzustellen, haben wir uns auf zwei Übungen für die Arm- und Beinmuskulatur beschränkt. Weitere Übungsbeispiele sind in der zahlreichen Literatur zum Thema Krafttraining zu finden.

Übung für die Armmuskulatur (Bizeps, Armbeuger)

Ausgangsposition:
Fixieren Sie Ihre Ellenbogen im hüftbreiten Stand neben der Taille. Fassen Sie mit Ihren Händen etwa schulterbreit z.B. einen Besenstiel (oder je eine Hantel).

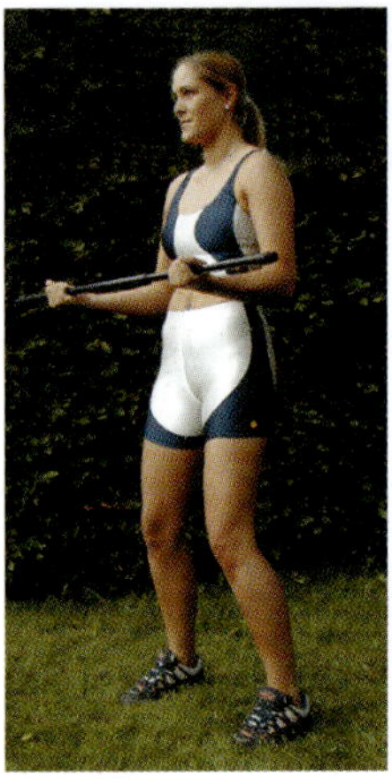

Beugen Sie die Arme langsam, bis eine Anspannung im Oberarm zu spüren ist, und gehen Sie dann langsam wieder in die Ausgangposition zurück.
Achten Sie darauf, dass Sie mit der Bewegung nicht in den Rücken ausweichen, d.h. der Rücken bleibt gerade. Wiederholen Sie diese Übung 8 bis 24 mal.

Übung für die Arm- und Rückenmuskulatur: Liegestütze

Bei dieser Übung sollten Ihr Bauch und Gesäß stets angespannt sein. Der Rücken bleibt gerade.

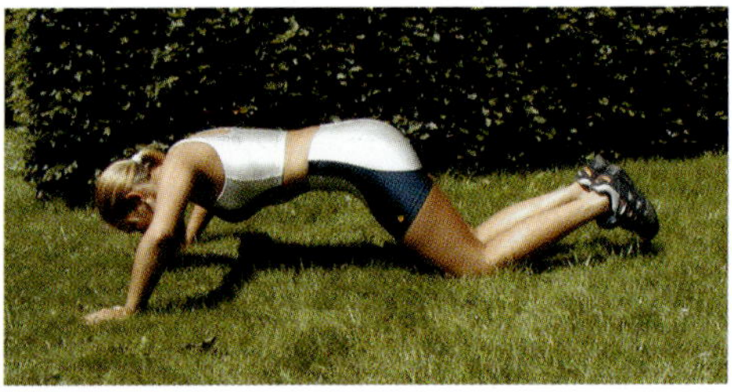

Ausgangsposition: Knien Sie sich auf den Boden, beugen Sie sich nach vorne und setzen Sie die Hände etwas mehr als schulterbreit so auf, dass Rücken und Kopf eine gerade Linie bilden.

Die leicht gebeugten Arme werden nun langsam gestreckt und wieder gebeugt.

Die Übung sollte je nach Trainingszustand 8 bis 16mal wiederholt werden. Je weiter der Abstand der Knie zu den Händen ist, desto mehr Kraft muss aufgebracht werden.

Übung für die Rücken- und Bauchmuskulatur

Diese Übung ist sehr gut geeignet, um Ihre Haltemuskulatur – die Bauch- und Rückenmuskulatur – zu stärken und Sie somit vor Rückenleiden zu schützen.

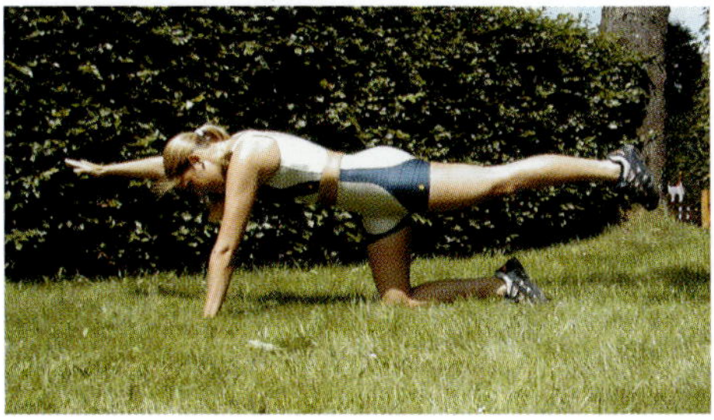

Nehmen Sie die ***Ausgangsposition*** der vorherigen Übung ein, Ihr Rücken ist gerade, und die Bauchmuskulatur ist angespannt. Nun heben Sie einen Arm und das entgegengesetzte Bein waagerecht an, so dass ein Bein, der Kopf und ein Arm eine Linie bilden. Auf diese Weise wird nicht nur die Rücken- und Gesäßmuskulatur gekräftigt, sondern auch das Gleichgewicht geschult.
Sie sollten die Spannung für 10 bis 20 Sekunden halten (danach Seitenwechsel).

Übung für die Beinmuskulatur

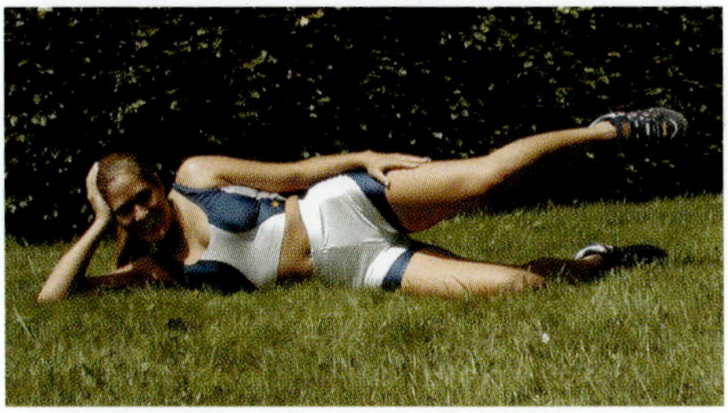

Ausgangsposition: Legen Sie sich in eine Rechts-Seitlage, stützen Sie den Kopf auf eine Hand auf und ziehen Sie die leicht gebeugten Knie etwas nach vorne. Heben Sie nun das obere Bein an (die Knie bleiben parallel zueinander), und senken Sie es danach langsam wieder ab. Wiederholen Sie diese Übung 12 bis 16mal und wechseln Sie danach in eine Links-Seitlage.

Übungsvariation: Um die Belastungsintensität zu steigern, könnten Sie Ihre Knöchel zusätzlich mit einem Thera-Band zusammenbinden.

Tipps zum Krafttraining

- Wärmen Sie sich vor jedem Krafttraining durch ein mind. 10-minütiges Walken, Rad fahren oder leichtes Joggen auf. Das eigentliche Ausdauertraining sollte immer nach, nie vor dem Krafttraining erfolgen.
- Führen Sie die Kraft-Übungen stets langsam, sanft und ohne Schwung durch.
- Achten Sie auf eine gleichmäßige Atmung, vermeiden Sie Pressatmung.
- Um Muskelverkürzungen vorzubeugen, sollten Sie die beanspruchte Muskulatur nach jedem Krafttraining dehnen. Bei der Dehnung sollte nur ein leichter Dehnungszug und kein Schmerz zu spüren sein.

Ausdauersport

Ein Effekt regelmäßigen Bewegungstrainings ist die Verbesserung der Fettverbrennung durch eine Zunahme der Zellkraftwerke in den Muskelzellen.
Sie können also durch Ausdauer-Bewegung deutlich mehr Fett verbrennen als ein Sitzmensch und bringen so Ihre Fettdepots zum Schmelzen.
Entscheidend sind hier die Leistungskapazität Ihrer Muskulatur und die Sauerstoffaufnahmekapazität, allgemein als körperliche Fitness bekannt.

Einige Beispiele für den Energieverbrauch bei unterschiedlichen Tätigkeiten entnehmen Sie bitte der Abbildung (Nordic Walking = Walking mit Wanderstöcken). Auch wenn es sich bei den aufgeführten Beispielen um Anhaltswerte handelt, die je nach Körpergewicht, Trainingszustand (Sauerstoffaufnahmekapazität/Muskelmasse) und Alter variieren, zeigen die Zahlen eindrucksvoll, wie länger andauernde Bewegung unseren Energieverbrauch ankurbelt und damit Pfunde purzeln lässt.

Tätigkeit	Kalorienverbrauch pro Stunde (bei 70-90 kg Körpergewicht)
Gehen	ca. 190-240 kcal
Rad fahren (15 km/h)	ca. 370-480 kcal
Walken/Wandern (6 km/h)	ca. 420-540 kcal
Nordic Walking	ca. 480-600 kcal
Laufen/Joggen (9 km/h)	ca. 650-850 kcal

2.000 kcal pro Woche: Verbessern Sie Ihre Vitalbilanz mit dem Fettkiller Bewegung

Der Weg, über Ausdauerbewegung Gewicht zu reduzieren, funktioniert bereits mit zügigem Wandern, Walken (schnellem Gehen), langsamem Joggen oder Fahrrad fahren. Es ist erwiesen, dass ein zusätzlicher Energieverbrauch durch ein gut dosiertes und regelmäßiges Ausdauertraining von 2.000 kcal pro Woche für eine langfristige Gewichtsreduktion und eine Gesunderhaltung des Körpers bis ins hohe Alter optimal ist.

Auf zur Bewegung: Der Einstieg

Der erste Schritt ist der wichtigste und Sie sollten langsam und mit Spaß beginnen. Auch wenn Sie Anfänger sind – jede richtig dosierte Ausdauer-Aktivität fördert Ihre Gesundheit und steigert über eine Zunahme der Muskelmasse kontinuierlich Ihren Energieverbrauch.
Schon durch kleine Veränderungen im Alltag kommt ein nettes Sümmchen an Verbrennungskalorien zusammen. Gehen Sie so

Gesundheitsstoffwechsel durch Bewegung

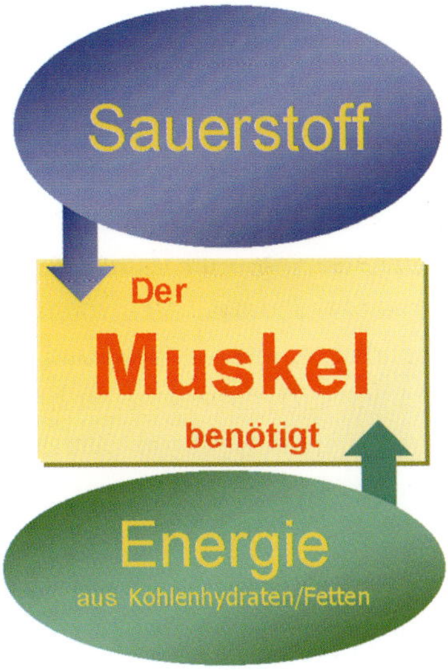

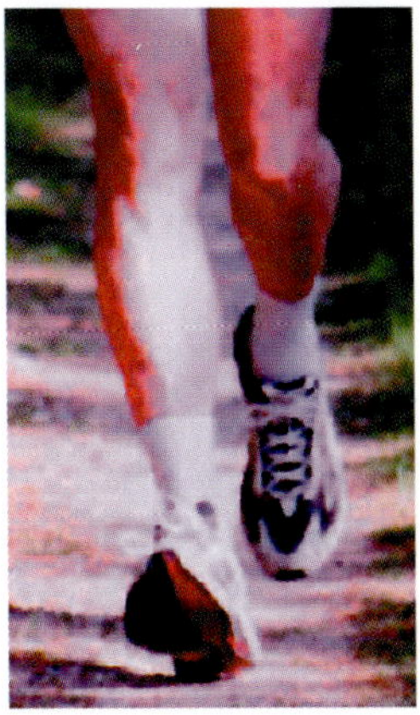

Verbrauch von 2.000 kcal pro Woche optimal

oft wie möglich zu Fuß, parken Sie Ihren Wagen etwas weiter weg, verzichten Sie auf den Aufzug und übernehmen Sie öfter mal den Hausputz oder die Gartenarbeit. Denken Sie daran: Bereits kleine Alltagsaktivitäten, zusätzliche Schritte, ein kleiner Umweg und, und, und ... bewirken viel.

Programmieren Sie sich auch mental vom bequemen Sitzmenschen zum aktiven Bewegungsmenschen um.

Optimale Belastung zur Steigerung des Energieverbrauchs

Einen relativ hohen Effekt erzielt man, indem man eine Belastungsform wählt, die man auf Dauer regelmäßig im Sauerstoffüberschuss (d.h. „laufen ohne zu schnaufen") unter Einsatz von möglichst viel mit der Zeit antrainierter Muskelmasse durchführen kann. Am weitesten verbreitet sind Walken und Joggen, da die eingesetzte Bein- und Pomuskulatur bereits ca. 60–70% unserer Körpermuskulatur ausmacht und diese Bewegungsarten nur geringe technische Anforderungen an Sie stellen. So ist das Walken bereits eine optimale Methode, Kalorien zu verbrennen und dabei die Gelenke, besonders bei übergewichtigen Personen, zu schonen.

Beim Walken/Laufen hängt der Gesundheitsgewinn in erster Linie von der zurückgelegten Strecke und nicht von der Geschwindigkeit ab.

Den Erfolg von regelmäßiger Bewegung werden Sie schon nach einigen Wochen deutlich erkennen: Ihr Gewicht verändert sich positiv, Sie fühlen sich dynamischer, zufriedener und – einfach gesünder!

Bewegung contra Jo-Jo

Mit jeder Gewichtsabnahme geht natürlicherweise auch Muskelmasse verloren (250g Muskelmasse pro kg Übergewicht), was Ihre Verbrennungskapazität an Fett etwas verringert. Dieser Verlust an aktiver Muskelmasse kann durch eine begleitende

Bewegung im Rahmen einer Ernährungsumstellung deutlich reduziert werden, was Ihre Kalorienbilanz verbessert. Damit wird dem Jo-Jo-Effekt vorgebeugt.
Eine dauerhafte Gewichtsnormalisierung nach einer Ernährungsumstellung ist nur durch ein regelmäßiges Bewegungsprogramm zu erhalten.

Nahrungsumstellung leicht gemacht - Bewegung macht Appetit auf Gesundes!

Wenn der Körper auf Dauer durch industriell gefertigte fett- und zuckerreiche Nahrung übersättigt und durch Bewegungsmangel träge geworden ist, verkümmert auch sein „7. Sinn" für die Wahrnehmung eines gesunden Vital- und Nährstoffbedarfes. So essen wir oft aus purer Lust und das, wozu uns die Werbung verführt. Leider schmecken Fett und Süßes besonders gut, Fast Food ruft nach mehr, Alkohol als Lösungsmittel lockert nicht nur Zunge und Geist, sondern auch die Geschmacksnerven. Diese „Geschmacksverirrung" führt direkt in die Übergewichtsfalle.

Wird der Körper allerdings durch regelmäßigen moderaten Ausdauersport beansprucht, benötigt er zur Wiederherstellung bzw. Steigerung seiner Leistungsfähigkeit vitale Nährstoffe, die er über seine somatische Intelligenz einfordert – der Appetit auf gesunde Nahrung steigt ganz automatisch.
Sportliche Menschen führen meist entsprechend ihren natürlichen Bedürfnissen einen gesunden Lebensstil, verzichten ganz von selbst auf häufiges fettreiches Essen, Zigaretten und Alkohol, da ihre natürliche Körperintelligenz durch ein angemessenes Bewegungstraining ständig neu aktiviert wird und sich so ihr Appetitverhalten ändert.

Erlangen Sie Vitalität und Lebensqualität bis ins hohe Alter

Ein regelmäßiger und moderater Ausdauersport hat positive Auswirkungen auf nahezu alle Körperfunktionen. Er beeinflusst nicht nur unser Körpergewicht positiv, sondern auch den gesamten Stoffwechsel, das Herz-Kreislauf-, Nerven- und Immunsystem, die Lungenkapazität, das Atemvolumen, die Knochendichte, die Sehnen und Gelenkknorpel wie auch die Psyche. Er bringt Körper, Seele und Geist so dauerhaft ins „Gleich-Gewicht".

So zeigt z.B. Prof. Dr. med. Gerhard Uhlenbruck, Immunbiologe von der Universität Köln, in seiner Arbeit, dass die Funktionsfähigkeit unseres Immunsystems – speziell die Abwehr von Krankheitserregern und Krebszellen – durch regelmäßigen Ausdauersport um bis zu 50% gesteigert werden kann – und das rund um die Uhr.

Zusammengefasst lautet die Botschaft: Ausdauersport in Kombination mit Ernährungsumstellung vertreibt Übergewicht und steigert Ihre Lebensqualität bis ins hohe Alter – Sie können so nach der wissenschaftlichen Feststellung von Prof. Dr. Wildor Hollmann 20 Jahre lang 40 sein!

Ausdauersport

Fettgewebe - Stoffwechsel

- bringt Fettdepots zum Schmelzen
- optimiert Triglycerid- und Cholesterinwerte
- reguliert den Leberstoffwechsel
- beugt der Arteriosklerose vor
- schont den Insulinvorrat
- schützt vor Diabetes

Lunge, Atmung, Blut

- steigert das Lungenvolumen um bis zu ca. 30%
- steigert die maximale Sauerstoffaufnahme um 20 bis 35%
- erhöht die Versorgung des gesamten Körpers mit Sauerstoff
- steigert die Sauerstofftransportkapazität der roten Blutkörperchen

Herz-Kreislauf

- stärkt den Herzmuskel
- fördert die Durchblutung des Herzens
- senkt Blutdruck und Puls
- beugt Herzinfarkt und Schlaganfall vor
- macht die Blutgefäße elastischer

Muskulatur, Knochen

- stärkt die Muskulatur
- steigert die Funktionsfähigkeit der fettverbrennenden Zellkraftwerke in der Muskulatur
- beugt Bandscheibenvorfällen und Haltungsschäden vor
- stärkt die Knochenstrukturen
- beugt der Osteoporose vor

Außerdem

- steigert die Funktionstüchtigkeit des Immunsystems um bis zu ca. 50%
- fördert die Erholungsfähigkeit
- baut Stresshormone ab
- stärkt das Selbstwertgefühl
- macht geistig aktiver und kreativer
- hilft bei Problemlösungen

kurz: Ausdauersport vertreibt Übergewicht und steigert Ihre Lebensqualität bis ins hohe Alter!

Übungen im Wasser

Bei verletzungsanfälligen Personengruppen und bei Übergewichtigen sollte vor Aufnahme eines Kraft- bzw. Ausdauertrainings zunächst ein gezieltes Aufbautraining durchgeführt werden, um eine Überlastung von Bändern und Gelenken zu vermeiden.
Für das Aufbautraining bieten sich neben der beliebten Sportart Schwimmen besonders Übungen im Wasser an – die so genannte „Aqua-Fitness“.

Aqua-Fitness

Die charakteristische Größe beim Aqua-Fitnesstraining ist der Wasserwiderstand.
Gezielte Übungen gegen diesen steigern die Bewegungsfähigkeit und sorgen für eine Kräftigung und den schonenden Aufbau von Muskulatur bei minimaler orthopädischer Belastung. Die Übungen werden häufig zum Rhythmus von Musik durchgeführt, was Spaß macht und für Entspannung sorgt. Der Einsatz von Geräten wie Hanteln, Schwimmbrettern, „Nudeln“ oder Stäben sorgt für Abwechslung bei den Übungen und ermöglicht das gezielte Trainieren einzelner Muskelgruppen.

Aqua-Jogging

Besonders empfehlenswert als vorgelagertes Lauftraining ist eine bestimmte Form der Aqua-Fitness, das Aqua-Jogging, dessen Bewegungsablauf mit dem des herkömmlichen Joggens vergleichbar ist. Im Unterschied zum Joggen an Land trägt der Trainierende beim Aqua-Jogging einen so genannten „Auftriebsgürtel“, hat keinerlei Bodenkontakt und tritt so „ins Leere“, was einen Muskelaufbau und eine Herz-Kreislauf-Stimulation bei reduzierter Gelenkbelastung ermöglicht. Es besteht hier so gut wie keine Verletzungs- und Gelenküberlastungsgefahr.

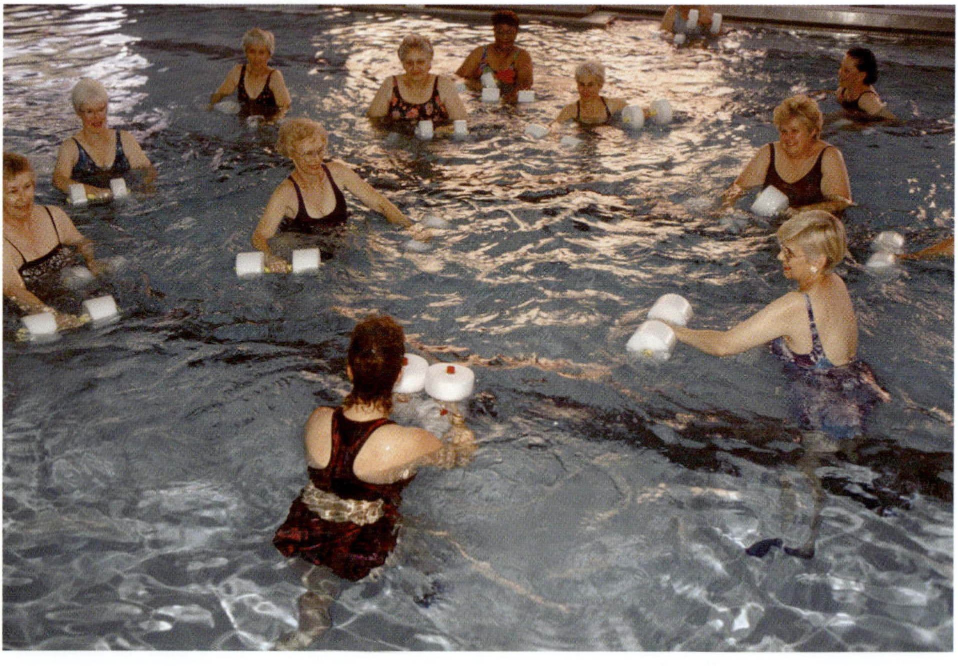

Genutzt als ergänzendes Aufbautraining für Sportler, die nach Verletzungen oder in intensiven Trainingsphasen die orthopädische Belastung reduzieren müssen oder wollen, eignet sich das Aqua-Jogging so auch speziell für übergewichtige Personen und ältere Menschen.

Kurse zur Aqua-Fitness und zum Aqua-Jogging werden in fast allen Bädern von den Badmitarbeitern und durch die ortsansässigen Vereine angeboten.

Walken/Joggen für Einsteiger

Wie auf den vorhergehenden Seiten erläutert, ist der moderate Ausdauersport eine langfristige und gesunderhaltende Maßnahme.

„Laufen statt Schnaufen"

Es ist zunächst wichtig, mit dem Vorurteil des „hechelnden" Joggers aufzuräumen, denn Ausdauersport ist nur dann eine große Anstrengung, wenn Sie den typischen Anfängerfehler begehen: Sie bewegen sich zu schnell und überfordern Ihren Körper. Dies führt dazu, dass Sie - statt der genannten positiven Auswirkungen – Beschwerden verspüren und schnell die Lust an Bewegung verlieren.

Dies ist auch der Grund dafür, warum ein Lauftraining nicht ohne vorherige Anleitung und Basiswissen durchgeführt werden sollte.

Walken und Laufen bei Übergewichtigkeit

Das Bewegen und Tragen des eigenen Körpergewichts stellt beim Laufen eine erhöhte Beanspruchung dar, was bei untrainierten und/oder übergewichtigen Personen bereits zu einer Überforderung der Herz-Kreislaufsituation und ggf. zu Gelenkbeschwerden führen kann.
Es kann deshalb erforderlich sein, mit einem Aqua-Fitnesstraining (siehe Seite160f.) oder einem Walking-Programm zunächst eine Basis-Fitness aufzubauen und Gewicht zu reduzieren und so das Herz-Kreislaufsystem auf die Belastung vorzubereiten.

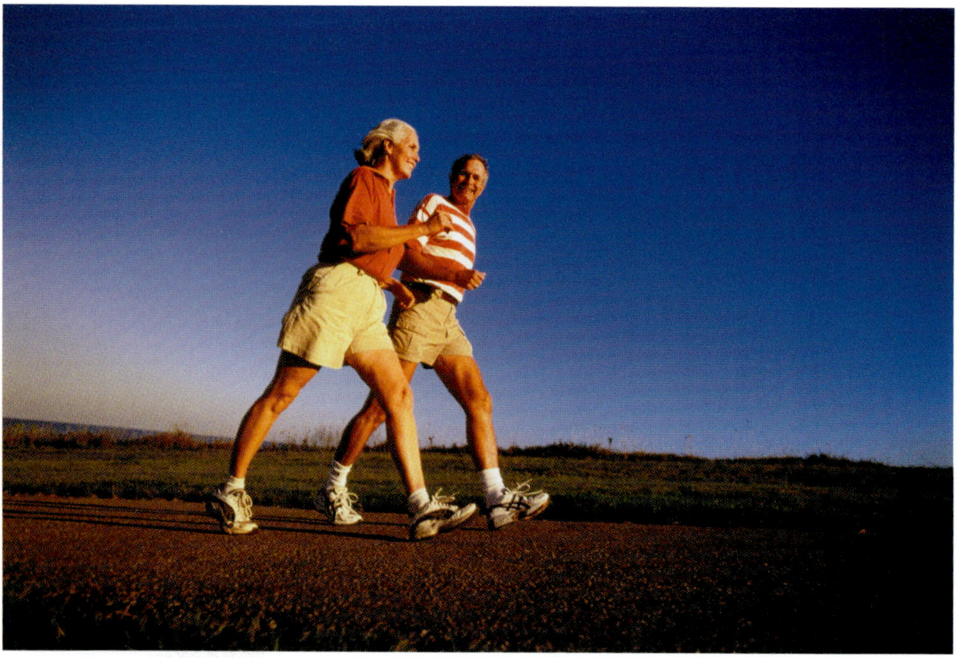

Ob und mit welcher Bewegungs-/Sportart Sie Ihr Ausdauertraining beginnen sollten, ist vor Beginn in jedem Fall durch einen Arzt zu klären.

Ärztlicher Check-up

Durch eine ärztliche Untersuchung inklusive einem Belastungs-EKG können eventuell noch nicht bekannte Risikofaktoren erkannt und Ihre Leistungsfähigkeit geprüft werden. Auf der Basis der Untersuchungsergebnisse kann festgestellt werden, welche Einsteiger-Belastung für Sie geeignet ist.
Zudem erhalten Sie als Ansporn vom Arzt Ihre Ausgangswerte, die sie nach einem Vergleichszeitraum erneut bestimmen lassen können; Ihren persönlichen Benefit haben Sie dann auch schwarz auf weiß (z.B. niedrigerer Blutdruck, Ruhepuls, günstigere Blutfettwerte, geringeres Gewicht, verbesserte Lungenfunktion usw.).

Optimaler Bewegungspuls

Fett kann nur bei ausreichender Sauerstoffzufuhr verbrannt werden.

Wer sich zu schnell bewegt, reduziert deutlich seine Fettverbrennungsrate!

Ob Sie sich in der Fettverbrennungszone bewegen, lässt sich nur anhand Ihrer Pulsfrequenz feststellen. Bereits bei erstaunlich niedrigen Pulsfrequenzen von ca. 110–120 Schlägen pro Minute funktioniert bei Anfängern die Fettverbrennung aus den Speichern Unterhaut und Bauchfett erfolgversprechend. Stark übergewichtige Personen sollten diesen Pulskorridor nicht überschreiten, um eine Überbelastung des Herz-Kreislaufsystems sowie der Gelenke zu vermeiden. Der Normal- bzw. leicht Übergewichtige kann mit einer Pulsfrequenz bis zu 130 Schlägen pro Minute (+/– 5 Schläge) jedoch grundsätzlich nichts falsch machen.

Wer es genauer wissen möchte, kann seinen optimalen Trainingspuls, der sich individuell aufgrund von Geschlecht, Alter, Trainingszustand, Gewicht und Ruhepuls unterscheidet, anhand der Trainingspulsempfehlungen nach Dr. Lagerström bestimmen (Grafik Seite 164).
Beim Wandern können Sie auf das Tragen einer Pulsuhr verzichten, da Sie die Fettverbrennungszone nicht verlassen.
Für das Walken oder Laufen ist die Benutzung eines Pulsmessgerätes ratsam um die Fettverbrennungszone nicht zu überschreiten.
An der Pulsuhr können Sie eine untere und obere Pulsgrenze einstellen, bei deren Unter- bzw. Überschreitung ein Signalton ausgelöst wird. Konzentrieren Sie sich nicht ausschließlich auf die Herzfrequenz. Hören Sie auch auf Ihr subjektives Belastungsempfinden, welches Ihnen schon sehr genau anzeigt, ob Sie zu schnell laufen, auch wenn der Puls noch nicht zu hoch ist. Folgen Sie ihrem Körpergefühl.

Empfehlung:

Für eine optimale Fettverbrennung empfehlen wir Ihnen, sich täglich ca. 30 Minuten bzw. 3 bis 4 mal die Woche 40 bis 60 Minuten lang ausdauernd zu bewegen. 2 Stunden vor dem Lauftraining sollten Sie nichts essen und vor und nach jedem Lauf ausreichend Mineralwasser trinken.

TRAININGSPULS-EMPFEHLUNGEN

Laufen

		untrainiert	mäßig trainiert	ausdauer-trainiert	Leistungs-sport
Ruhepuls + (220 - 3/4 Alter - Ruhepuls)	**x**	0,6	0,65	0,7	0,75

Beispiel: 40 Jahre, Ruhepuls 75, untrainiert

Berechnung der **Trainingspulsobergrenze** nach Dr. Lagerström:

75 + (220 – (3/4 x 40) - 75) x 0,6
= 75 + (220 - 30 - 75) x 0,6
= 75 + 115 x 0,6
= 75 + 69 = **144**

Die **Trainingspulsobergrenze** liegt im Beispiel bei **144** Schlägen pro Minute. Der **Fettverbrennungspuls** liegt 10 Schläge darunter, also bei **134** Pulsschlägen pro Minute.

Da Sie beim Training möglichst nicht mehr als 5 Schläge von Ihrem persönlichen Fettverbrennungspuls abweichen sollten, befindet sich der optimale **Trainingspulskorridor** für die im Beispiel genannte Person also bei **129-139** Schlägen pro Minute.

Equipment

Zur Ausübung von Ausdauersport sind neben einer Pulsuhr eine der Jahreszeit angemessene atmungsaktive Trainingskleidung sowie geeignete Laufschuhe wichtig, die nach individueller Beratung in Fachgeschäften erworben werden sollten.

Empfehlenswert für den Schuhkauf sind Sportgeschäfte, in denen ein Laufband zur Analyse zur Verfügung steht. Nehmen Sie dazu alte Schuhe mit: Der Berater kann hieran Fußfehlstellungen erkennen und Ihnen entsprechende Laufschuhe, z.B. mit Pronations-Verstärkung anbieten. Zudem sollten die Schuhe immer ½ bis 1 Nummer größer gekauft werden, da der Fuß sich bei Wärme ausdehnt und Platz für die Abrollbewegung benötigt.

Und dann kann es losgehen: Aber bitte ganz langsam!

Praxis: Walken für Einsteiger

Der erste Schritt zur Bewegung ist das Gehen oder Walken, das als Vorbereitung für das Joggen dienen kann.

Walken ist lockeres, aber zügiges Gehen, bei dem die gleichen Muskelgruppen wie beim Laufen, jedoch mit geringerer Intensität beansprucht werden. Beim Walken entfällt die „Flugphase" (leichtes Abheben des Körpers vom Boden), wodurch eine Stauchbelastung der Sprung-, Knie- und Hüftgelenke vermieden wird. Walken ist daher für übergewichtige Personen als Einstiegssportart besonders gut geeignet, da die Gelenke sehr schonend beansprucht werden.

Durch einen zusätzlichen bewussten Einsatz der Muskelgruppen von Arm und Schultergürtel, ein etwaiges zusätzliches Belasten mit leichten Handgewichten oder durch das Walken mit maximaler Geschwindigkeit **(„Power Walking")** können

Trainingseffekt und Fettverbrennung noch gesteigert werden. Beim sog. **„Nordic Walking“** werden Wanderstöcke beim Gehen eingesetzt, um die Arme bewusst zu führen und die Hüfte, das Knie und das Sprunggelenk zu entlasten.

Einstiegsplan Walken

Die Walking-Intervalle sollten nach den angegebenen 2 Wochen (siehe Trainingsplan) weiterhin langsam gesteigert werden, bis Sie nach ca. 3 bis 4 Monaten ohne Mühe eine halbe Stunde zügig „durchwalken“ können. Nach dieser Zeit ist eine nochmalige medizinische Untersuchung empfehlenswert. Erhebt Ihr Arzt keine Einwände, können Sie nun mit langsamem Laufen beginnen.

Empfehlung:

Stark Übergewichtige sollten zur Gewichtsreduktion zunächst ein Aqua-Fitnesstraining bzw. Walking-Programm absolvieren und erst mit dem Laufen beginnen, wenn der BMI (siehe Ernährungsteil) auf bzw. unter 30 gesunken ist.
Der Grund: Überlastungen speziell am Bewegungsapparat können so vermieden werden und der menschliche Körper hat genügend Zeit, um seine Anpassungsreaktionen (Herz-Kreislauf, Muskulatur, Sehnen u.a.) erfolgreich umzusetzen.

Walking-Trainingsplan für Einsteiger

Dienstag	5-10 min dehnen	3 min zügig walken, 1 min ruhig gehen 5 x wiederholen	5-10 min dehnen
Donnerstag	5-10 min dehnen	4 min zügig walken, 1 min ruhig gehen 4 x wiederholen	5-10 min dehnen
Samstag	5-10 min dehnen	4 min zügig walken, 1 min ruhig gehen 4 x wiederholen	5-10 min dehnen
Sonntag	5-10 min dehnen	4 min zügig walken, 1 min ruhig gehen 4 x wiederholen	5-10 min dehnen
Dienstag	5-10 min dehnen	4 min zügig walken, 1 min ruhig gehen 5 x wiederholen	5-10 min dehnen
Donnerstag	5-10 min dehnen	5 min zügig walken, 1 min ruhig gehen 4 x wiederholen	5-10 min dehnen
Samstag	5-10 min dehnen	5 min zügig walken, 1 min ruhig gehen 4 x wiederholen	5-10 min dehnen
Sonntag	5-10 min dehnen	5 min zügig walken, 1 min ruhig gehen 5 x wiederholen	5-10 min dehnen

Anpassungsgeschwindigkeit verschiedener Körperstrukturen

Herz-Kreislauf-System	schnell
Muskulatur	
Bänder, Sehnen	
Knochen, Knorpel	langsam

Auch nichtübergewichtige Laufeinsteiger sollten zur Vermeidung von Überlastungsschäden die Trainingshäufigkeit nicht plötzlich von Null auf ein tägliches Training steigern.

Praxis: Laufen für Einsteiger

Wenn Ihr Arzt Ihnen „grünes Licht" für ein moderates Lauftraining gibt und Sie über eine Pulsuhr, angemessene Trainingsbekleidung und geeignete Laufschuhe verfügen, kann es losgehen.

Erstellen Sie einen Laufplan für 3 bis 4 Tage in der Woche und halten Sie die Termine besonders am Anfang unbedingt ein, damit Ihnen Bewegung zur guten Gewohnheit werden kann. Vermeiden Sie in der Anfangsphase Pausen von mehr als zwei Tagen, da sich sonst kein positiver Trainingseffekt aufbauen kann.

Vorsicht Übertraining: Wenn der Körper keine Zeit hatte, sich vor einem neuen Training von dem vorherigen zu erholen, schlägt das Training schnell in negativen Leistungsverlust um, falsch wäre also z.B. beim Anfänger ein tägliches Training.
Beginnen Sie Ihr Jogging nie mit einem „Kaltstart", sondern „wärmen" Sie Ihre Muskulatur und Bänder durch an- und entspannende Dehnübungen (Stretching) auf, für die Sie sich 5 bis 10 Minuten Zeit nehmen sollten. Führen Sie die Dehnübungen auch nach dem Lauf durch.

Starten Sie am ersten Tag mit einer Minute Laufen und einer Minute ruhigem Gehen im Wechsel und wiederholen Sie dies 7mal (Trainingsdauer 14 Minuten).
Versuchen Sie, locker und leicht zu laufen und nicht zu viel von sich zu verlangen. Steigern Sie Ihre Trainingszeiten moderat, denn die Anpassung Ihres Körpers an die neuen Anforderungen braucht Zeit. Bei individuell angepasster Trainingssteigerung werden Sie nach ca. 4 bis 5 Monaten 45 Minuten ohne „Gehpause" durchlaufen können.

Fazit: Ausdauertraining

Regelmäßiges Ausdauertraining ist nicht nur eine ideale Ergänzung bei der Gewichtsabnahme, sondern für Ihren Körper ein essentielles Bedürfnis. Die vielen positiven Auswirkungen von Ausdauersport auf den gesamten Organismus belegen dies. Entscheiden Sie sich also noch heute für eine regelmäßige Bewegung, die Ihnen Spaß macht, und führen Sie diese besonders in den ersten Monaten konsequent durch.

Erstellen Sie sich einen Trainingsplan und führen Sie ein Lauf- oder Walktagebuch, in dem Sie neben den Trainingszeiten auch Ihre Herzfrequenzen (besonders die morgendliche Herzfrequenz) und Ihr Gewicht notieren, um Ihren Erfolg zu dokumentieren.

Schon nach 4 bis 6 Wochen zeigen sich erste Erfolge. Sie werden sehen: Es hat sich gelohnt! Sie reduzieren Ihr Gewicht und fühlen sich stärker – körperlich und emotional.

Auf den Punkt gebracht

- Befreien Sie sich aus der Bequemlichkeitsfalle,
- übernehmen Sie Verantwortung für sich und Ihren Körper,
- programmieren Sie sich auf Abnehmen, das heißt Fettverbrennung,
- starten Sie ein Bewegungsprogramm mit Spaß,
- führen Sie ein Aktivitätentagebuch,
- belohnen Sie sich mit Ihrer Bewegungs-Sauerstoffdusche,
- erfreuen Sie sich beim Blick auf die Waage.

Wir wünschen Ihnen viel Erfolg und ein „bewegtes" Leben.

Weiter führende Erläuterungen zum Thema Bewegung erhalten Sie im Praxisratgeber „Gesund - Vital - Schlank", ebenfalls erschienen im Deutschen Ärzte-Verlag (ISBN 3-7691-1164-8).

Vital-Praxis-Seminare

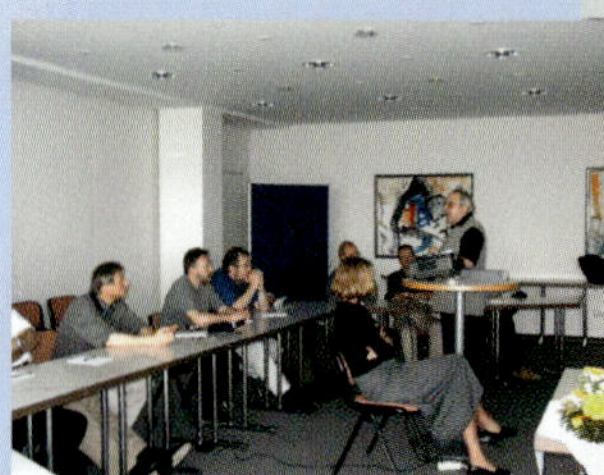

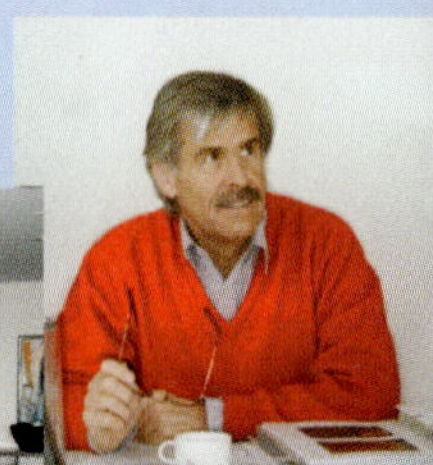

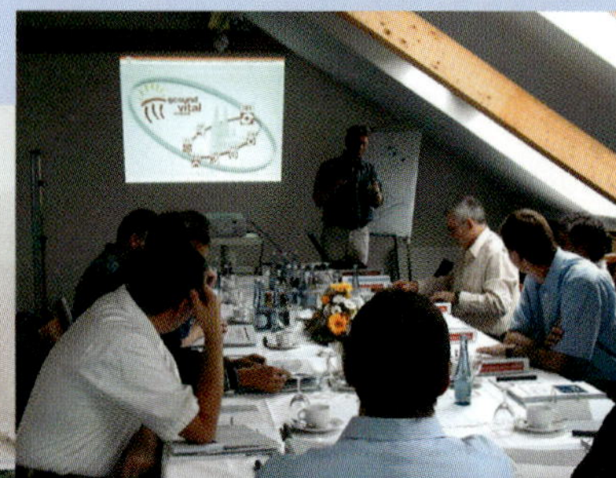

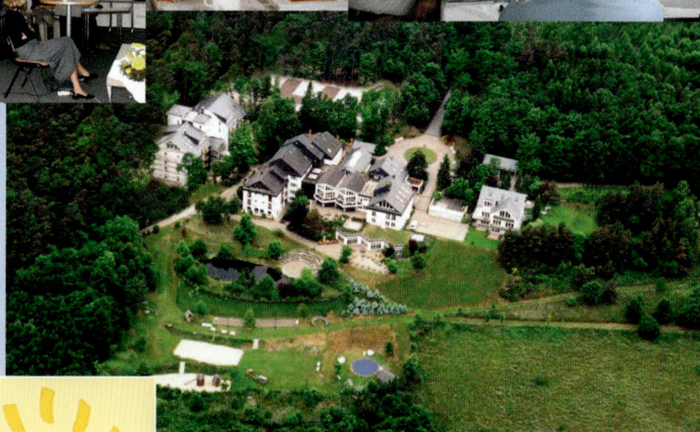

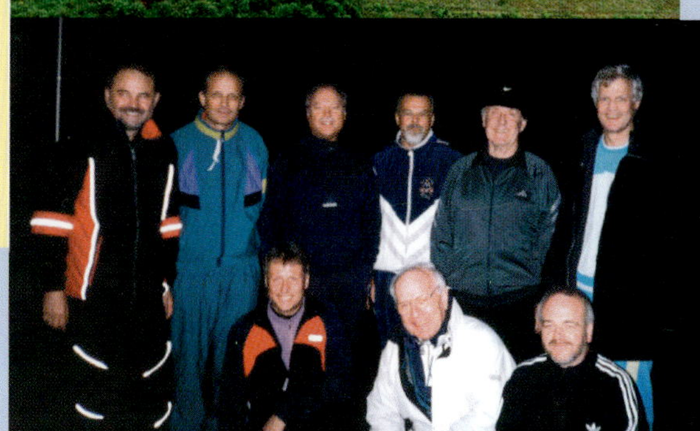

Zu Änderungen des Life-Styles bewährt es sich, praxisnahe Bewegungs- und Ernährungstheorie in der Gruppe zu erlernen und unter fachkundiger Anleitung die ersten Schritte in die Praxis zu tun

Gehirn, Psyche und körperliche Aktivität

Aus dem Institut für
Kreislaufforschung und Sportmedizin
Deutsche Sporthochschule Köln

Ein Beitrag von
Univ.-Prof. mult. Dr. med. Dr. h.c.
Wildor Hollmann

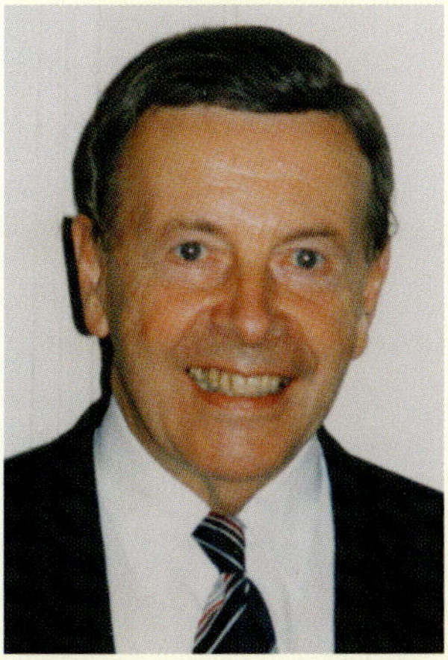

em. Lehrstuhlinhaber für Kardiologie und Sportmedizin, Ehrenpräsident des Weltverbandes für Sportmedizin und der Deutschen Gesellschaft für Sportmedizin und Prävention.

Anschrift des Verfassers
Univ.-Prof. mult. Dr. med. Dr. h.c.
Wildor Hollmann
Institut für Kreislaufforschung
und Sportmedizin
Deutsche Sporthochschule Köln
50933 Köln

Ein allgemeiner Aspekt zum Thema

Auf interdisziplinären Kongressen ist man sich unter Astronomen, Teilchenphysikern, Biologen und Medizinern verschiedenster Fachrichtungen über einen Punkt einig: **Das menschliche Gehirn stellt das komplizierteste und am wenigsten erforschte Gebilde im ganzen uns bekannten Universum dar.** Es gehorcht nicht nur den üblichen Gesetzen von Physik und Chemie, sondern produziert darüber hinaus den so genannten „Seiner-selbst-bewussten-Geist". Unserer Definition nach versteht man darunter die Fähigkeit zum abstrakten Symboldenken unter Ich-Bezug, Zukunftsplanung und Sprachanwendung. Es handelt sich um die einzige qualitative Differenzierungsmöglichkeit zwischen dem Menschen und jedem Tier.

Unter den **Deutungsmöglichkeiten menschlichen Geistes** stehen sich zwei Hauptmeinungen gegenüber: die monistische und die dualistische. Die **monistische Auffassung** besagt, dass der menschliche Geist das Produkt ist von Struktur, Physik und Chemie der Nervenzellen im Gehirn. Die **dualistische Partei** vertritt hingegen den Standpunkt, der menschliche Geist bediene sich lediglich der Struktur, Physik und Chemie des menschlichen Gehirns, ohne damit identisch zu sein. Man vergleicht die Situation mit einem Klavierspieler, der die herrlichsten Klänge aus einem scheinbaren

Gewirr von Tasten und Drähten produzieren kann, ohne jedoch mit dieser Apparatur identisch oder verschmolzen zu sein.

Der Fortschritt der naturwissenschaftlich-biologischen Gehirnforschung hat im vergangenen Jahrzehnt die „Monisten“ mehr und mehr Oberwasser gewinnen lassen. Dennoch gibt es heute noch unerklärliche Phänomene. Dazu zählt der Begriff „Zeit“ in unserem menschlichen Gehirn. Experimentelle Untersuchungen in Verbindung mit Gehirnoperationen bei tumorkranken Menschen führten zu dem erstaunlichen Resultat, dass unser menschliches Gehirn in Bezug auf den Zeitfaktor stets einige Zehntel Sekunden hinterherhinkt. Man glaubt, „jetzt“ einen Entschluss gefasst zu haben, z.B. aus dem Bett aufzustehen. Tatsächlich aber ist dieser Entschluss im Gehirn schon eine bemerkenswert lange Zeitspanne vorher entstanden, ohne jedoch in unser Bewusstsein einzudringen. Die Ursachen für dieses Phänomen sind bis heute ungeklärt.

Gehirn, Psyche und körperliche Aktivität

Noch in der ersten Hälfte der 80er Jahre war in neurologischen Lehrbüchern zu lesen, dass keine Form muskulärer Beanspruchung die Gehirndurchblutung beeinflussen könnte. Ein Automatiezentrum würde wegen der Bedeutung des Gehirns dessen Durchblutung stets konstant halten. Allerdings hatte man schon Ende der 70er Jahre bei positronenemissionstomographischen Untersuchungen (PET, Verfahren zur Untersuchung der Hirnaktivität) beobachtet, dass Mund- oder Augenbewegungen und insbesondere Fingerbewegungen an Einzelstellen des Gehirns Durchblutungszunahmen auslösten.

Beide Hände machen nur ca. 2% der Körpermasse aus, sind jedoch in 60% des Gehirns repräsentiert. So ist es verständlich, dass Fingerbewegungen analog dem Klavierspielen in 60% Gehirnfläche eine Durchblutungssteigerung zwischen 20 und 30% bewirken können.

In Verbindung mit dem Max-Planck-Institut für Gehirnforschung in Köln (Prof. Dr. Heiss, Prof. Dr. Herholz) untersuchten wir das regionale Gehirndurchblutungsverhalten bei Fahrradergometerarbeit. Technisch bedienten wir uns eines Kollimatorensystems und Xenon^{133}-Bolusinjektionen. Schon bei einer Belastungsstufe von 25 Watt, analog einem ganz **langsamen Spaziergangstempo,** zeigte sich in allen untersuchten Gehirnabschnitten eine deutliche **Durchblutungssteigerung von 10 bis 20%** über den Ruhewert hinaus. Stieg die **Belastungsintensität auf 100 Watt,** nahm die Durchblutung auf **15 bis 30%** über den Ruheausgangswert zu (siehe Grafik).

Zunahme der regionalen Hirndurchblutung in % bei Fahrradergometerarbeit

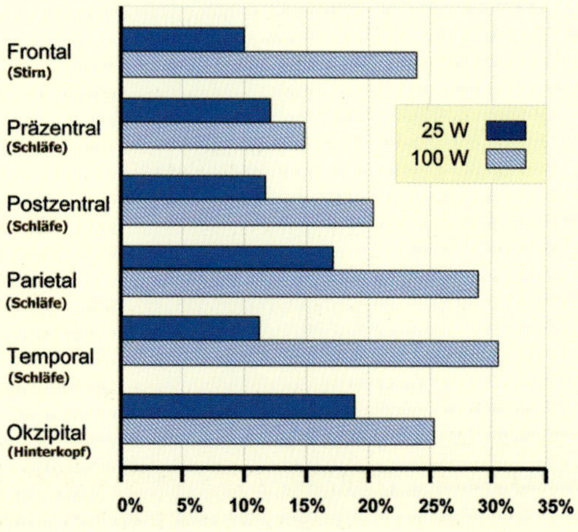

Fazit:
Muskuläre Arbeit steigert belastungsabhängig die Durchblutung verschiedener Hirnregionen um bis zu 30%.

Wir fragten uns nach den Gründen hierfür. Bei muskulärer Arbeit ist die Gehirnaktivität nämlich zwar geringfügig verändert, aber keineswegs vergrößert im Vergleich z.B. zu bestimmten Schlafphasen. Wenn also demgemäß der Stoffwechselbedarf unverändert blieb, welchem Zweck sollte dann eine verstärkte Durchblutung einzelner Gehirnabschnitte dienen?

Zur Beantwortung dieser Frage untersuchten wir zahlreiche Stoffwechselvorgänge und -produkte sowie einige „klassische" Hormone während unterschiedlich dosierter körperlicher Belastung. Es ergaben sich keinerlei Zusammenhänge mit dem veränderten Durchblutungsmuster des Gehirns.
Unsere Hypothese lautete nun: Kann es nicht sein, dass die lokal vergrößerte Durchblutung dem Zweck dient, an den betreffenden Gehirnstellen vermehrt gebildete Stoffwechsel- oder Hormonsubstanzen so kompakt oder so schnell wie möglich an periphere Zielorte zu transportieren?

Dementsprechend folgten im nächsten Schritt Untersuchungen des Endorphinverhaltens. Endorphine, also morphiumähnliche Substanzen, sind erstmals von den schottischen Forschern Hughes und Kosterlitz 1975 beschrieben worden. Wir stellten fest, dass bei Überschreitung einer kritischen Belastungsintensität von 60 bis 70% der persönlichen Höchstleistung diese Endorphine um das 3–4fache über den Ruheausgangswert ansteigen.
Welchen Effekt aber hat die vermehrte Endorphinbildung? Um das zu untersuchen, ließen wir uns eine Zahnkrone herstellen, die bei freiwilligen Probanden einem gesunden Zahn übergestülpt wurde. Am unteren Ende der Krone befand sich ein elektrischer Kontakt mit der Zahnpulpa. Die betreffenden Probanden erhielten nun mehrmals wöchentlich je eine halbe Stunde lang unterschiedlich dosierte elektrische Schläge. Nach kurzer Zeit konnten die Versuchspersonen recht genau unterscheiden, mit welcher Stromstärke sie gereizt worden waren.

Nunmehr erfolgte eine erschöpfende Belastung auf dem Fahrradergometer. Direkt nach Belastungsende erhielten die Probanden die gewohnten elektrischen Stromstöße über die künstliche Zahnkrone. Es konnte festgestellt werden, dass die Stromstärke bis zu 75% gesteigert werden musste, damit die betreffenden Personen überhaupt den Einfluss des Stroms bemerkten.

Die körperliche Belastung hatte also zu einer weitgehenden Schmerzunempfindlichkeit geführt.

Dafür konnten aber auch andere Substanzen als Endorphine verantwortlich sein. Um das näher beurteilen zu können, erfolgten Doppelblindversuche, in denen entweder eine physiologische Kochsalzlösung oder Naloxon (Opiumblocker) gespritzt wurde. Das Resultat lautete: War physiologische Kochsalzlösung verabfolgt worden, ergab sich dasselbe Phänomen der weitgehenden Schmerzunempfindlichkeit nach erschöpfender Arbeit. Hatten die Versuchspersonen aber Naloxon erhalten, war auch nach erschöpfender Arbeit die Schmerzempfindlichkeit sogar noch größer als unter Normalbedingungen in Körperruhe (siehe Grafik Seite 172).

Schmerzempfindung in % nach erschöpfender Fahrradergometerbelastung im Doppelblindversuch
(Mittelwerte)

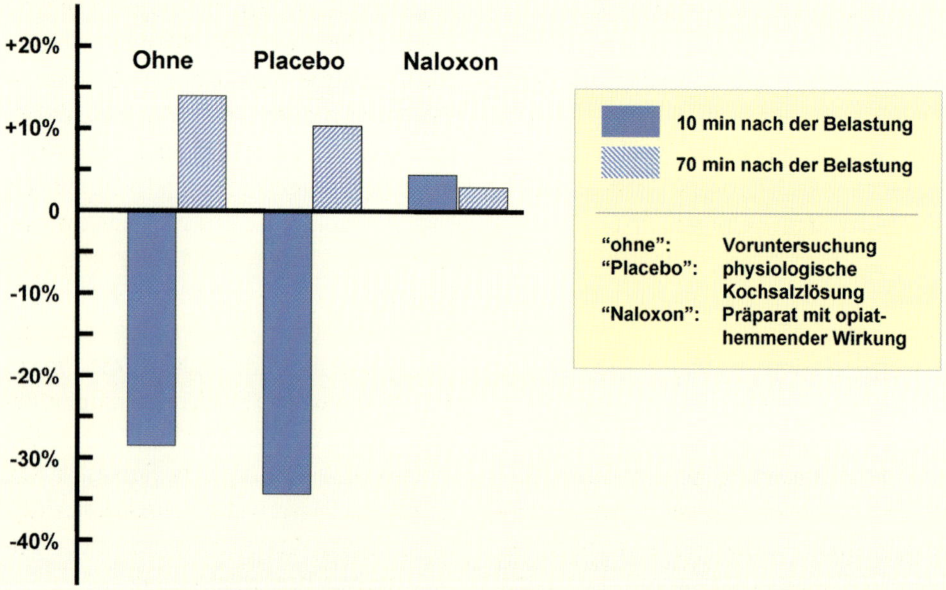

Die Schmerzempfindung ist 10 Minuten nach einer Belastung sowohl bei der Voruntersuchung („ohne") als auch nach Verabreichen von Placebos stark herabgesetzt. Unter Ausschaltung der Endorphinwirkung durch die Verabreichung von Naloxon ist selbst nach erschöpfender körperlicher Arbeit die Schmerzempfindlichkeit größer als unter Normalbedingungen.

Damit war eindeutig der Beweis erbracht, dass die bei Arbeit vermehrt produzierten Endorphine die Schmerzempfindlichkeit verminderten. Sicherlich ein sehr zweckvoller Vorgang der Natur, welcher in grauen Vorzeiten auf der Flucht vor wilden Tieren oder beim Beutemachen die Betreffenden auch bei intensiver körperlicher Belastung möglichst lange belastungsfähig erhielt.

Mit der verminderten Schmerzsensibilität war eine deutlich verbesserte Stimmung zu verzeichnen. Das konnte anhand von Punktzahlen über psychologische Testbogen nach entsprechender Einführung der Versuchspersonen eindeutig ermittelt werden.

Veränderungen des Stoffwechsels unter Belastung

In Untersuchungen mit dem Forschungszentrum Jülich (Prof. Dr. Müller-Gärtner, Priv.-Doz. Dr. Herzog) untersuchten wir das Stoffwechselverhalten mittels PET bei Fahrradergometerarbeit. Erfolgte eine Belastung mit 60% der individuellen Leistungsfähigkeit 10 Minuten lang, nahm an verschiedenen Punkten des Frontal- und Mittelhirns der Glukoseumsatz ab, um im Hinterhauptshirn noch anzusteigen. Es ist denkbar, dass kompensatorisch bei unverändertem Stoffwechselumsatz Ketonkörper (Fettstoffwechselprodukte) verbrannt werden.

Außer von Endorphinen, gegebenenfalls auch von Ketonkörpern, kann die Stimmung auch durch eine vermehrte Freisetzung von Serotonin und Dopamin (Nervenübertragungsstoff) positiv beeinflusst werden.

Ein anderer Weg der psychischen Beeinflussung ist eine langdauernde aerobe dynamische Arbeit, z.B. Laufen oder Radfahren über eine Zeitspanne von 90 bis 120 Minuten. Auch hierdurch wird vermehrt Serotonin gebildet.

Die angenehm gelöste, positive Stimmung nach sportlichen Belastungen kann aber auch noch andere biochemische Ursachen haben. So steigt in der Erholungsphase der während einer körperlichen Belastung abgefallene Insulinspiegel wieder an. In Verbindung hiermit werden die verzweigtkettigen Aminosäuren bei langdauernder Arbeit verstärkt von den Muskelzellen und von der Leber aufgenommen. Das geschieht in Kompensation der nunmehr aufgrund der Belastungsdauer verringerten intramuskulären Glykogendepots. Da dies aber nicht für Tryptophan gilt, steigen dessen Chancen, an der Blut-Hirn-Schranke Aminosäurentransporter zu finden. Der aus dem Tryptophan im Gehirn vermehrt gebildete Neurotransmitter hebt über das limbische System die Stimmung.

Bei einer submaximalen körperlichen Belastung steigt auch die Blutkonzentration an Noradrenalin und Dopamin an, die als wichtige Neurotransmitter im Gehirn ebenfalls die Stimmung positiv beeinflussen können.

Von diesen und weiteren, hier nicht aufzuführenden Befunden schließen wir auf eine enge biochemische Verbindung zwischen Gehirnfunktion, Skelettmuskulatur und dem System von Herz, Kreislauf und Atmung.

Altersabhängige Gehirnveränderungen und körperliche Aktivität

Der erwachsene Mensch – Mann wie Frau – verfügt über ca. 100 Milliarden Nervenzellen (Neuronen) im Gehirn. Geboren wird der Mensch jedoch mit ca. 160–180 Milliarden. Speziell im Laufe der ersten 2–4 Jahre, im Extremfall etwa bis zum 8. Lebensjahr, wird die Zahl auf die des Erwachsenen reduziert. Die Natur arbeitet also gewissermaßen mit einem Sicherheits-Überschuss.
In experimentellen Untersuchungen konnte gezeigt werden, dass zwar kein linearer, aber ein tendenzieller Zusammenhang besteht zwischen Zahl der Neuronen im Gehirn und Intelligenzfaktoren. Unter „Intelligenz“ verstehen wir die Summe von Analysiervermögen, Synthetisiervermögen, Erinnerungsvermögen und Originalität.
Theoretisch ist es also wünschenswert, mit einer möglichst großen Zahl von Neuronen in das Erwachsenenalter einzutreten. In experimentellen Untersuchungen konnte gezeigt werden, dass **der stärkste Reiz zur Erhaltung von im Überschuss vorhandenen Nervenzellen gezielte körperliche Bewegungen sind** (Koordination). Darum ist es aus dieser Sicht gerechtfertigt, schon im Vorschulalter möglichst viel körperliche Bewegung anzustreben, z.B. in Form von Ballwerfen und -fangen, Balltreten u.a.

Nur solche Nervenzellen, denen es gelingt, Verbindungen mit anderen Nervenzellen aufzunehmen (Synapsen), überleben. Bei der Geburt eines Menschen liegen solche Synapsen noch kaum vor. Wenn Kinder einen ausgeprägten Bewegungsdrang besitzen, der sich für Erwachsene oft unangenehm äußert (z.B. wenn Kinder nicht ruhig sitzenbleiben können und ständig herumlaufen müssen), dient dieser Drang möglicherweise dem Aufbau von Synapsen und damit dem Erhalt von Neuronen.

Bis vor kurzem wurde geglaubt, dass man das Gehirn mit einem Computer vergleichen könnte, in seiner Funktion aus Hardware und Software bestehend. Eine „Hardware Gehirn" gibt es aber nicht. Ununterbrochen, sogar in minütlichen Distanzen, erfährt das menschliche Gehirn einen Umbau. Man spricht von der „Hirnplastizität". **Wiederum ist der stärkste Reiz zur Förderung dieser Hirnplastizität körperliche Bewegung.** Die früher stets an erster Stelle genannten geistigen Tätigkeiten rangieren offenbar erst an zweiter Stelle. Das konnte zumindest in Tierversuchen eindeutig bewiesen werden, allerdings in der Tierreihe bis hinauf zum Schimpansen, unserem nächsten Verwandten.

Die Hirnplastizität äußert sich darüber hinaus in einem Einfluss von körperlicher und geistiger Aktivität auf die Struktur der Synapsen (Verdickungen oder Verdünnungen einzelner Bestandteile) sowie auf die Zahl und die Struktur der Rezeptoren. Letztere sind spezielle Eiweißgebilde in Nervenzellmembranen, welche in Abhängigkeit von ihrer Art unterschiedliche chemische und physikalische Reize weiterleiten. Die Zahl und die Flächenausdehnung von ein und demselben Synapsentyp entscheidet z.B. über die Größenordnung der Repräsentation einzelner Skelettmuskeln im Gehirn. So arbeitet z.B. ein Cellist bewegungsmäßig praktisch nur mit einer Hand, während die andere eine Haltefunktion ausübt. In jüngsten Untersuchungen konnte nachgewiesen werden, dass die betreffende bewegungsaktive Hand bis zu eineinhalb Zentimeter größer in der Großhirnrinde vertreten ist als die mit einer Haltefunktion bedachte Hand. Nach unserer Hypothese könnten sich in diesem Bereich die entscheidenden Veränderungen abspielen, welche die psychischen und körperlichen Symptome von Übertraining auslösen. Es kommt dann nämlich durch eine Überproduktion von Rezeptoren zu Überschneidungen mit anderen Gebieten, welche nun nicht mehr leistungsförderlich, sondern leistungsbeeinträchtigend wirken.

Eine der größten Überraschungen in der heutigen Nervenheilkunde war 1998 die erstmalige Beobachtung, dass Nervenzellen im Gehirn neu entstehen können. Bis dahin war man der Auffassung, dass das Gehirn ein Leben lang mit ein und denselben Nervenzellen auskommen müsste. In den vergangenen zwei Jahren konnte die volle Funktionsfähigkeit dieser neuen Nervenzellen nachgewiesen werden. Auch hier wieder die nur auf den ersten Blick erstaunliche **Feststellung: Der stärkste Anreiz zur Neubildung von Nervenzellen im Gehirn ist körperliche Bewegung.**

Im Zuge der Alterungsvorgänge nimmt das Gehirngewicht ständig ab. Hauptursache ist ein Wasserverlust. Der früher einmal angenommene alternsbedingte Zellverlust ist von nur geringer Größenordnung und beschränkt sich auf einzelne Gehirnabschnitte. Weitaus wichtiger ist die relativ früh im Leben einsetzende Verminderung der Zahl von Dendriten, jener Nervenausläufer, welche Informationen zur eigenen Nervenzelle hin transportieren. Dieser Prozess beginnt bereits etwa mit dem 50.–60. Lebensjahr einzusetzen.
Auf den Dendriten (Ausläufer von Nervenzellen) befinden sich spezielle Dornen (Spi-

nes) in milliardenfacher Anzahl. Sie stellen die einzigen Orte des menschlichen Kurzzeitgedächtnisses dar. Die alternsbedingte Verminderung ihrer Zahl lässt die Qualität des Kurzzeitgedächtnisses als mehr oder weniger ersten Alterungsvorgang des Gehirns in Erscheinung treten.

Kommunikation zwischen Gehirnzellen
neuronales Netzwerk

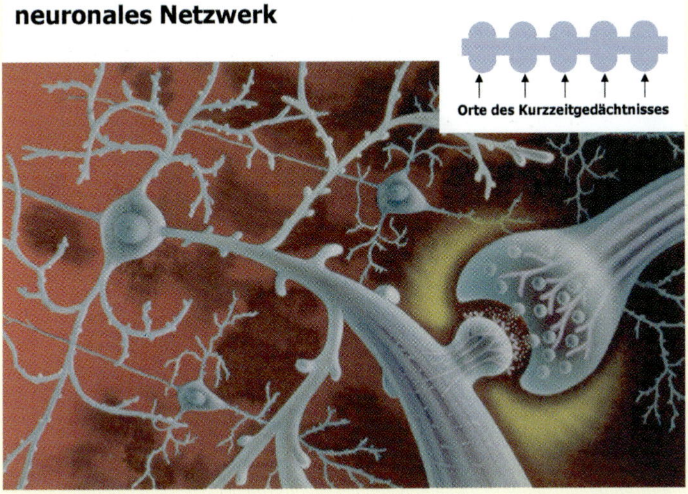

In eigenen Untersuchungen stellten wir uns die Frage, ob derartigen Prozessen durch körperliche Aktivität entgegengewirkt werden kann. Wie bereits früher festgestellt, ist jede dynamische Muskelbeanspruchung mit einer lokalen Vermehrung der Gehirndurchblutung verbunden. Diese geht ihrerseits automatisch mit einer lokal vermehrten Produktion von Nervenwachstumsstoffen und zahlreichen anderen biochemischen Produkten einher. Theoretisch wäre es daher denkbar, dass **körperliche Bewegung einen Neuaufbau von Spines bewirken kann**.

Wir untersuchten deshalb männliche Personen mit einem Altersdurchschnitt von 69 ± 3,5 Jahren. Sie mussten 12 Wortpaare mit hohem bildlichen Gehalt, aber ohne eine innere Beziehung wiedergeben. Die Untersuchungsergebnisse wurden mit denen junger Männer mit einem Durchschnittsalter von 24 ± 3,6 Jahren verglichen. Die älteren Personen benötigten 7–13 Präsentationen, um 83 ± 5% der Zielwerte zu erreichen, während junge Probanden eine Wiederholungssicherheit von 100% schon nach 2 bis 4 Präsentationen aufwiesen. In Verbindung mit diesen Aufgabenstellungen führten wir positronenemissonstomographische Untersuchungen (PET) durch. Zunächst konnte festgestellt werden, dass mit zunehmendem Alter größere Gehirnbezirke zur Lösung von ein und derselben Aufgabe benötigt werden. Offenbar werden also „Qualitätsverluste des Gehirns“ durch eine Zusatzmobilisierung von Gehirnflächen kompensiert. Führten nun unsere älteren Personen ein einjähriges aerobes dynami-sches Training in Form von 2 bis 3mal wöchentlichen Spaziergängen und Wanderungen von je mindestens 45 Minuten Dauer durch, ergaben sich Befunde, die in der Tendenz denen von jungen Probanden ähnelten. Die Größenordnung der aktivierten Gehirnbezirke in Verbindung mit dem Lösen der gestellten Aufgaben nahm signifikant ab. Die Abbildung auf Seite 176 zeigt den Unterschied in der Aktivierung von Gehirnregionen untrainierter Personen im Vergleich zu Marathonläufern jenseits des 65. Lebensjahres. Ähnliche Befunde konnten von einer schwedischen und einer amerikanischen Arbeitsgruppe ermittelt werden.

Signifikant aktivierte Gehirnregionen
beim Lernen bzw. Abfragen von Wortpaaren

bei untrainierten und trainierten Personen
(Marathonläufer) jenseits des 65. Lebensjahres
als "Glas-Hirn"-Darstellung

Lernen

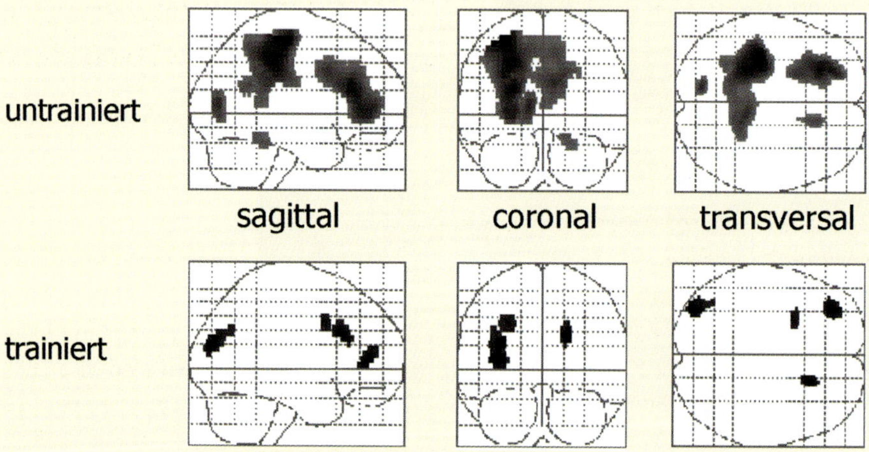

Abfragen von Wortpaaren

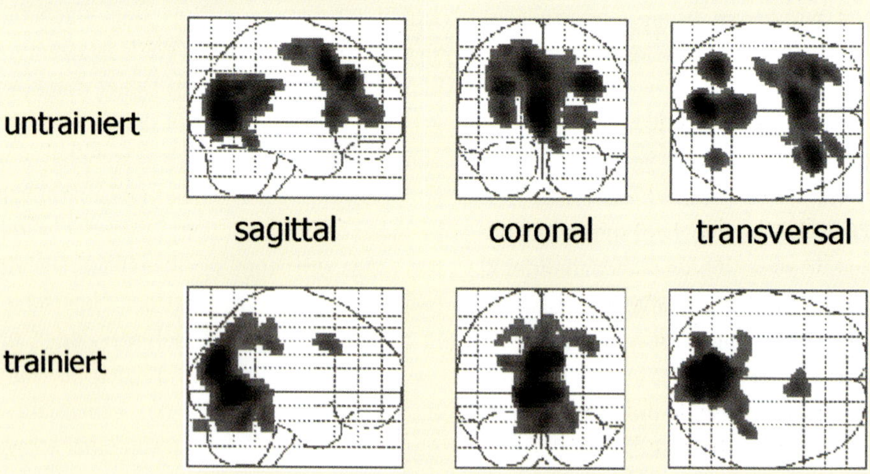

Das Gehirn als leistungsbegrenzender Faktor

Unter leistungsphysiologischen Aspekten ist dem Gehirn noch bis vor kurzem keinerlei Bedeutung beigemessen worden. Letztlich wurden stets die Funktionsfähigkeit der Skelettmuskulatur in Verbindung mit der Herz-Kreislauf-Leistungsfähigkeit bei gesunden Menschen als die allein entscheidenden Faktoren angesehen. Experimente an Leistungssportlern in Verbindung mit dem Dopaminagonisten Pergolide ergaben eine hochsignifikante Steigerung der maximalen Sauerstoffaufnahme und der aerob-anaeroben Schwelle. Wurde hingegen durch Paroxetin der Serotoninstoffwechsel im Gehirn verändert, sank die Ausdauerleistungsfähigkeit. Gleichzeitig ergaben sich signifikante Reduzierungen in der kognitiven Leistungsfähigkeit bei einem Konzentrationstest nach der körperlichen Belastung, welcher einfache mathematische Berechnungen enthielt. Durch diese Untersuchungen konnte eine leistungsbegrenzende Rolle des Gehirns bei körperlicher Arbeit demonstriert werden.

Fazit für die Praxis

Es bestehen enge Beziehungen zwischen Beanspruchungen dynamischer Art der Skelettmuskulatur und zugehörigen Gehirnabschnitten. Durch die modernen technischen Geräte ist es erstmals möglich geworden, strukturelle und funktionelle Reaktionen des menschlichen Gehirns bei qualitativ und quantitativ unterschiedlicher körperlicher Beanspruchung vom Kindes- bis zum Greisenalter, bei Mann und Frau, beim Gesunden und Kranken zu untersuchen. Offenbar kommt gezielten körperlichen Bewegungen im Sinne sowohl von Koordination (Gewandtheit, Geschicklichkeit) als auch von aeroben dynamischen Muskelbeanspruchungen eine maßgebliche Rolle zu bei der optimalen Entwicklung von Körper und Geist im Kindesalter und bei der Begegnung alternsbedingter körperlicher und geistiger Leistungsverluste beim älteren und alten Menschen.

Auf den Punkt gebracht

Auswirkungen von Bewegung auf die Hirnfunktion

Bewegung ...
- steigert die Zahl der Nervenzellen im Gehirn und bremst so Alterungsprozesse,
- steigert die Hirndurchblutung um bis zu 30%,
- fördert die Gehirnentwicklung im Kindesalter durch die Bildung von Synapsen (Nervenverbindungen),
- belohnt uns mit der Ausschüttung von „Glückshormonen" (Serotonin, Dopamin) und beeinflusst so die Stimmung positiv.

Zudem wird ein Zusammenhang zwischen Bewegung und dem Neuaufbau von Spines, dem Ort unseres Kurzzeitgedächtnisses, wissenschaftlich vermutet.

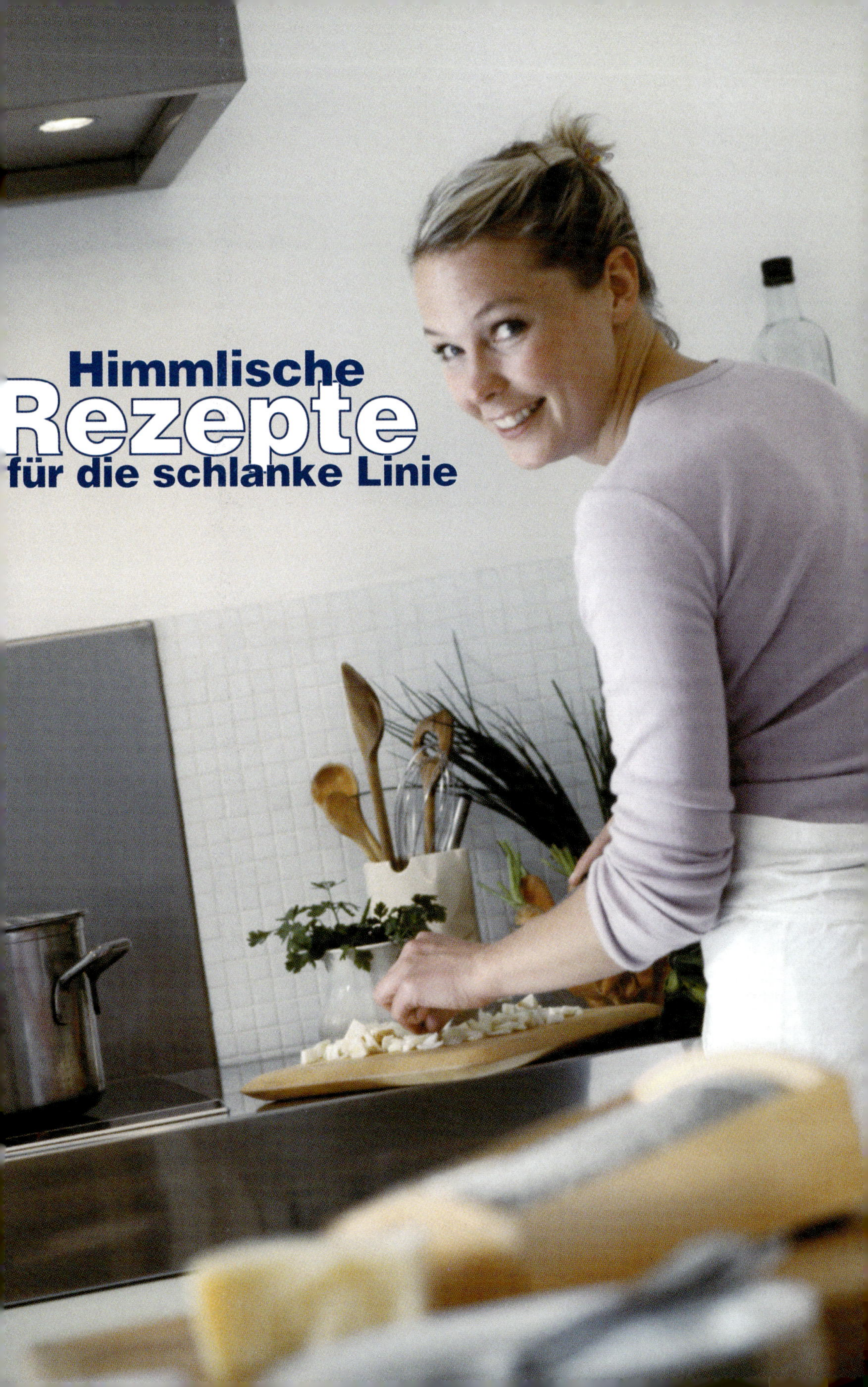
Himmlische
Rezepte
für die schlanke Linie

Praktische Rezepthinweise

Die Rezepte sind betreffend ihres Energiegehaltes und der Nährstoffverteilung auf drei Mahlzeiten pro Tag abgestimmt.
Die Energiemengen können Sie entsprechend Ihrem persönlichen Kalorienbedarf (siehe Seite 71–76) anpassen.
Wenn nicht anders angegeben, gelten die Rezepte für eine Person.

Aufforderung zum Vielessen von Kohlenhydraten

Viele Leserinnen und Leser, und besonders die „Diäterfahrenen“, werden ungläubig die errechneten Kohlenhydratportionen bestaunen. Manche lehnen sie sogar als „unmöglich“ zu schaffen ab. Seien Sie jedoch mutig und experimentierfreudig. Kohlenhydrate machen satt und haben viel weniger Kalorien als Sie denken. Viele tausend Menschen haben bereits in Ernährungsgruppen das Essen der Portionen über einige Wochen eingeübt und damit hervorragend abgenommen. Seit langer Zeit fühlen sie sich endlich wieder einmal satt und warm.
Viele Rezepte sind sehr einfach zuzubereiten und damit für die alltägliche Küche geeignet. Wir haben sie an die Richtlinien für gesunde Ernährung angepasst. In der Praxis werden Sie merken, dass schmackhaftes Essen ohne Reue wirklich möglich ist.
Nun wünschen wir Ihnen einen guten Appetit beim Ausprobieren der Rezepte.

Tipps vom Küchenchef: Lecker und gesund mit wenig Fett

Wir möchten Ihnen ein paar Tipps geben, wie man ohne viel Aufwand gesunde und leckere Gerichte zubereitet, bei denen möglichst wenig Fett Verwendung findet.

Küchenwerkzeug

Zum fettarmen Kochen, Braten und Backen eignen sich **beschichtete Pfannen und Töpfe**, bei denen man nur wenig Fett benötigt, um ein Anhängen oder Anbrennen der Lebensmittel zu vermeiden.

Arbeiten Sie immer mit **scharfen Messern.** Je schärfer das Messer, desto geringer ist die Gefahr, sich durch ein Abrutschen des Messers vom Schneidgut zu verletzen. Lebensmittel werden bei einem scharfen Schnitt schonend behandelt, da die Speisen beim Zerkleinern weniger gequetscht werden.

Lebensmittelqualität

Lebensmittel, insbesondere Obst und Gemüse, sollten Sie **möglichst frisch** einkaufen sowie kühl und dunkel lagern. Wenn dies nicht möglich ist, ziehen Sie **tiefgefrorenes** Gemüse den Konserven vor.

Fettarme Zubereitung

Fettarme Ernährung beginnt beim Einkaufen, wo Sie sorgfältig auf die Auswahl fettarmer Lebensmittel (Inhaltsangaben oder Reihenfolge der Zutaten auf der Verpackung) achten sollten. Erst wenn Sie fettarme Lebensmittel auch fettarm zubereiten, sparen Sie wirklich Fett-Kalorien. Die Herausforderung einer fettsparenden Zubereitung ist es, die Funktion des Fettes als Geschmacksträger, z.B. durch Würzen mit Kräutern, zu ersetzen. Wer an Sahne, Butter und Öl spart, der muss nach anderen Aromen (Geschmacksträgern) suchen.

- Bereiten Sie Speisen möglichst aus **frischen Lebensmitteln** zu. Fertiggerichte, Fertigsuppen und Fertigsaucen können viel versteckte (ungesunde) Fette enthalten.
- Entfernen Sie bei **Geflügel** immer die Haut, denn hier sitzt das meiste Fett.
- Wenn Sie **Fisch** in Folie zubereiten, können Sie auf Fett verzichten und der Eigengeschmack des Fisches bleibt besser erhalten.
- Beim Braten von **Fleisch** sollten Sie immer eine beschichtete Pfanne verwenden, da Sie dann kaum Bratfett benötigen. Erhitzen Sie die Pfanne gut, bevor Sie das Bratgut hineingeben. Die Fleischporen schließen sich schnell, und das Fleisch trocknet somit nicht aus.
- Mit Hilfe eines **Ölsprühers** können Sie Bratfett sparsam dosieren, indem Sie die Pfanne mit Öl dünn aussprühen.
- Um bei selbst hergestellten **Bratensaucen** Fett zu sparen, lassen Sie die Bratensauce erkalten und stellen diese anschließend in den Kühlschrank. Das Fett sammelt sich oben, wird fest und kann mit einem Löffel abgeschöpft werden.
- Warme Saucen gießen Sie in einen **Fettabschöpfer**. Innerhalb weniger Minuten schwimmt das Fett oben auf, und Sie können die fettarme Sauce herausgießen.
- Zum **Überbacken** von Gemüse und Kartoffeln können Sie fettarmen geriebenen Käse mit Semmelbröseln mischen und erhalten eine fettarme knusprige Kruste.
- Sie können fast immer auf Sahne und andere fette Geschmacksgeber verzichten, indem Sie ihren Gerichten mit Gemüsebrühen, **Kräutern** und Gewürzen Geschmack verleihen. Verfeinern Sie ggf. sparsam mit einem halben Löffel saurer Sahne, Joghurt oder etwas Milch.
- Ein Verkleben von Nudeln können Sie auch ohne Öl im Kochwasser vermeiden, indem Sie die garen Nudeln kurz mit kaltem Wasser abschrecken.

Fleisch

Bevorzugen Sie magere Fleischsorten wie z.B. Geflügel (Puten- oder Hähnchenbrust), Schweinerücken, Schweinelende, Rinderrücken (Rumpsteak), Rinderfilet und Wild. Verzichten Sie auf durchwachsenes Fleisch wie Schweinenacken, Haxe, Bauch oder Kotelett. Entfernen Sie vor der Zubereitung des Fleisches alles sichtbare Fett oder die Haut (bei Geflügel).

Beilagen

Bereiten Sie Kohlenhydratbeilagen wie Kartoffeln, Nudeln und Reis möglichst ohne Fett zu. Verzichten Sie auf Kroketten, in Butter geschwenkte Nudeln oder Pommes frites, die durch das Frittieren viel gehärtetes Fett aufgesogen haben.

Saucen

Fertigen Sie Ihre Saucen aus Bouillons oder Gemüsebrühe. Um Saucen zu binden, brauchen Sie keine Mehlschwitze herzustellen. Sie können die Sauce auch mit püriertem Gemüse, einer gekochten Kartoffel oder Kartoffelpüreeflocken abbinden.
Alternative: Verrühren Sie etwas Mehl oder Stärke mit etwas kalter Flüssigkeit im Schüttelbecher und lassen Sie diese in der Brühe kurz aufkochen.
Statt mit einer Sauce können Sie Ihren Braten auch durch einen würzigen **Dipp** – z.B. aus Tomatenmark mit Kräutern und Zwiebeln oder einem Senf-Dipp – ganz ohne Fett verfeinern.

Desserts

Meiden Sie „süße Fettigkeiten" wie Cremes, Pfannkuchen, Omelettes und Eis. Bereiten Sie sich aus **Obst** einen vitaminreichen Obstsalat oder Fruchtgelee zu. **Magerquark** eignet sich hervorragend zum Zubereiten köstlicher fettarmer Desserts. Bei der Kombination von Magerquark mit Obstsalat oder Obstmus sind der Fantasie keine Grenzen gesetzt.

Kalte Speisen

Bei der Zubereitung von kalten Speisen sollten Sie kaltgepresstes Öl verwenden. Diese Öle sind gesünder und wesentlich geschmacksintensiver als billige raffinierte Öle. Gehen Sie auf jeden Fall sparsam mit Ölen um.

Salatsaucen und Dressings

Benutzen Sie gute aromatische Essigsorten (Balsamico, Himbeeressig ...). So können Sie **klare Salatsaucen** mit etwas Essig, Senf, Zitronensaft, Wasser und einem Teelöffel Raps- oder Olivenöl herstellen.

Möchten Sie **weiße Salatsaucen** zubereiten, dann verwenden Sie fettarmen Joghurt oder Sauerrahm und verfeinern diesen mit Kräutern, Essig und etwas gesundem Öl.

Brotbelag

Ersetzen Sie fette Wurst durch fettarme Putenbrust, Geflügel oder Rindersülze bzw. Käse durch mageren Kräuterquarkaufstrich. Probieren Sie auch einmal Tomaten-, Gurken- oder Radieschenbrot, dünn bestrichen mit fettarmem Frischkäse oder Schwarzbrot mit Magerquark und Bananenscheiben.

Nährstoffschonende Zubereitung von Salat und Gemüse

Vitamine, Mineralstoffe und Spurenelemente sind empfindlich gegenüber Hitze, Sauerstoff, Licht und Wasser und können durch Lagerung und Zubereitung (schälen, wässern, garen) der Lebensmittel ausgespült oder zerstört werden.
Um den Nährstoffverlust möglichst gering zu halten, empfiehlt es sich, bei der Zubereitung von Obst und Gemüse die folgenden Hinweise zu beachten:

1. Frische Lebensmittel, wie z.B. Obst und Gemüse, sollten Sie möglichst kurz nach dem Einkaufen verarbeiten oder für kurze Zeit kühl und dunkel lagern.
   Wenn Ihnen kein frisches Gemüse zur Verfügung steht, können Sie auf Tiefkühlgemüse zurückgreifen (kein Vitaminverlust durch Transport und Lagerung).
2. Spülen Sie Gemüse und Salat vor dem Zerkleinern kurz mit kaltem Wasser ab und lassen Sie es nicht im Wasser liegen.

3. Je weniger Schnittstellen, desto geringer ist auch der Nährstoffverlust. Zerkleinern Sie deshalb das Gemüse erst nach dem Garen.
4. Verwenden Sie zum Garen so wenig Wasser wie möglich. Das Kochwasser können Sie zur Herstellung von Saucen und Gemüsebrühen weiterverwerten. Oder gönnen Sie sich einen Vitamin- und Mineralstoffdrink: Lassen Sie das Gemüsekochwasser abkühlen und trinken Sie es mit etwas Pfeffer und Tabasco gewürzt.
5. Beim Garen sollten Sie den Topf mit einem Deckel verschließen, um die Garzeit möglichst kurz zu halten.
6. Garen Sie das Gemüse nur bissfest. Somit bleiben mehr Inhaltsstoffe erhalten.
7. Essen Sie wenn möglich Gemüse und Obst immer mit Schale. Sie enthält viele Nährstoffe.
8. Halten Sie fertige Speisen nicht lange warm (Vitaminverlust), sondern stellen Sie diese kühl und erwärmen Sie sie später noch einmal kurz in der Mikrowelle.

Praktische Küchenmaße

Im Buch gebräuchliche Mengenangaben:
1 TL Öl = 5 ml
1 EL Öl = 10 ml
1 EL saure Sahne = 15g
1 TL Mehl = 5g
1 EL Mehl = 10g
1 EL Semmelbrösel = 10g

Beim Abmessen von Butter, saurer Sahne, Mehl usw. verwenden Sie bitte immer einen gestrichenen TL oder EL mittlerer Größe. Bei gehäuftem TL oder EL erhöht sich die Menge um 50 bis 100%.

Den Tag mit frischer Energie beginnen: Frühstück

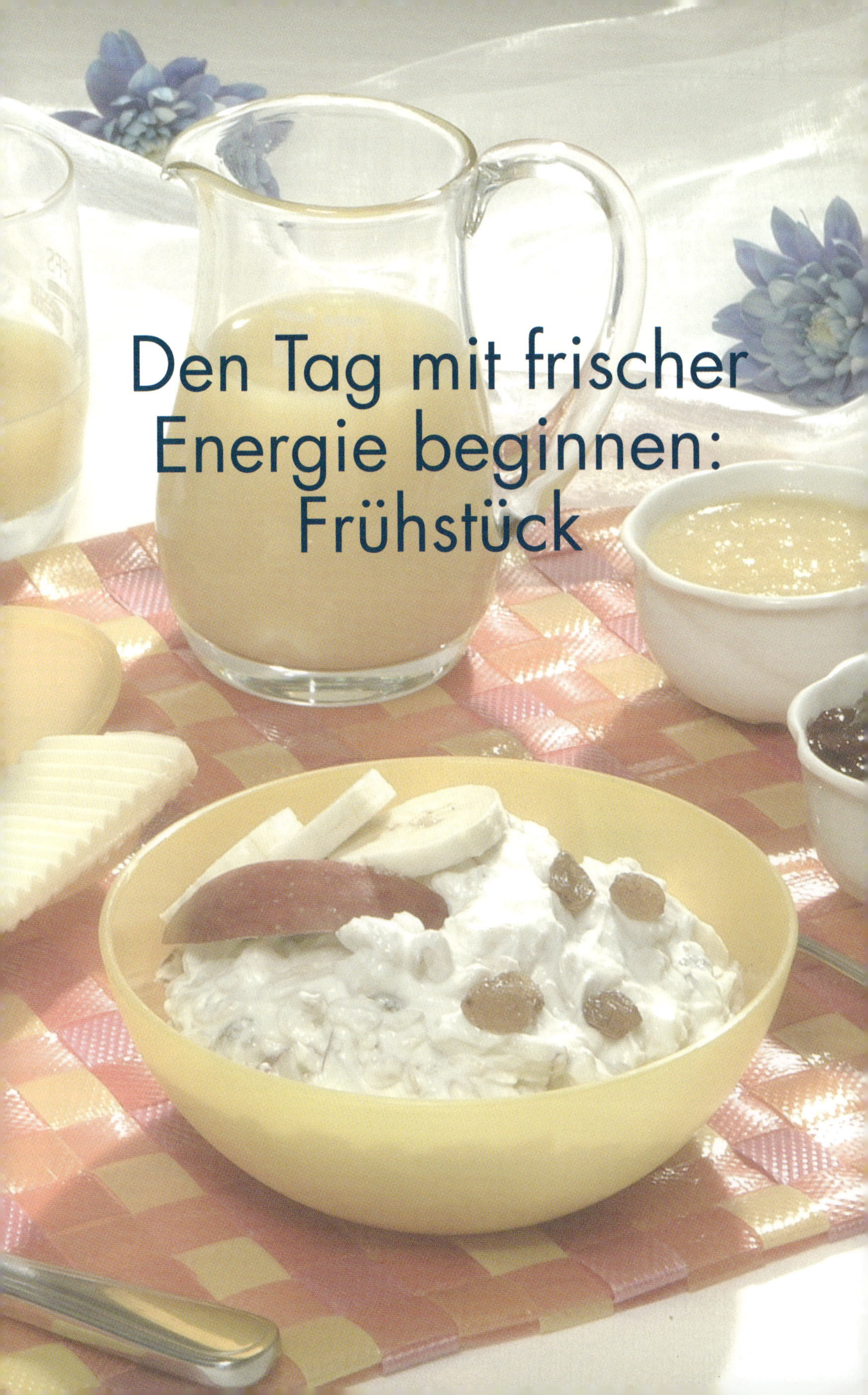

Frischkornmüsli

- 5 EL (100g) Weizen, Roggen, Dinkel oder Gerste
- etwas Wasser
- 200 ml Milch (1,5% Fett)
- 150g Obst (z.B. Birne, Apfel, Mandarine) oder etwas Trockenobst
- 3 EL (15g) gemahlene Nüsse
- evtl. etwas Zitronensaft und Honig oder Ahornsirup

Das Getreide mittelfein schroten und mit Wasser bedeckt im Kühlschrank über Nacht quellen lassen. Am nächsten Tag die Milch leicht erwärmen und über das Getreide gießen.

Das Obst klein schneiden oder raspeln und mit den Nüssen zum Getreide geben. Eventuell mit Zitronensaft abschmecken. Bei Bedarf mit etwas Honig oder Ahornsirup süßen.

539 kcal/Person	KH	E	F
Menge	82g	21g	14g
Energieprozent	61%	16%	23%

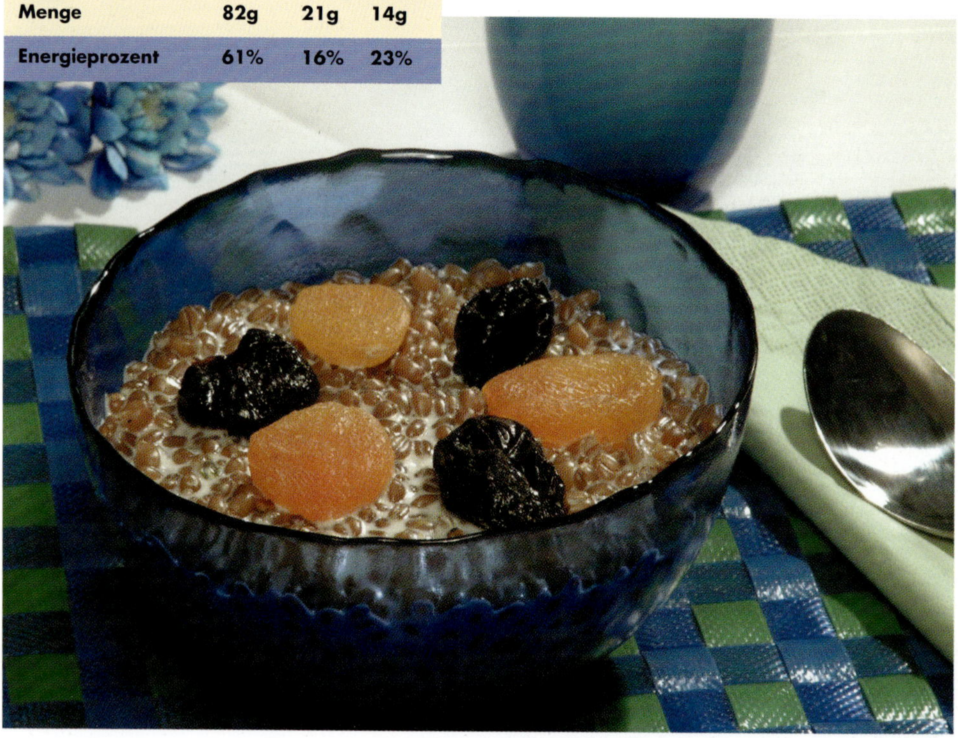

Haferflockenmüsli

- ½ Apfel und ½ Banane oder andere Früchte in ähnlicher Menge
- 10 EL (100g) Haferflocken
- 150g Joghurt (1,5% Fett)
- 1 TL (7g) Rosinen
- 1 EL (10g) gehackte Nüsse
- 200 ml Orangensaft

Das Obst klein schneiden und zu den Haferflocken geben. Mit Joghurt, Rosinen und Nüssen verrühren. Den Orangensaft dazu trinken.

602 kcal/Person	KH	E	F
Menge	95g	19g	16g
Energieprozent	63%	13%	24%

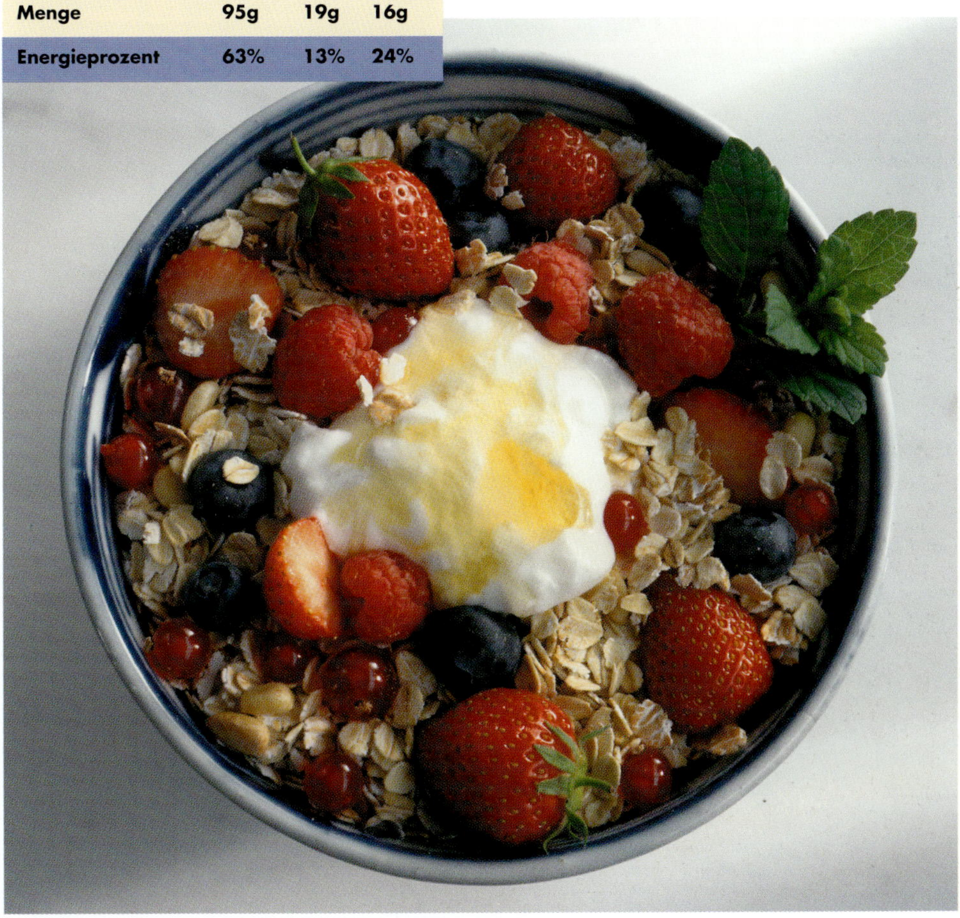

Beerenmüsli

- 10 EL (100g) Früchte-Müsli-Mischung (zuckerfrei)
- 75 ml Milch (1,5% Fett)
- 150g Joghurt (1,5% Fett)
- 150g Beeren (Erdbeeren, Himbeeren, Johannisbeeren), frisch oder aus der Tiefkühltruhe
- Mandelkerne (8g)
- evtl. 1 TL (10g) Honig oder Ahornsirup

Müslimischung mit Milch und Joghurt verrühren, die Beeren hinzufügen. Mandeln klein hacken und über das Müsli streuen.
Bei Bedarf mit etwas Honig oder Ahornsirup süßen.

526 kcal/Person	KH	E	F
Menge	80g	20g	14g
Energieprozent	61%	15%	24%

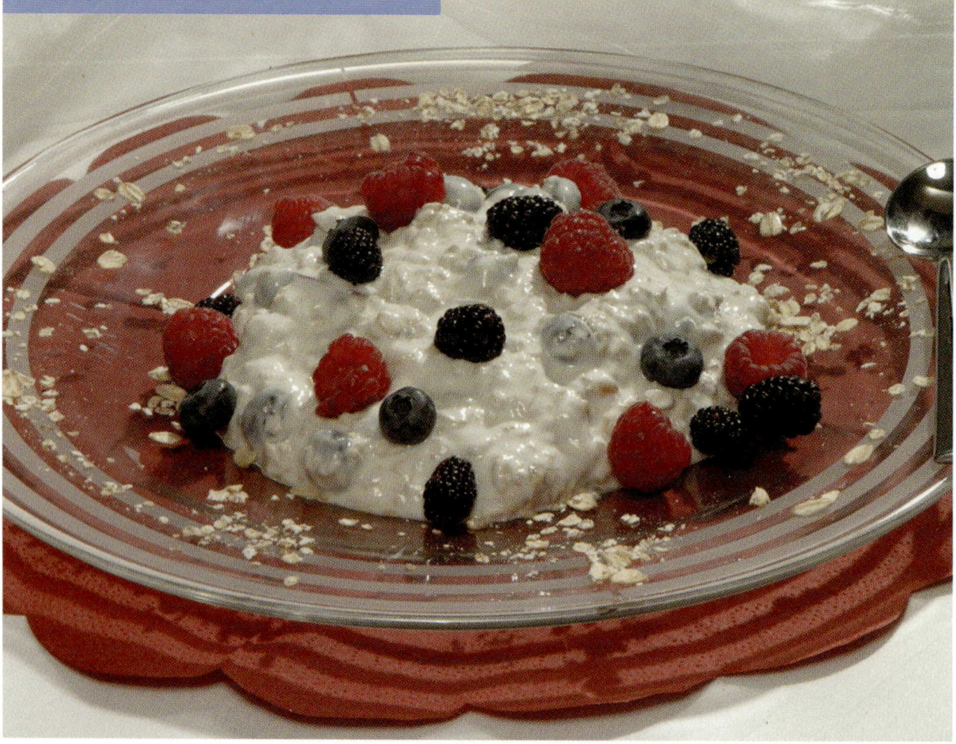

Cornflakes-Frühstück

- 15 EL (60g) Cornflakes
- 2 TL (4g) Kokosflocken
- 200 ml Milch (1,5% Fett)
- 150g Joghurt (1,5% Fett)
- 1 Orange

Cornflakes mit Kokosflocken, Milch und Joghurt verrühren. Orange schälen, in Stücke schneiden und dazugeben.

475 kcal/Person	KH	E	F
Menge	76g	16g	11g
Energieprozent	64%	14%	22%

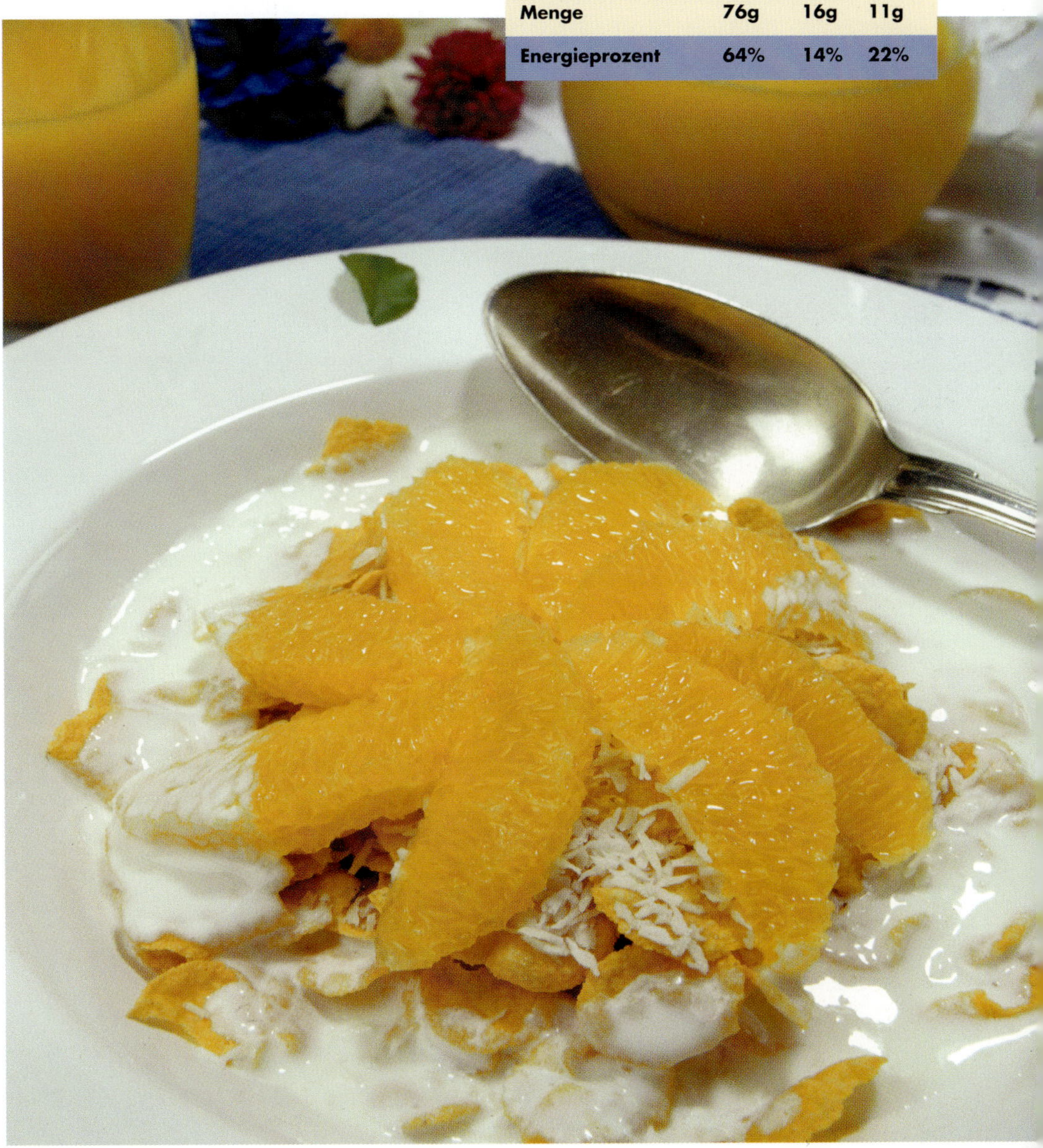

Grießbrei

- 250 ml Milch (1,5% Fett)
- 1 gestrichener EL (10g) Zucker
- 40g Vollkorngrieß
- 150g Schattenmorellen (frisch oder aus dem Glas)

Milch mit Zucker aufkochen, den Grieß unter Rühren einstreuen und ca. 5 Minuten quellen lassen, dabei weiter rühren. Schattenmorellen hinzugeben.

381 kcal/Person	KH	E	F
Menge	70g	14g	5g
Energieprozent	73%	15%	12%

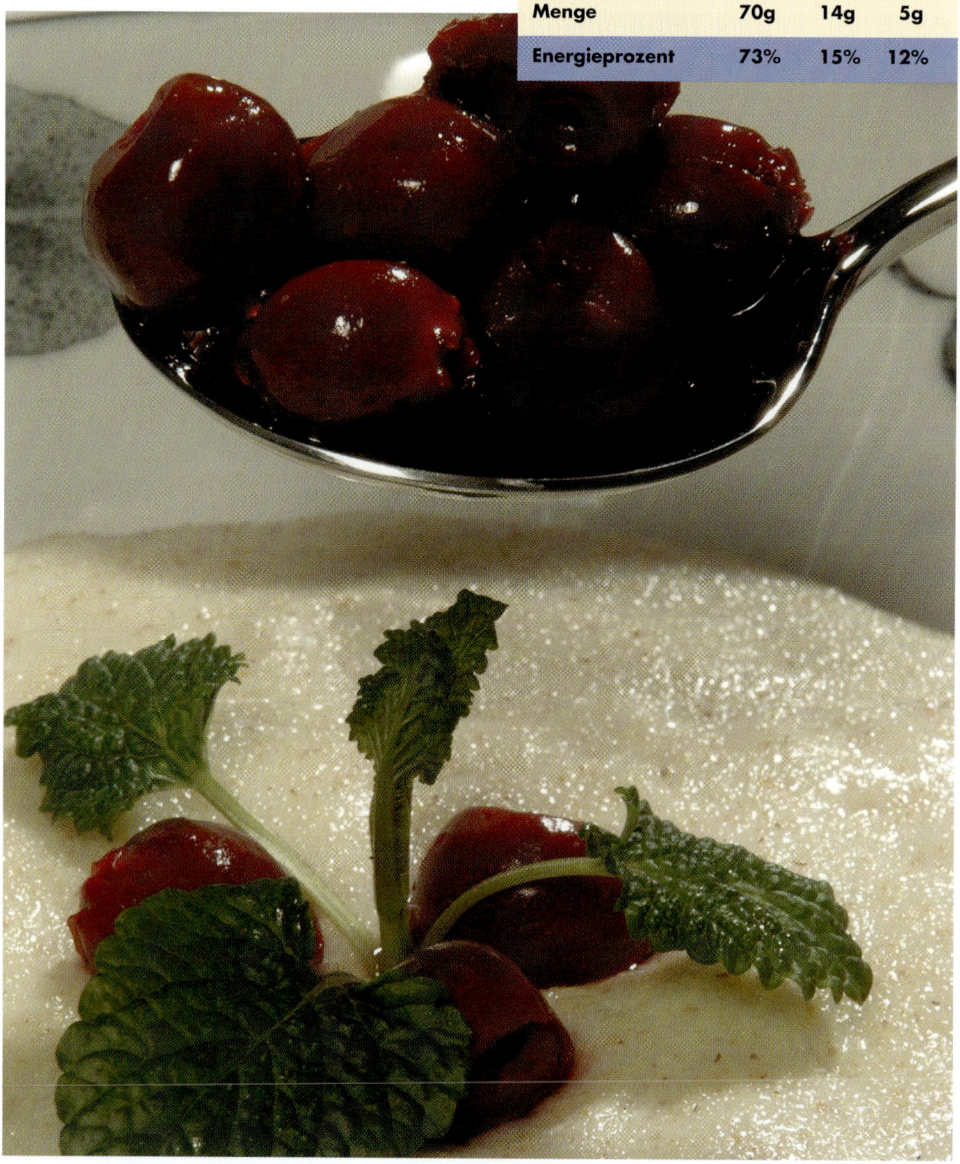

Milchreis mit Johannisbeeren

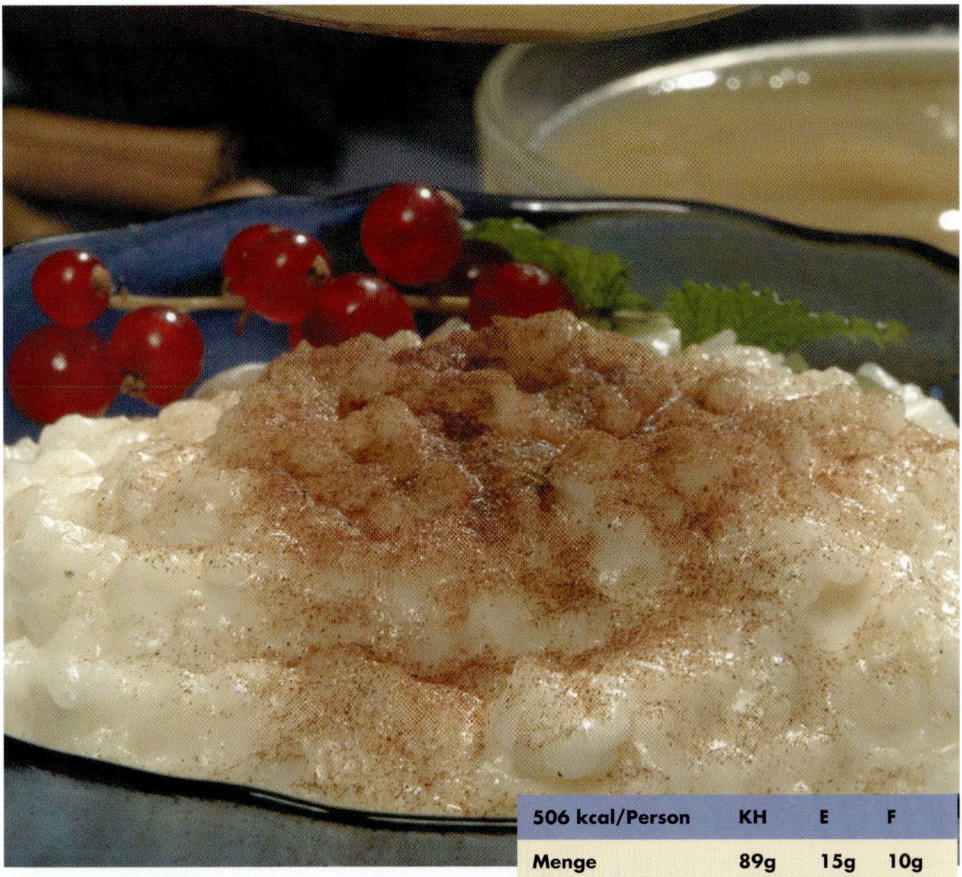

506 kcal/Person	KH	E	F
Menge	89g	15g	10g
Energieprozent	70%	12%	18%

- 300 ml Milch (1,5% Fett)
- 6 EL (60g) Reis
- 1 TL (5g) Butter/Margarine
- 1 EL (20g) Zucker
- Zimt
- 2 EL Obst der Saison (z.B. Johannisbeeren oder Sauerkirschen)

Milch zum Kochen bringen, Reis dazugeben, aufkochen und 20 Minuten quellen lassen.
Butter bräunen und über den Reisbrei geben.
Mit Zucker und Zimt bestreuen und mit Obst garnieren.

Frühstück mit Brötchen und Haferflockenmüsli

- ½ Apfel
- 5 EL (50g) Haferflocken
- 80g Joghurt (1,5% Fett)

- 2 Brötchen
- 2 TL (100g) Butter/Margarine
- 2 TL (20g) Konfitüre
- 100 ml Orangensaft

Den Apfel klein schneiden, zu den Haferflocken geben und mit Joghurt verrühren.
Brötchen mit Butter und Konfitüre bestreichen.
Den Orangensaft dazu reichen.

643 kcal/Person	KH	E	F
Menge	110g	17g	15g
Energieprozent	68%	11%	21%

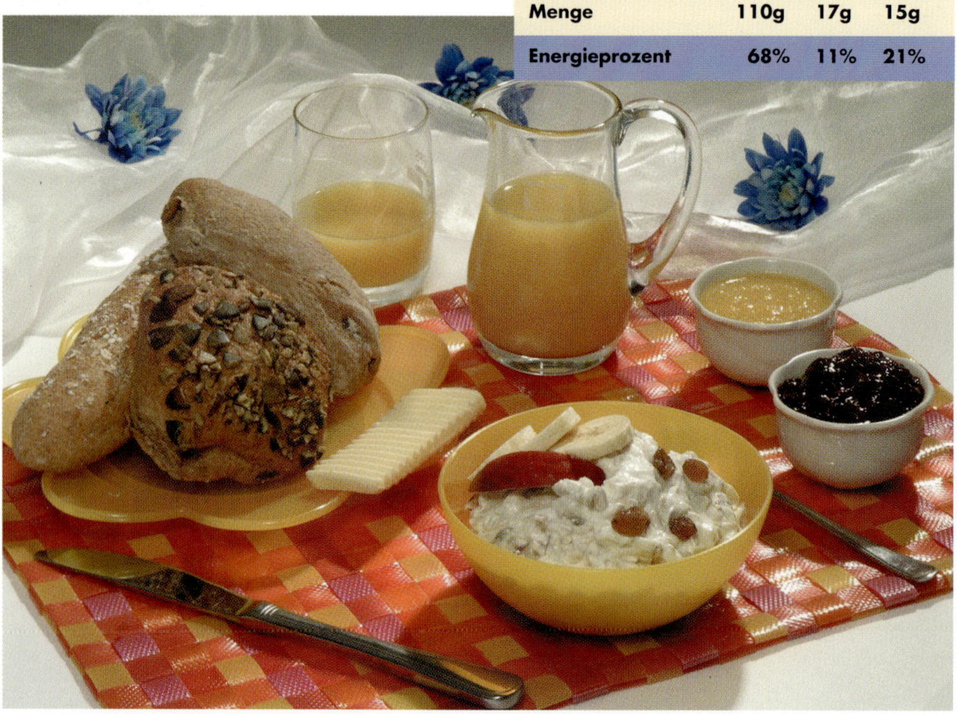

Vollkornbrötchen-Frühstück

- 3 Vollkornbrötchen
- 3 TL (15g) Butter/Margarine
- 1 Scheibe (30g) Putenbrust
- 2 Scheiben (je 30g) Corned beef
- 1/8 (50g) Gurke zum Belegen
- 1 kleine Tomate zum Belegen

643 kcal/Person	KH	E	F
Menge	82g	36g	19g
Energieprozent	51%	22%	27%

Die Brötchenhälften dünn mit Butter oder Margarine bestreichen und mit Putenbrust und Corned beef belegen. Mit Gurken und Tomatenscheiben garnieren.

Frühstück mit Rührei

- 1 Brötchen
- 2 Scheiben Graubrot
- 2 TL (10g) Butter/Margarine
- 1 TL (10g) Konfitüre
- 1 Scheibe (30g) gekochter Schinken
- 1/8 (50g) Gurke zum Belegen

Rührei

- 1 Ei, 1 EL Milch (1,5% Fett)
- Kräuter (Schnittlauch, Kresse)
- Jodsalz, Pfeffer, Muskat

Das Ei mit der Milch und den Kräutern verrühren und in einer beschichteten Pfanne ohne Fett braten.
Nach Geschmack würzen.

615 kcal/Person	KH	E	F
Menge	84g	28g	18g
Energieprozent	55%	18%	27%

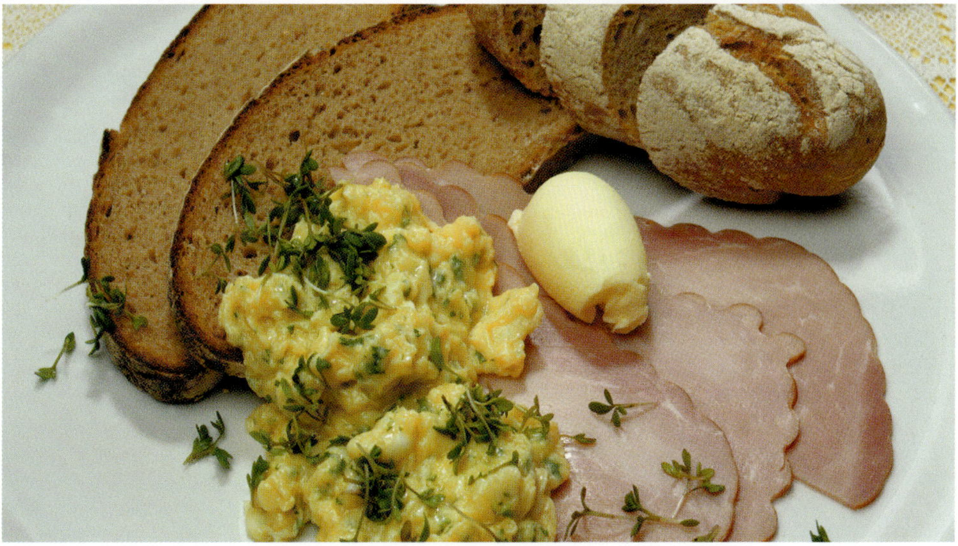

Brotfrühstück mit Milchshake

- 1 Scheibe Mehrkornbrot
- 2 Scheiben Dreikorntoast
- 2 TL (10g) Butter/Margarine
- 2 TL (20g) Konfitüre
- 30g Camembert (30% F.i.Tr.)

Milchshake

- 200g Milch oder Kefir (1,5% Fett)
- 50g Erdbeeren
- evtl. Vanillezucker

535 kcal/Person	KH	E	F
Menge	70g	23g	18g
Energieprozent	52%	17%	31%

Den Toast mit Butter oder Margarine und Konfitüre bestreichen, das Mehrkornbrot mit Camembert belegen.

Erdbeeren mit Milch oder Kefir pürieren. Evtl. mit etwas Vanillezucker abschmecken.

Frühstück mit gekochtem Ei

- 1 gekochtes Ei
- 1 Brötchen
- 2 Scheiben Vollkornbrot
- 3 TL (15g) Butter/Margarine
- 1 TL (10g) Konfitüre oder Honig
- 1 Banane

Das Brötchen mit Butter oder Margarine und Konfitüre oder Honig bestreichen.
Das gekochte Ei in Scheiben schneiden und das mit Butter bestrichene Vollkornbrot damit belegen. Die Banane als Nachtisch reichen.

687 kcal/Person	KH	E	F
Menge	101g	23g	21g
Energieprozent	59%	13%	28%

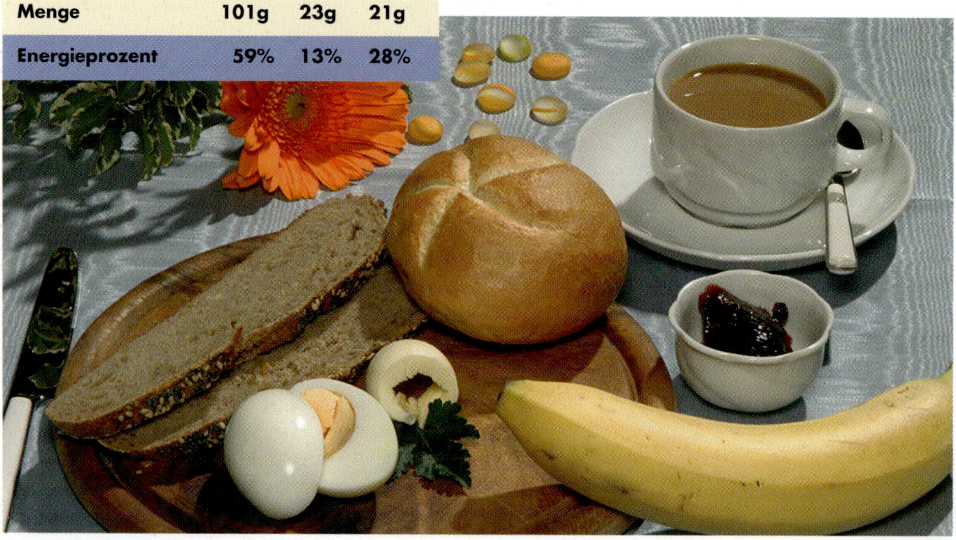

Richtig satt werden: Mittag

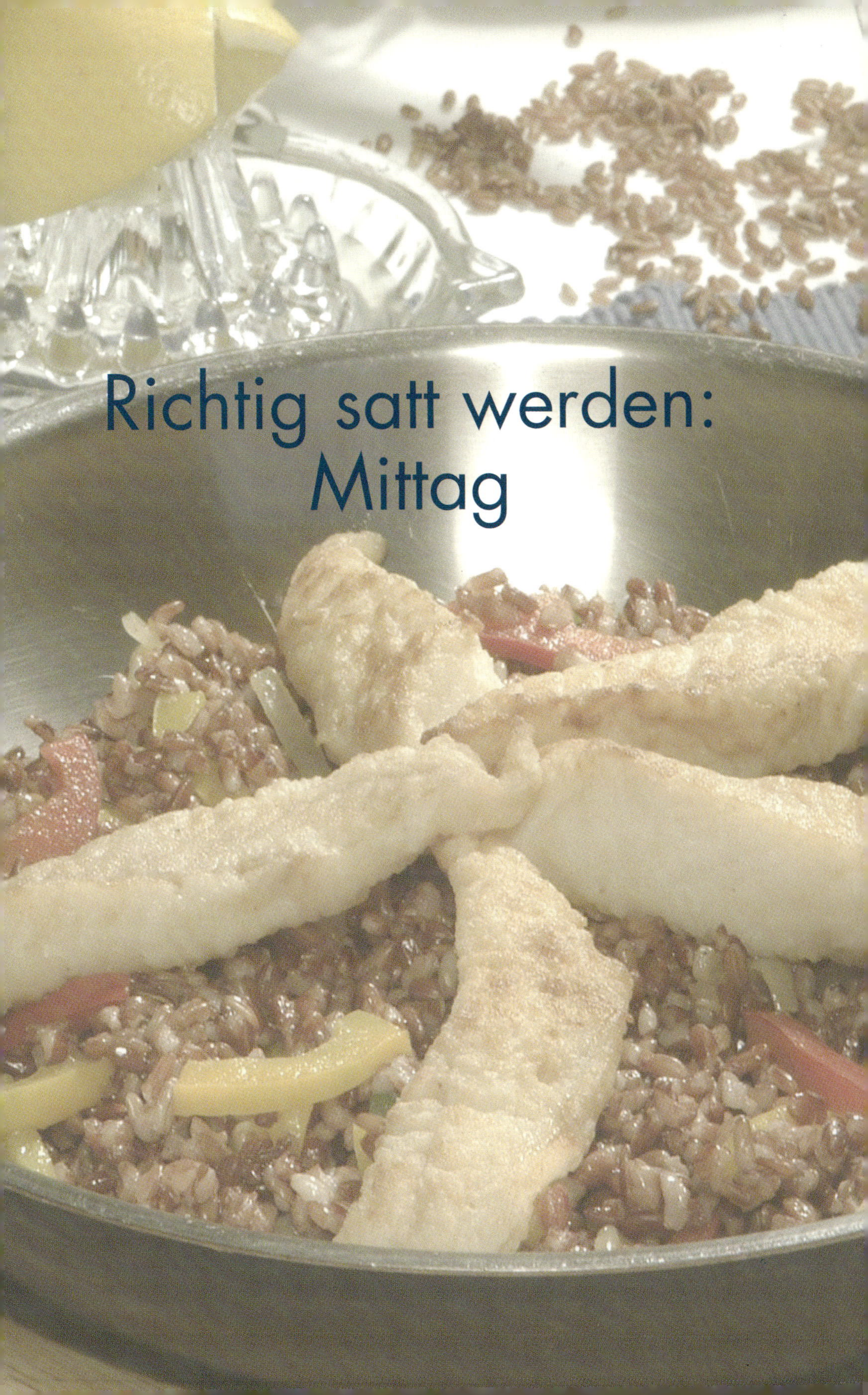

Putengeschnetzeltes mit Pilzen

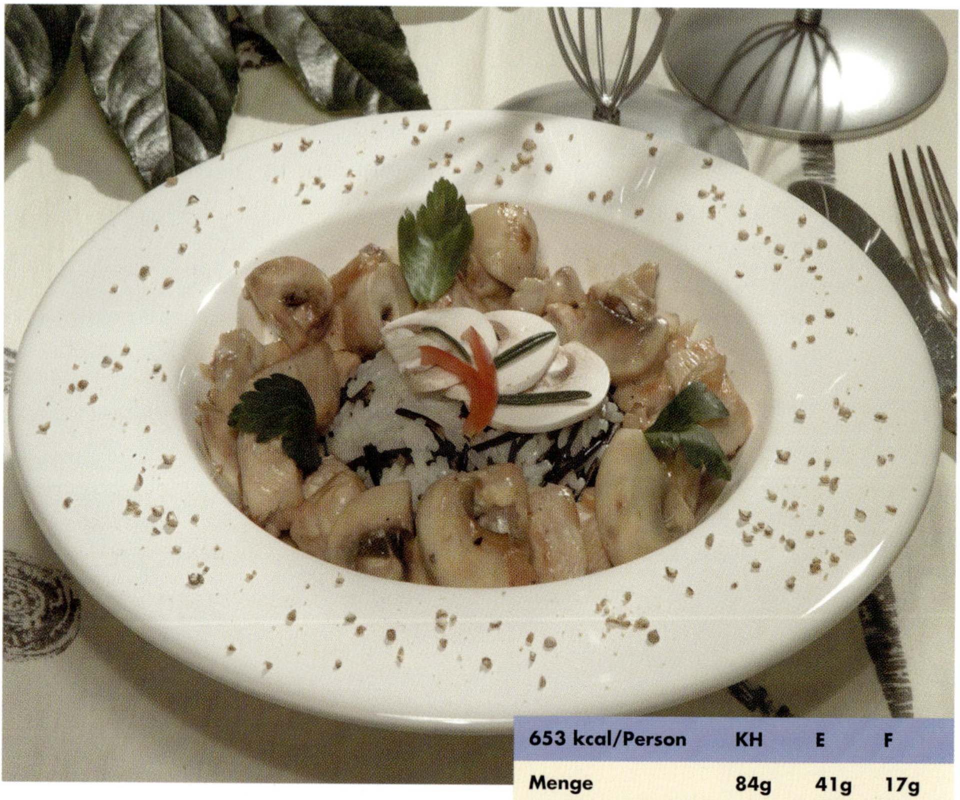

653 kcal/Person	KH	E	F
Menge	84g	41g	17g
Energieprozent	52%	25%	23%

- 100g Naturreis
- 100g Putenbrust
- 1 EL Rapsöl
- 100g Frühlingszwiebeln
- 200g Champignons oder Austernpilze
- 1 Zucchini (ca. 125g)
- Jodsalz, Curry
- 2 EL (30g) saure Sahne (10% Fett)
- gehackte Petersilie

Reis in Salzwasser garen. Putenbrust in schmale Streifen schneiden und ca. 5 Minuten im heißen Öl anbraten. Inzwischen das Gemüse klein schneiden, zum Fleisch geben und würzen. Alles zusammen ca. 5-10 Minuten weiter schmoren, saure Sahne zufügen. Mit Reis anrichten und mit Petersilie bestreuen.

Gemüsepfanne mit Hähnchenfleisch

- 100g Naturreis
- 500 ml Gemüsebrühe
- 100g Hähnchenfleisch
- 1 EL Rapsöl
- 200g gemischtes Gemüse (Paprika, Weißkohl, Möhren und Lauch bzw. Frühlingszwiebeln)
- Jodsalz, Pfeffer, Paprika
- evtl. Sojasauce

Reis in der Gemüsebrühe bissfest kochen. In der Zwischenzeit das Hähnchenfleisch klein schneiden, in Öl anbraten, herausnehmen und warm stellen. Gemüse in Streifen schneiden und im Bratenfond andünsten. Das Fleisch wieder zugeben und alles mit Salz, Pfeffer, Paprika und Sojasauce würzen.
Dazu Reis reichen.

578 kcal/Person	KH	E	F
Menge	80g	33g	14g
Energieprozent	55%	23%	22%

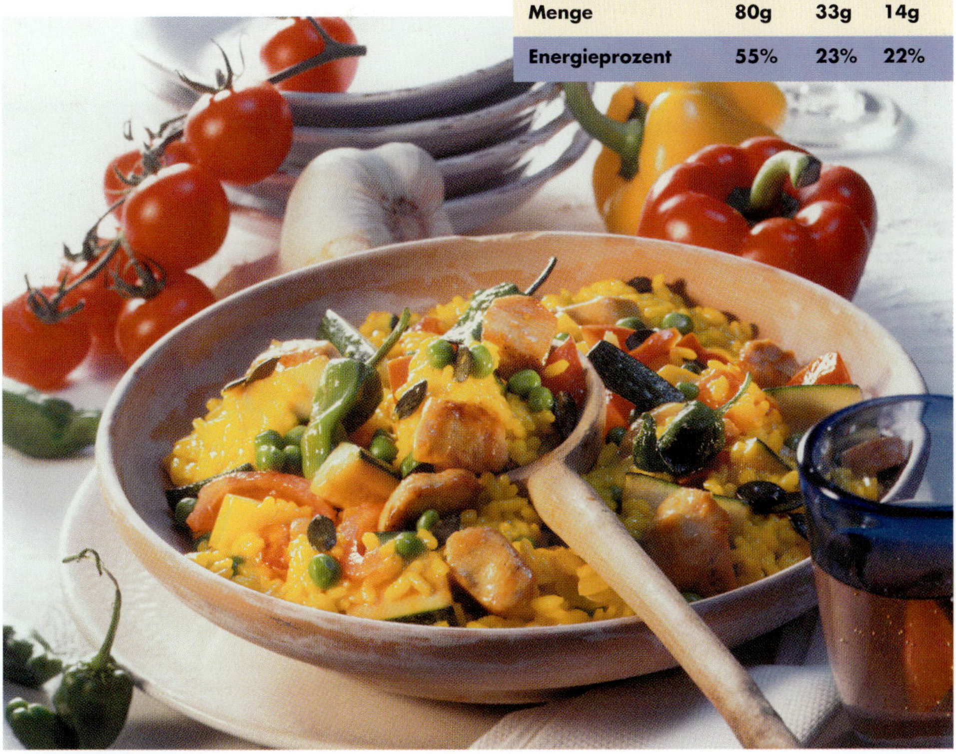

Gedünstete Putenbrust mit grüner Sauce und Salzkartoffeln

- 125 ml Gemüsebrühe
- 125 ml Wasser
- Jodsalz, Pfeffer, Lorbeer, Piment
- 75g Putenbrust
- 1 EL Olivenöl
- 1 EL (15g) Schlagsahne (30% Fett)
- jeweils 1 Bund Sauerampfer, Borretsch (Gurkenkraut), Petersilie und Schnittlauch
- 7 Kartoffeln (ca. 500g)

Kartoffeln schälen, vierteln und in Salzwasser garen. Gemüsebrühe mit Wasser mischen und mit den Gewürzen aufkochen. Putenbrust dazu geben und auf kleiner Flamme ca. 20 Minuten dünsten. Öl und Sahne aufschlagen und mit den fein gehackten Kräutern vermengen, mit Salz und Pfeffer abschmecken. Putenfleisch in Scheiben schneiden und Sauce darüber geben.

556 kcal/Person	KH	E	F
Menge	75g	28g	16g
Energieprozent	54%	20%	26%

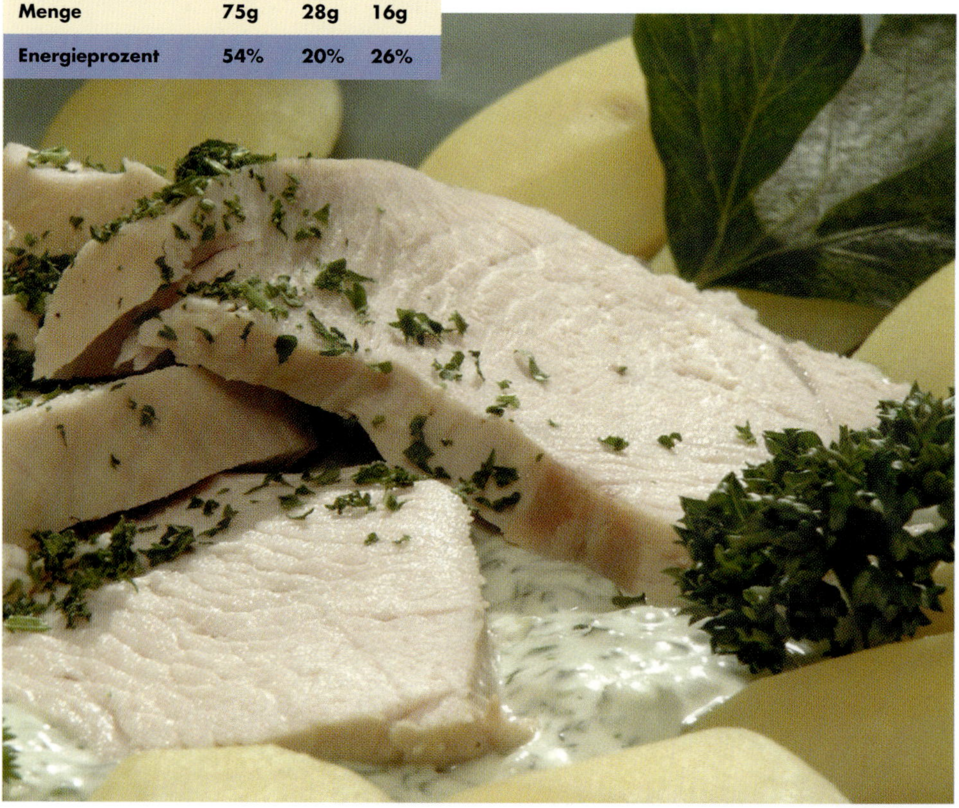

Hähnchenbrust mit Pilzen und Herzogin-Kartoffeln

- 6 Kartoffeln (ca. 350g)
- Jodsalz, Muskat
- 100g Hähnchenbrust
- Jodsalz, Pfeffer, Paprika
- 1 TL Rapsöl
- 300g Pilze (z.B. Austernpilze, Pfifferlinge, Champignons)
- 1 kleine Zwiebel (ca. 40g)
- ½ Knoblauchzehe nach Belieben
- 2 EL Wasser
- 1 EL (15g) Schlagsahne (30% Fett)
- Jodsalz, Pfeffer
- 1 Brötchen

Kartoffeln kochen, durchpressen und mit Salz und Muskat würzen.
Die Kartoffelmasse aus einer Spritztüte mit Sterntülle auf ein mit Backpapier belegtes Blech spritzen und goldgelb backen.
Hähnchenbrust würzen und von beiden Seiten in Öl anbraten. Kleingeschnittene Pilze, Zwiebel und Knoblauch dazu geben und fertig garen. Hähnchenbrust und Pilze aus der Pfanne nehmen und den Bratensatz mit Wasser und Sahne ablöschen, mit Salz und Pfeffer abschmecken.
Dazu Brötchenscheiben reichen.

604 kcal/Person	KH	E	F
Menge	81g	43g	12g
Energieprozent	54%	28%	18%

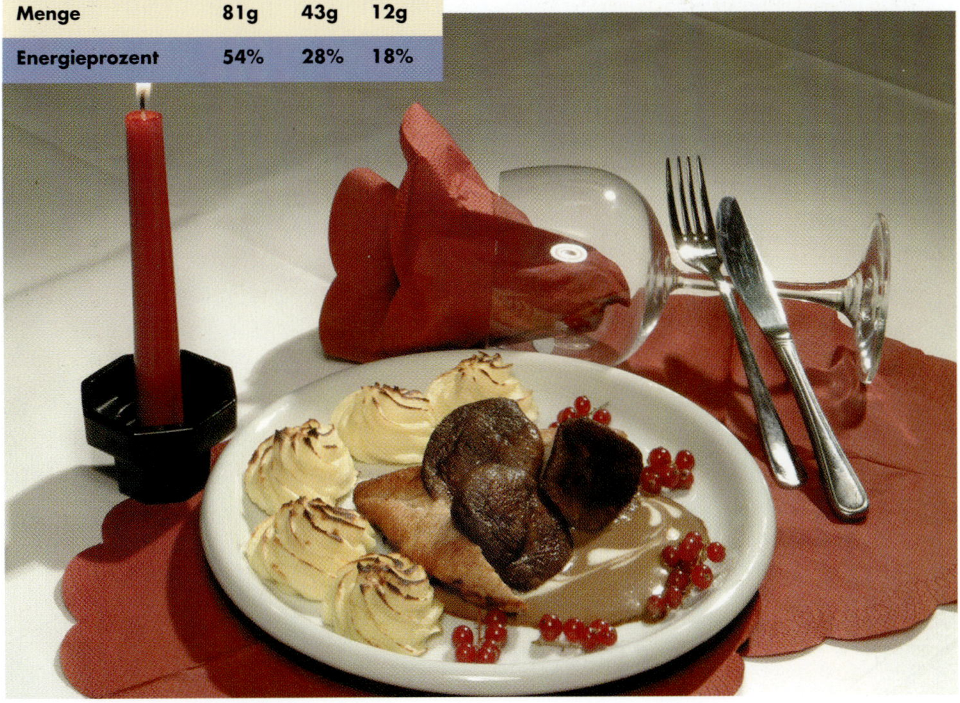

Indisches Hähnchen

- 100g Reis
- 75g Hähnchenbrustfilet
- 1 EL Sesamöl
- 200g Blattspinat (TK)
- 75 ml Milch (1,5% Fett)
- 75 ml Gemüsebrühe
- Jodsalz, Pfeffer, Muskat, Curry
- 5 Cashewnüsse (ca. 10g)

631 kcal/Person	KH	E	F
Menge	87g	32g	17g
Energieprozent	55%	20%	25%

Reis bissfest kochen. In der Zwischenzeit das Fleisch in feine Streifen schneiden, in Öl anbraten, aus der Pfanne nehmen. Den aufgetauten Blattspinat, Milch und Gemüsebrühe in die Pfanne geben und ca. 10 Minuten dünsten. Mit Gewürzen abschmecken. Fleisch und geröstete Cashewnüsse hinzugeben und alles zusammen weitere ca. 10 Minuten schmoren lassen.
Mit dem Reis servieren.

Chinesische Nudeln mit Hähnchenbrust

- 100g Hähnchenbrustfilet
- 1 TL Rapsöl
- Jodsalz, Pfeffer, Knoblauch
- Chinesische Gewürzmischung
- Sojasauce oder Chilisauce
- 1 TL (5g) Speisestärke
- 1 TL RapsöL
- 300g Gemüse (chinesisches TK-Gemüse oder sehr klein geschnittener Brokkoli, Paprika etc.)
- frische Sprossen
- 100g Mie-Nudeln
- Jodsalz, Pfeffer, Ingwer, chinesische Gewürzmischung, Sojasauce

630 kcal/Person	KH	E	F
Menge	80g	45g	14g
Energieprozent	51%	29%	20%

Das Fleisch in dünne Streifen schneiden und in einer Mischung aus 1 TL Rapsöl, Knoblauch, Gewürzen, Soja- oder Chilisauce sowie Speisestärke marinieren. Etwa 1 Stunde ziehen lassen.
Das Fleisch im Wok oder einer großen gusseisernen Pfanne in 1 TL Öl anbraten, herausnehmen und warm stellen. Das Gemüse dazugeben und kurz garen. Zum Schluss die Sprossen unterrühren, das Fleisch wieder zugeben und alles gut würzen. Mie-Nudeln nach Anleitung zubereiten und mit dem Gemüse anrichten.

Hühnereintopf mit Nudeln

- 75g Hähnchenbrustfilet
- Suppengrün, Knoblauch
- Jodsalz, Pfeffer, Wasser
- 1 kleine Zucchini (ca. 100g)
- ½ kleine Zwiebel (ca. 20g)
- 50g TK-Erbsen
- 50g Vollkornnudeln
- Jodsalz, Paprika
- ½ Paprikaschote (ca. 75g)
- 1 Vollkornbrötchen
- 2 TL (10g) Butter/Margarine

520 kcal/Person	KH	E	F
Menge	68g	35g	12g
Energieprozent	52%	27%	21%

Hähnchenbrustfilet würfeln und mit Suppengrün, Knoblauch, Salz und Pfeffer in ca. 300 ml Wasser zum kochen bringen. Zucchini in Scheiben schneiden, Zwiebeln fein hacken und mit den Erbsen in der Hühnerbrühe halb gar kochen. Mit Paprika würzen. In Streifen geschnittene Paprika in die Suppe geben und weitere 5 Minuten garen.
Nudeln bissfest kochen und zur Brühe geben.
Brötchen mit Butter bestreichen und zum Eintopf servieren.

Spaghetti Bolognese

- 1 TL Olivenöl
- ¼ Zwiebel (ca.10g)
- ½ Knoblauchzehe
- ½ kleine Möhre (20g)
- 50g Rindergehacktes
- Jodsalz, Pfeffer, eine Prise Zucker
- 4 mittelgroße Tomaten
- 75 ml Gemüsebrühe
- 1 TL (5g) Tomatenmark
- Oregano, Basilikum
- 100g Spaghetti (Hartweizen)
- 1 EL (5g) geriebener Parmesan

572 kcal/Person	KH	E	F
Menge	82g	28g	14g
Energieprozent	58%	20%	22%

Öl erhitzen, Zwiebel, Knoblauch und Möhre würfeln und mit dem Hackfleisch ca. 5 Minuten bei starker Hitze unter ständigem Rühren leicht anbraten. Mit Jodsalz, Pfeffer und Zucker würzen. Tomaten mit kochendem Wasser überbrühen, abschrecken, abziehen, in kleine Würfel schneiden und zum Hackfleisch geben. Gemüsebrühe hinzufügen.
Mit Tomatenmark, Oregano und Basilikum abschmecken. Ca. 20 Minuten bei schwacher Hitze köcheln lassen.
Inzwischen die Spaghetti kochen. Mit Sauce und Parmesan servieren.

Rinderbraten italienisch mit Vollkornnudeln

Rezept für 4 Personen

- 400g Rinderbraten
- Jodsalz, Pfeffer
- 2 TL Ölivenöl
- 2 Zwiebeln
- 2 Knoblauchzehen
- 4 kleine Möhren (200g)
- ½ Sellerieknolle (200g)
- 1 Stange Lauch (100g)
- 1 Lorbeerblatt

- 1 kg Möhren
- 500g grüne Bohnen (frisch oder TK)
- 2 Zwiebeln
- Jodsalz, Pfeffer, Petersilie
- 2 EL Ölivenöl
- etwas Wasser oder Gemüsebrühe
- 400g Vollkornnudeln

658 kcal/Person	KH	E	F
Menge	83g	41g	18g
Energieprozent	50%	25%	25%

Rinderbraten salzen und pfeffern, in Öl rundherum anbraten. Hitze herunterschalten und geputzte und klein geschnittene Zwiebeln, Knoblauch, Möhren, Sellerie, Lauch und Lorbeerblatt hinzugeben. Alles ca. 1 Std. garen. Restliche Möhren, klein geschnittene Bohnen und die Zwiebel in 2 EL Öl andünsten, würzen und mit etwas Flüssigkeit ca. 20 Minuten garen. Nudeln bissfest kochen.
Fleisch aus dem Bräter nehmen, mit dem Rührstab das mit dem Fleisch gegarte Gemüse mit dem Fleischsud pürieren. Falls die Sauce zu dick ist, etwas Wasser und Gemüsebrühe hinzugeben, mit Gewürzen abschmecken.
Das Fleisch mit Nudeln, Gemüse und Sauce servieren.

Lammragout mit Kartoffeln

- 80g mageres Lammsteak
- Jodsalz, Pfeffer
- 3 TL Olivenöl
- 1 kleine Zwiebel
- 1 kleine Möhre
- 50g weiße Rübe oder Petersilienwurzel
- 1 kleine Knoblauchzehe
- ½ Lorbeerblatt
- 1 Msp. Thymian
- 250 ml Wasser
- ½ Bund Frühlingszwiebeln
- 1 kleine Stange Staudensellerie
- 50g grüne Bohnen
- 1 Tomate
- 8 Kartoffeln (ca. 560g)

701 kcal/Person	KH	E	F
Menge	97g	31g	21g
Energieprozent	55%	18%	27%

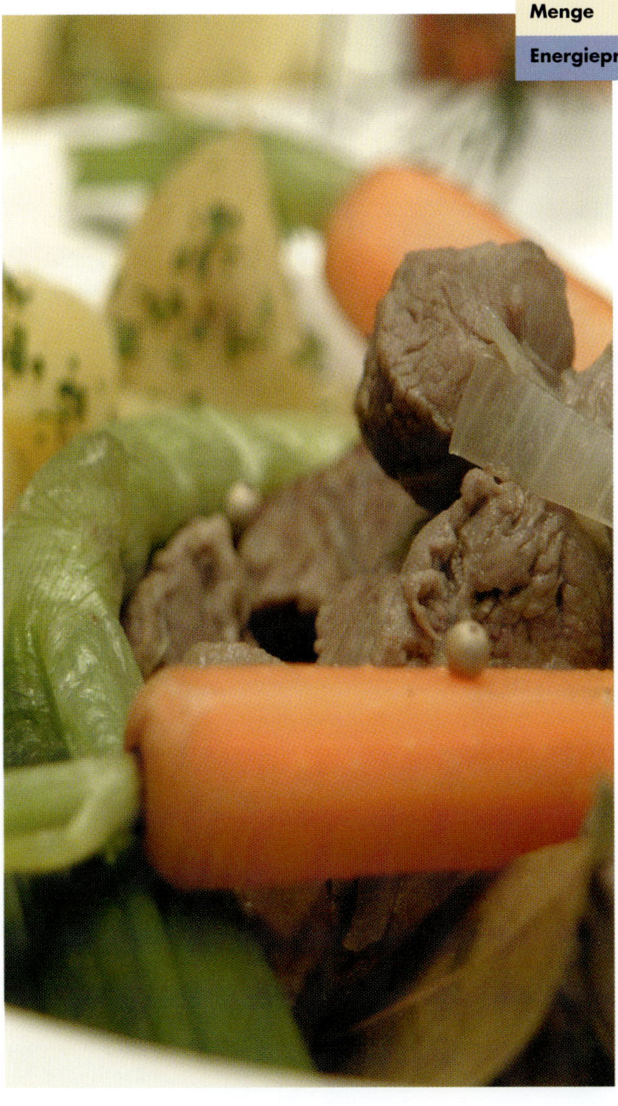

Das Fleisch in grobe Würfel schneiden, dann salzen und pfeffern.
Das Gemüse putzen, waschen und in mundgerechte Stücke schneiden. Olivenöl erhitzen und das Fleisch gut anbraten. Zwiebeln, Möhren, weiße Rübe oder Petersilienwurzel, Knoblauch, Lorbeerblatt und Thymian hinzugeben.
Mit Wasser ablöschen. 30 Minuten kochen, dann das restliche Gemüse dazugeben und weitere 30 Minuten köcheln lassen.
In der Zwischenzeit die Kartoffeln in der Schale kochen und zum Lammragout servieren.

Mexikanischer Maistopf

- 100g Naturreis
- 50g mageres Gulaschfleisch
- 1 EL Rapsöl
- 1 Zwiebel (40g)
- etwas Wasser
- ½ Paprikaschote (75g)
- 2 kleine Tomaten oder ½ kleine Dose geschälte Tomaten (100g)
- ¼ Dose Gemüsemais (75g)
- 2 EL (30g) saure Sahne (10% Fett)
- Jodsalz, Pfeffer, Paprika

Reis bissfest kochen. In der Zwischenzeit die Fleischwürfel in Öl anbraten, Zwiebelwürfel dazugeben, mit wenig Flüssigkeit aufgießen und ca. 15 Minuten schmoren lassen. Kleingeschnittenen Paprika dazugeben und weitere 10 Minuten dünsten. Kleingeschnittene Tomaten und Mais untermengen. Pikant abschmecken. Zum Schluss saure Sahne hinzufügen.
Mit dem Reis servieren.

606 kcal/Person	KH	E	F
Menge	89g	22g	18g
Energieprozent	59%	14%	27%

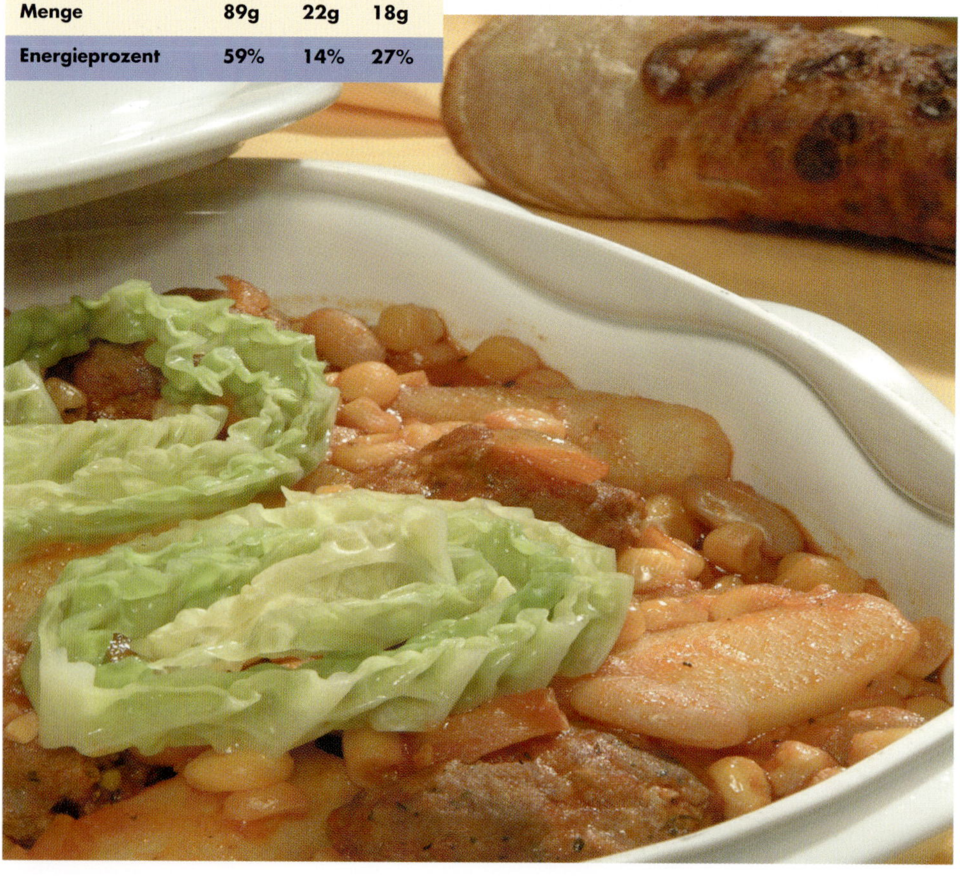

Gefüllte Paprikaschoten

- 80g Naturreis
- 2 Gewürznelken
- 2 Paprikaschoten (ca. 300g)
- 60g Tartar
- 1 EL (10g) Semmelbrösel
- 1 Msp. Kräuter der Provence
- Jodsalz, Pfeffer
- 1 EL Olivenöl
- 1 kleine Zwiebel (40g)
- 1 Lorbeerblatt
- 150 ml Wasser oder Gemüsebrühe
- 1 TL Tomatenmark
- 2 EL (30g) saure Sahne (10% Fett)

Reis mit Gewürznelken und reichlich Wasser bissfest kochen. Die Paprikaschoten entkernen und waschen. Tartar mit Semmelbröseln und ca. 4 Esslöffeln gekochtem Reis verkneten, mit Kräutern und Gewürzen abschmecken. Die Masse in die Schoten füllen. Öl in einem kleinen Schmortopf erhitzen und die gefüllten Paprika darin kurz anbraten. Zwiebel hacken und mit dem Lorbeerblatt zu den Paprika geben. Mit einer Tasse Wasser oder Gemüsebrühe ablöschen und ca. 30 Minuten zugedeckt schmoren. Die Schoten aus dem Topf nehmen. Für die Sauce den Fond mit Tomatenmark und saurer Sahne abbinden.
Den restlichen Reis dazu servieren

617 kcal/Person	KH	E	F
Menge	90g	26g	17g
Energieprozent	58%	17%	25%

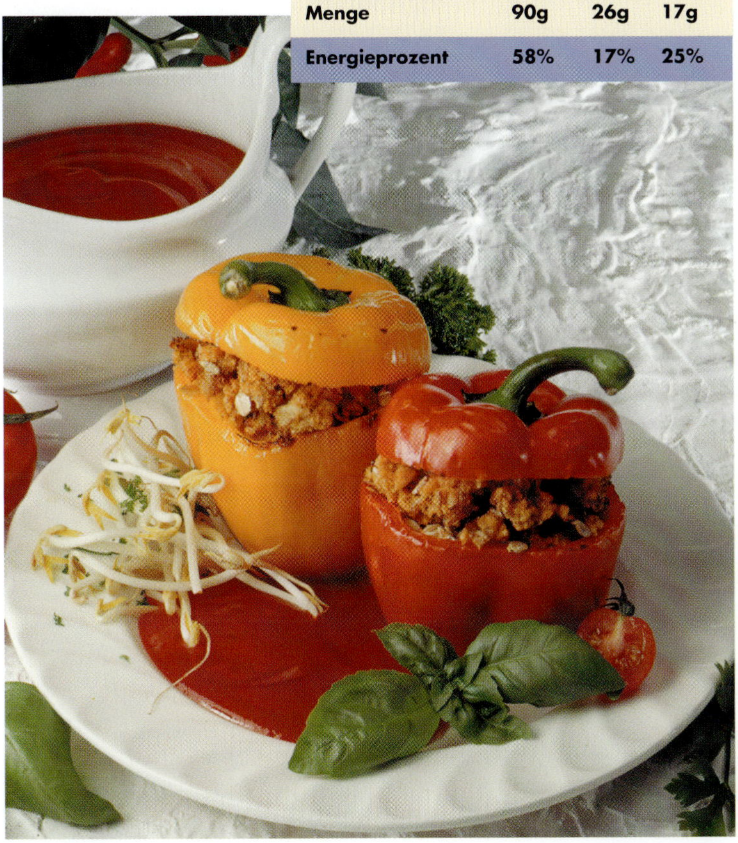

Gefüllte Knödel mit Gemüsebechamel

- 250g roher Kloßteig (Knödelteig) aus dem Kühlregal
- 60g Tartar
- ½ altbackenes Brötchen
- ½ kleine Zwiebel
- Thymian, Majoran
- ca. 200g Gemüse (z.B. Brokkoli, Zucchini, Möhren)
- 150 ml Wasser
- 40g Schmelzkäse (30% F.i.Tr.)
- Jodsalz, Pfeffer

Kloßteig auf einem Brett flach ausrollen und in ca. 6 gleich große Quadrate zerteilen. Tartar, eingeweichtes Brötchen, gehackte Zwiebel, Kräuter und Gewürze im Mixer zerkleinern und zu einer glatten Masse verarbeiten, abschmecken. Aus der Masse Klößchen formen und diese fest in je ein Quadrat aus dem Kloßteig einschlagen. In sprudelnd kochendes Salzwasser geben, sofort die Hitze auf kleine Flamme reduzieren und ca. 30 Minuten ziehen lassen.
In der Zwischenzeit das Gemüse in ca. 150 ml Wasser garen. Anschließend das Gemüse mit dem Dünstwasser und mit dem Schmelzkäse pürieren und abschmecken. Über die Klöße geben.

516 kcal/Person	KH	E	F
Menge	77g	34g	8g
Energieprozent	60%	26%	14%

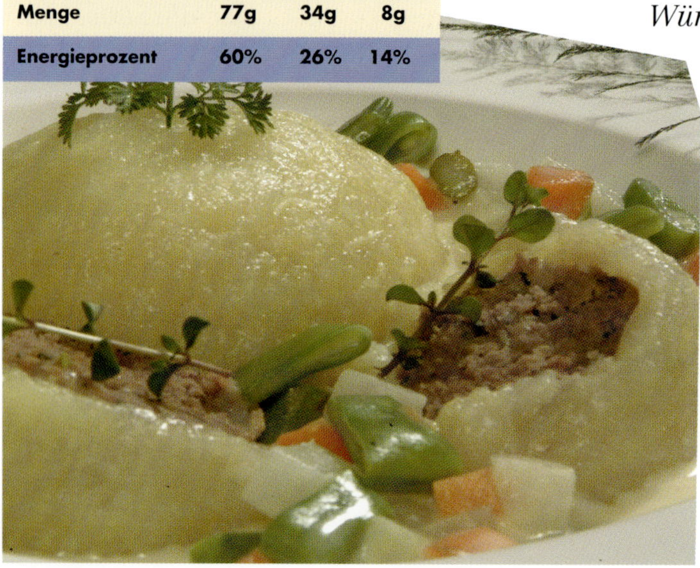

Würz-Tipp! Brokkolisauce: mit Muskat abschmecken. *Zucchinisauce:* mit Muskat abschmecken, statt Schmelzkäse Gorgonzola verwenden und nach Belieben frischen Kerbel zugeben. *Möhrensauce:* mit Muskat, Koriander, Zimt und Kreuzkümmel abschmecken.

Blumenkohl mit Schinken-Käse-Sauce und Vollkornnudeln

- ½ mittelgroßer Blumenkohl (ca. 250g)
- 200 ml Wasser
- Jodsalz
- ½ Ecke (30g) Kräuterschmelzkäse (30% F.i.Tr.)
- 1 TL (5g) Speisestärke
- 1 Scheibe (30g) gekochter Schinken
- Zitronensaft
- frische Petersilie
- 100g Vollkornnudeln

525 kcal/Person	KH	E	F
Menge	81g	30g	9g
Energieprozent	62%	23%	15%

Blumenkohl putzen, waschen, in Salzwasser garen. Schmelzkäse im Blumenkohlwasser schmelzen lassen, mit angerührtem Stärkemehl binden.
Kleingeschnittenen Schinken dazugeben, mit Zitronensaft und Petersilie abschmecken.
Vollkornnudeln nach Anweisung zubereiten und zum Blumenkohl servieren.

Rosenkohleintopf mit Brötchen

- 1 EL Rapsöl
- 1 kleine Zwiebel
- 200g Rosenkohl
- Jodsalz, Pfeffer
- 1 Bund Petersilie
- 3 Kartoffeln (ca. 200g)
- 50g Kasseler mager, geräuchert
- etwas Wasser oder Gemüsebrühe
- 2 Sechskornbrötchen

627 kcal/Person	KH	E	F
Menge	91g	32g	15g
Energieprozent	58%	20%	22%

Gewürfelte Zwiebel und Rosenkohl in Öl kurz anschmoren, salzen und pfeffern. Kartoffeln klein schneiden und hinzufügen, mit Wasser oder Gemüsebrühe auffüllen. Kasseler in feine Streifen schneiden und zum Gemüse geben. In ca. 20 Minuten gar kochen.
Vor dem Servieren mit gehackter Petersilie bestreuen. Dazu die Brötchen reichen.

Überbackener Kornspitz

- 3 Kornspitzstangen (Vollkornbrötchen) à 60g
- 3 kleine Tomaten (ca. 150g)
- 1 Scheibe gek. Schinken ohne Fettrand (ca. 40g)
- 6 EL (30g) geriebener Emmentaler (45% F.i.Tr.)
- Jodsalz, Pfeffer, evtl. Knoblauch
- 2–3 Frühlingszwiebeln (ca. 100g)

Die halbierten Brötchen mit Tomatenscheiben, in feine Streifen geschnittenem Schinken und Käse belegen. Anschließend würzen und im Backofen ca. 10 Minuten überbacken.
Frühlingszwiebel in feine Ringe schneiden und die Brötchenhälften damit garnieren.

619 kcal/Person	KH	E	F
Menge	84g	37g	15g
Energieprozent	54%	24%	22%

Linseneintopf

- ½ kleine Möhre
- ½ Zwiebel
- 1 Scheibe (30g) geräucherter Schinken
- 80g Linsen
- 500 ml Wasser
- ¼ Lorbeerblatt
- ½ Nelke
- 4 Kartoffeln (280g)
- Jodsalz, Pfeffer, Essig
- 1 EL (15g) Schlagsahne (30% Fett)
- Petersilie

564 kcal/Person	KH	E	F
Menge	82g	32g	12g
Energieprozent	58%	23%	19%

Möhre und Zwiebel schälen, waschen und in Würfel schneiden. Schinken ebenfalls würfeln. Linsen waschen und mit Wasser, Möhren, Zwiebeln, Schinken, Lorbeerblatt und Nelke zum Kochen bringen, ca. 40 Minuten garen.
In der Zwischenzeit Kartoffeln schälen, waschen, in Würfel schneiden und zu den Linsen geben. Weitere 30 Minuten kochen. Eintopf mit Gewürzen, Essig und Sahne abschmecken und mit frischer, gehackter Petersilie garnieren.

Tipp:
Um die Gardauer zu verkürzen weichen Sie die Linsen einen Tag vor der Zubereitung ein oder verwenden Sie einen Dampfdrucktopf.

Fischragout

- ½ kleine Zwiebel
- 1 TL Rapsöl
- 80g Naturreis
- 200 ml Gemüsebrühe
- 80g TK-Erbsen
- 100g Fischfilet (z.B. Scholle, Seelachs, Schellfisch)
- Zitronensaft
- 200 ml Wasser
- Jodsalz, Pfefferkörner, Zitronensaft
- 1 TL (5g) Mehl
- 1 TL (5g) Butter/Margarine
- 100 ml Milch (1,5% Fett)
- Jodsalz, Pfeffer, Zitronensaft, frische Kräuter

590 kcal/Person	KH	E	F
Menge	79g	37g	14g
Energieprozent	54%	25%	21%

Zwiebel würfeln und in Öl andünsten. Reis hinzugeben und glasig werden lassen, mit Gemüsebrühe aufgießen. Den Reis etwa 20 Minuten ausquellen lassen. In den letzten 10 Minuten die Erbsen mitdünsten.
Den Fisch säubern, mit Zitronensaft beträufeln und in mundgerechte Stücke schneiden.
Einen Sud aus Wasser, Zitronensaft, Salz und Pfefferkörnern aufkochen, die Fischstücke hineingeben und bei schwacher Hitze gar ziehen lassen. Den Fisch aus dem Sud nehmen.
Mehl in Butter anschwitzen, mit dem Fischsud und der Milch ablöschen und mit Salz, Pfeffer, Zitronensaft und frischen Kräutern würzen.
Die Fischstücke in die fertige Sauce geben und alles zusammen mit dem Reis anrichten.

Gedünsteter Fisch mit Reis

- 10 EL Reis (100g)
- 100g Seelachsfilet
- Zitronensaft
- Jodsalz, Senf, Tomatenmark
- 4 mittelgroße Tomaten (300g)
- ½ Zwiebel
- 1 kleiner Apfel
- 1 EL (10g) Butter/Margarine

Für den Salat:

- Gemischter Blattsalat nach Geschmack (Kopfsalat, Feldsalat, Eichblattsalat)
- 1 TL Essig
- 1 TL Rapsöl
- Jodsalz, Pfeffer, Zucker
- ½ TL Senf
- ¼ Zwiebel
- frische Kräuter

Reis bissfest kochen. In der Zwischenzeit den Fisch säubern, mit Zitronensaft beträufeln, salzen und mit Senf und Tomatenmark bestreichen. Tomaten und Zwiebeln enthäuten und in Scheiben schneiden. Apfel entkernen und grob raspeln.
Tomaten, Zwiebel und Apfel in eine Pfanne geben.
Den Fisch auf das Gemüse geben und Butterflöckchen darauf verteilen.
Zugedeckt ca. 20 Minuten garen. Mit Reis und gemischtem Salat servieren.

668 kcal/Person	KH	E	F
Menge	99g	32g	16g
Energieprozent	59%	19%	22%

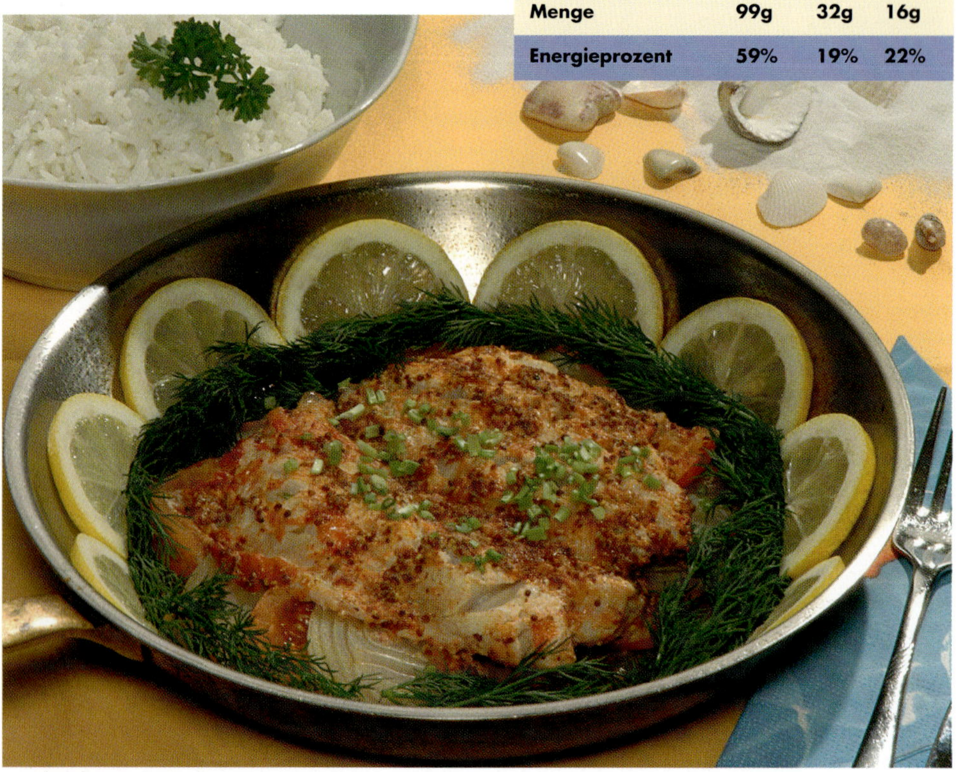

Fischschnitte indonesisch mit Reis

- 100g Naturreis
- Currypulver
- 100g Kabeljaufilet
- Zitronensaft
- Jodsalz
- 3 kleine Möhren (150g)
- ½ Stange Lauch (50g)
- 50g Sojabohnensprossen
- 1 EL Rapsöl
- Sojasauce

Naturreis nach Anweisung kochen, Currypulver unterrühren. Fischfilet säubern, mit Zitronensaft beträufeln, salzen. Gemüse putzen, in Streifen schneiden, in Öl andünsten, salzen. Sojasauce und eventuell etwas Wasser dazugeben und das Fischfilet auf dem Gemüse garen. Mit Reis anrichten.

598 kcal/Person	KH	E	F
Menge	85g	33g	14g
Energieprozent	57%	22%	21%

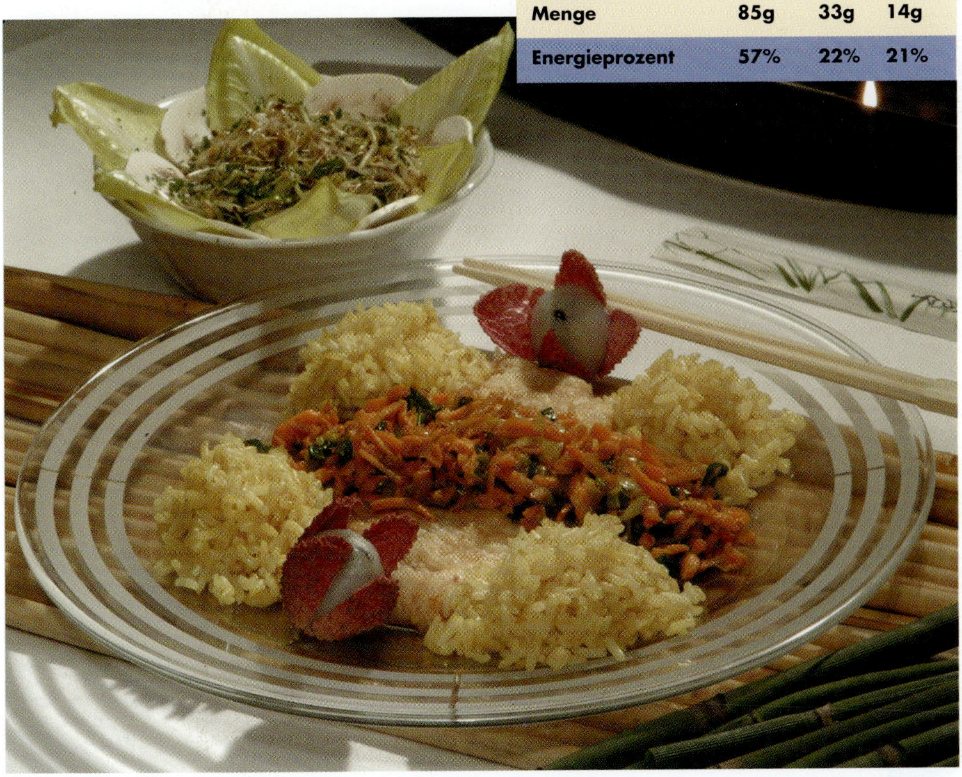

Paprikatopf Camargue mit Fisch

- 125g roter Camarguereis oder geschälter bzw. Naturreis
- 2 Paprikaschoten (300g), verschiedenfarbig
- 1 große Tomate (100g)
- ½ Zwiebel (20g), ½ Knoblauchzehe
- 1 TL Olivenöl
- Pfeffer, Jodsalz, Paprikapulver
- Gemüsebrühe
- Thymian (frisch oder getrocknet)
- 1 EL (20g) Schmelzkäse (30% F.i.Tr.)
- 100g Seefisch (z. B. Schellfisch, Seelachs, Scholle oder Kabeljau)
- Jodsalz, evtl. Zitronenpfeffer
- 1 TL Rapsöl

Reis nach Vorschrift kochen und abgießen. Paprika in Streifen schneiden, Tomate häuten und achteln, Zwiebel und Knoblauchzehe fein hacken. Öl in einer Pfanne erhitzen, Zwiebel und Knoblauch darin glasig dünsten. Paprika und Tomaten dazugeben und mit Salz, Pfeffer, Thymian und Paprikapulver würzen. Alles 10 Minuten dünsten. Schmelzkäse zugeben und zergehen lassen. Fisch säubern, würzen und mit Öl einpinseln. Im Backofen von jeder Seite 5–10 Minuten grillen.
Reis mit dem Gemüse mischen, den Fisch darauf anrichten.

664 kcal/Person	KH	E	F
Menge	93g	37g	16g
Energieprozent	56%	22%	22%

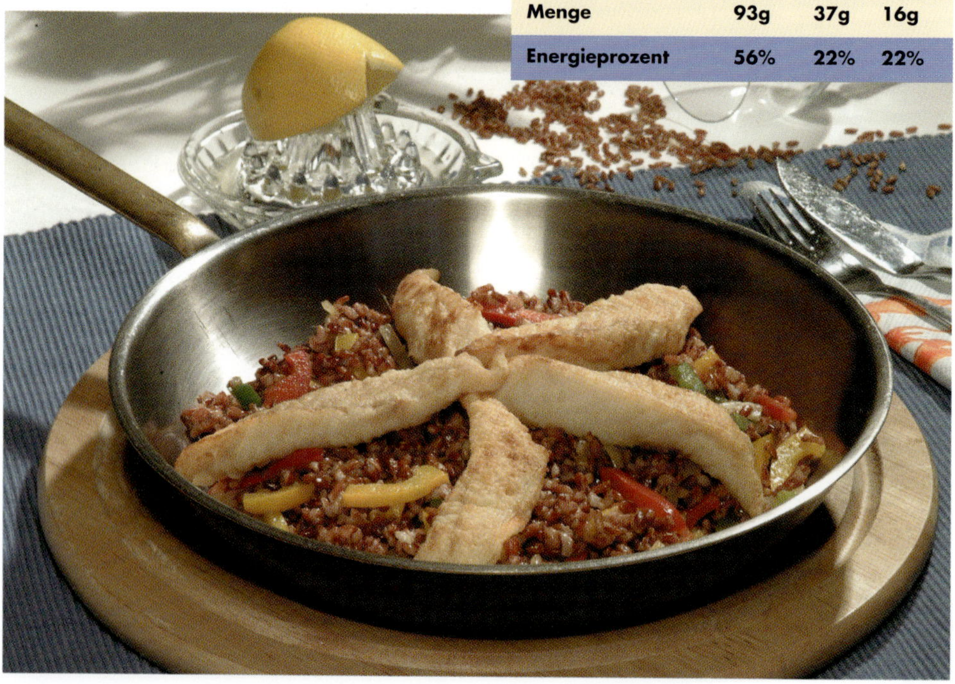

Lachstartar mit Rösti und Feldsalat

- 75g Lachs
- 1 EL (10g) Kapern gehackt
- ¼ kleine Zwiebel, fein gehackt
- Zitronensaft
- Jodsalz, weißer Pfeffer, gehackter Dill
- 5 Kartoffeln (ca. 350g)
- 1 TL Rapsöl
- 50g Feldsalat
- 2 EL (30g) saure Sahne (10% Fett)
- 1 TL (10g) Honig
- Jodsalz, Pfeffer, etwas Zitronensaft
- 50g Weißbrot oder 1 Brötchen

Lachstartar: Lachs fein hacken, mit Kapern und Zwiebeln mischen, mit Zitronensaft, Salz und weißem Pfeffer abschmecken. Beim Anrichten mit gehacktem Dill bestreuen.

Rösti: Gekochte Kartoffeln grob reiben, und aus der Masse kleine Rösti formen. Pfanne dünn mit Öl einpinseln und Rösti beidseitig backen.

Feldsalat: Salat putzen und waschen. Saure Sahne mit Honig und Zitrone, Salz und Pfeffer abschmecken und darüber gießen. Mit Weißbrot servieren.

Tipp:
Lässt sich auch mit geräuchertem Lachs zubereiten, dann nicht so stark salzen.

586 kcal/Person	KH	E	F
Menge	88g	27g	14g
Energieprozent	60%	18%	22%

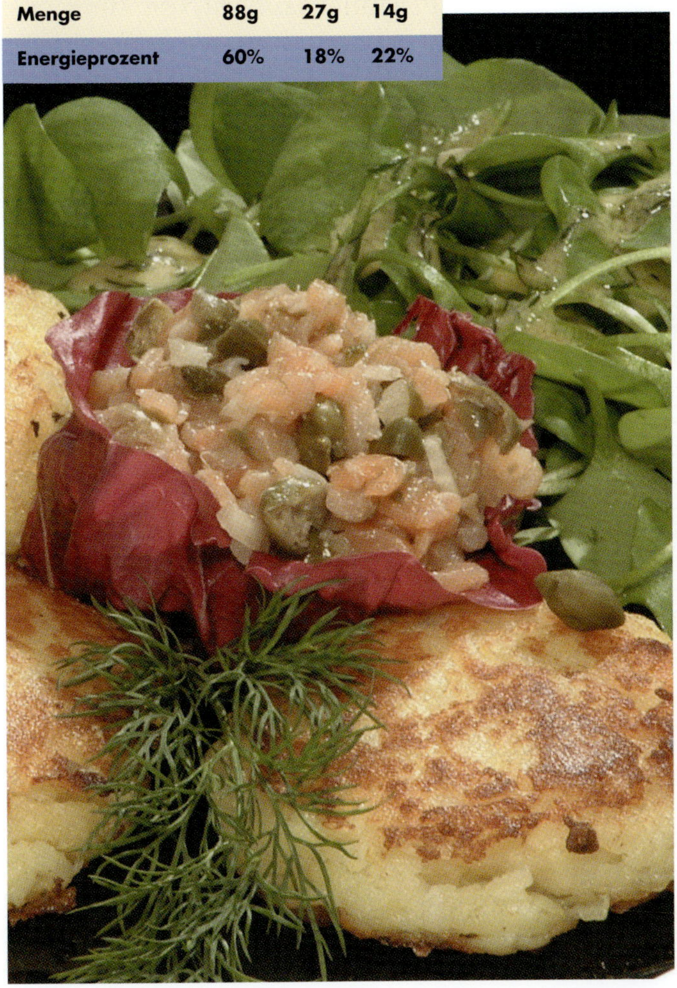

Überbackener Fisch mit Nudeln

- 100g Nudeln
- 100g Seefischfilet (Kabeljau, Seelachs oder Scholle)
- etwas Zitronensaft
- Jodsalz
- 1 TL Rapsöl
- 50g Magerquark
- Petersilie, Basilikum, Schnittlauch, Kerbel
- 1 Scheibe (20g) Gouda-Käse (45% F.i.Tr.)

Salat:

- gemischter Blattsalat nach Geschmack
- 1 TL Essig
- 1 TL Rapsöl
- Jodsalz, Pfeffer, Zucker
- ½ TL Senf
- ¼ Zwiebel
- Kräuter

638 kcal/Person	KH	E	F
Menge	76g	43g	18g
Energieprozent	48%	27%	25%

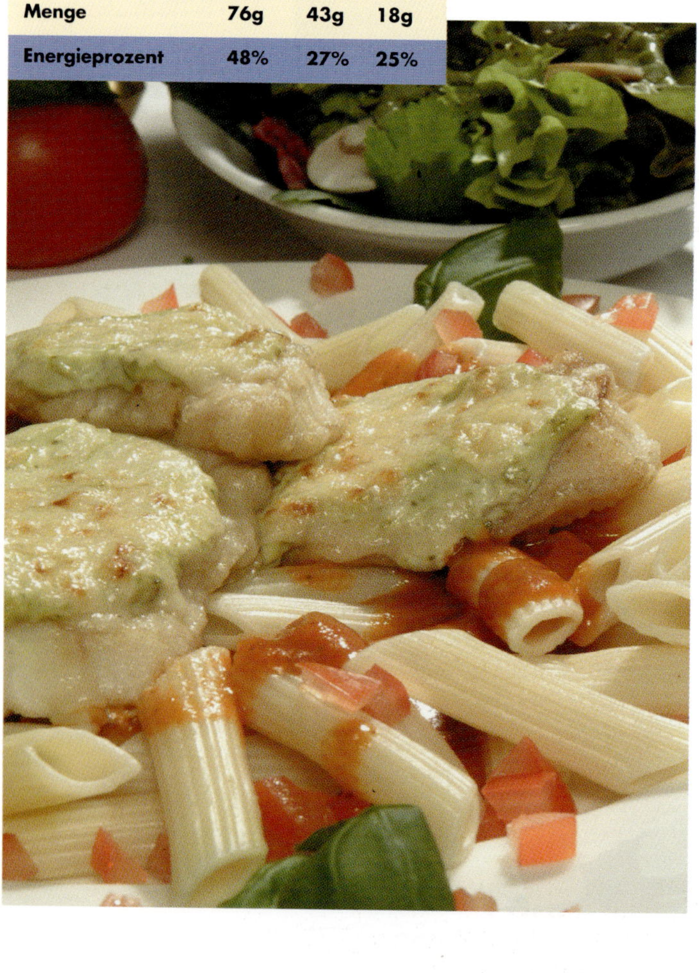

Fischfilet säubern, mit Zitronensaft beträufeln, salzen und in eine kleine gefettete Auflaufform legen.
Mit einer Kräutercreme aus Quark und gehackter Petersilie, Basilikum, Schnittlauch und Kerbel sowie einer Käsescheibe belegen und im vorgeheizten Backofen bei 200°C überbacken.
In der Zwischenzeit die Nudeln kochen.
Dazu einen gemischten Salat reichen.

Fischfrikadelle mit Zucchini-Paprika-Gemüse und Schupfnudeln

- 50g Hecht- oder Kabeljaufilet
- ½ Zwiebel (ca. 20g)
- 1 TL (5g) Paniermehl
- 20g Magerquark
- Jodsalz, Pfeffer, Paprika
- Sojasauce, Zitronensaft
- etwas Paniermehl
- 1 EL Rapsöl
- 1 Frühlingszwiebel (100g)
- ½ Zucchini (100g)
- 1 kleine Paprika (100g)
- 2 Tomaten (200g)
- 1 Knoblauchzehe
- frischer Rosmarin
- 300g Schupfnudeln (Fertigprodukt)
- 1 TL Rapsöl

Den Fisch fein hacken und mit fein gehackter Zwiebel, Paniermehl und Quark verkneten. Mit Gewürzen und je einem Spritzer Sojasauce und Zitronensaft würzen. Kleine flache Frikadellen formen, in Paniermehl wenden und in Öl goldgelb braten. Frühlingszwiebel, Zucchini, Paprika und Tomaten würfeln, mit etwas Rosmarin etwa 15 Minuten dünsten. In der Zwischenzeit die Schupfnudeln in Öl braten. Mit den Fischfrikadellen und dem Gemüse anrichten.

663 kcal/Person	KH	E	F
Menge	82g	32g	23g
Energieprozent	50%	19%	31%

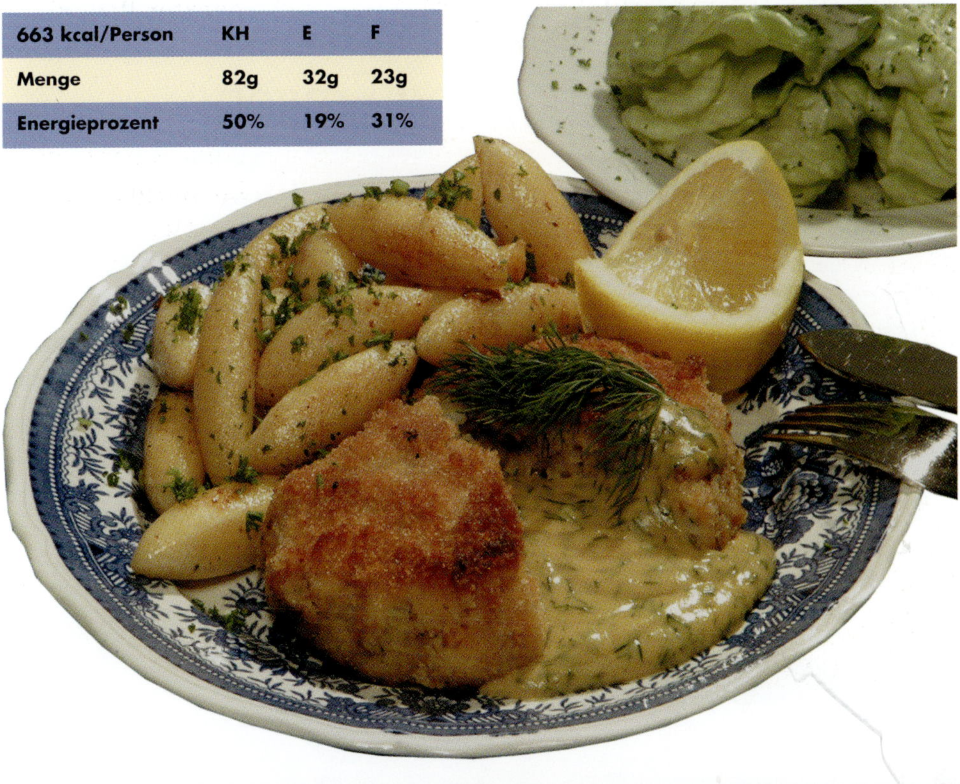

Kabeljaufilet mit Kartoffelsalat

- 6 Kartoffeln (400g)
- Essig
- ½ TL Senf
- 1 TL Rapsöl
- 150 ml Gemüsebrühe
- Jodsalz, Pfeffer, Cayennepfeffer
- ½ Zwiebel
- 1/8 Gurke (50g)
- 1 rote Paprikaschote (150g)
- Schnittlauch
- 100g Kabeljaufilet
- Zitronensaft
- Jodsalz, Paprika, Cayennepfeffer
- 1 EL Olivenöl
- frische Petersilie

529 kcal/Person	KH	E	F
Menge	66g	28g	17g
Energieprozent	50%	21%	29%

Kartoffeln garen, abkühlen lassen und in Scheiben schneiden. Marinade für den Kartoffelsalat aus Essig, Öl, Brühe und Gewürzen verrühren. Kartoffel- und Gurkenscheiben, Zwiebel- und Paprikawürfel sowie den Schnittlauch unterheben. Das Filet säubern, mit Zitronensaft beträufeln und würzen. In Öl von beiden Seiten braten.
Den Fisch mit Kartoffelsalat anrichten, mit Petersilie garnieren.

Nudelpfanne mit Spinat und Erbsen

- 100g Nudeln (z.B. Makkaroni)
- Jodsalz
- ¼ Knoblauchzehe
- 1 TL (5g) Butter/Margarine
- 150g Spinat (frisch oder TK)
- 150g grüne Erbsen (frisch oder TK)
- Jodsalz, Pfeffer, Muskat
- 2 EL (30g) Schlagsahne (30% Fett)
- 1 EL (5g) Parmesankäse
- frische Kräuter (z.B. Dill)

639 kcal/Person	KH	E	F
Menge	89g	28g	19g
Energieprozent	56%	17%	27%

Nudeln in Salzwasser bissfest kochen, mit kaltem Wasser kurz abschrecken. Gehackte Knoblauchzehe in einer großen Pfanne in Margarine andünsten, Spinat, Erbsen und Gewürze hinzufügen und 15 Minuten garen. Nudeln zu dem Gemüse in die Pfanne geben, Sahne unterheben und in der Nachwärme noch kurz ziehen lassen. Den Parmesankäse darüber streuen und mit frischen Kräutern garnieren.

Vollkornnudeln mit Brokkoli

- 300g Brokkoli
- Wasser, Jodsalz, Pfeffer, Muskat
- ½ Ecke (30g) Schmelzkäse (45% F.i.Tr.)
- 1 TL Rapsöl
- 1 EL (6g) gehobelte Mandeln
- 100g Vollkornnudeln (z.B. Bandnudeln)

Brokkoli waschen, die Stiele sorgfältig bis zu den Röschen schälen und in Röschen zerteilen. Stiele kreuzweise einschneiden.
Die Brokkoliröschen in einen großen Topf geben, mit Jodsalz, Pfeffer und Muskat würzen und mit wenig Wasser (ca. 1/2 Glas) bei schwacher Hitze 5–10 Minuten bissfest garen. Zum Schluss den Schmelzkäse unterheben und kurz weiter garen.
Öl erhitzen und die Mandelsplitter darin rösten.
In der Zwischenzeit die Nudeln in Salzwasser kochen, mit kaltem Wasser kurz abschrecken. Nudeln mit dem Brokkoligemüse servieren und Mandelsplitter darüber verteilen.

550 kcal/Person	KH	E	F
Menge	70g	26g	18g
Energieprozent	51%	19%	30%

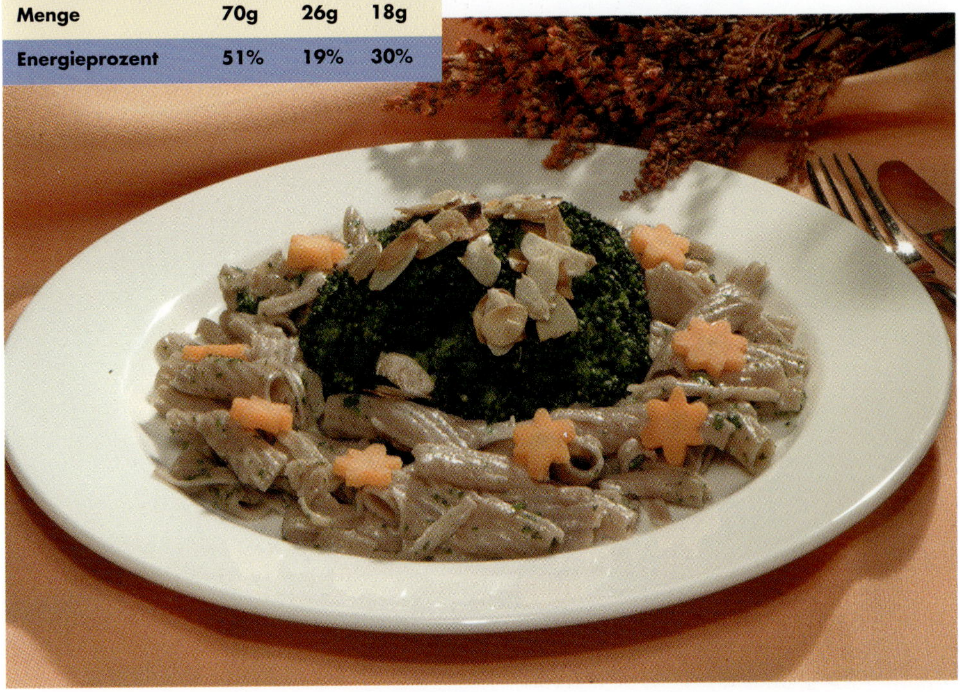

Bandnudeln mit Paprika und Tomaten

- 100g Bandnudeln
- 2 Tomaten (ca. 200g)
- 1 Paprikaschote (ca. 150g)
- 1 kleine Zwiebel
- ½ Knoblauchzehe
- 1 EL Olivenöl
- 100 ml Wasser oder Gemüsebrühe
- Jodsalz, Pfeffer, Paprikapulver
- 1 EL saure Sahne (10% Fett)
- Thymian, Petersilie

Nudeln in reichlich Salzwasser kochen und abtropfen lassen. Tomaten und Paprika entkernen und in kleine Würfel schneiden. Zwiebeln hacken. Das Gemüse in Öl zugedeckt auf kleiner Flamme ca. 10 Minuten schmoren.

Die Hälfte des Gemüses entnehmen und zusammen mit der Flüssigkeit pürieren. Saure Sahne dazugeben. Anschließend das restliche Gemüse zufügen, mit Gewürzen abschmecken und über die Nudeln geben.

560 kcal/Person	KH	E	F
Menge	84g	20g	16g
Energieprozent	60%	14%	26%

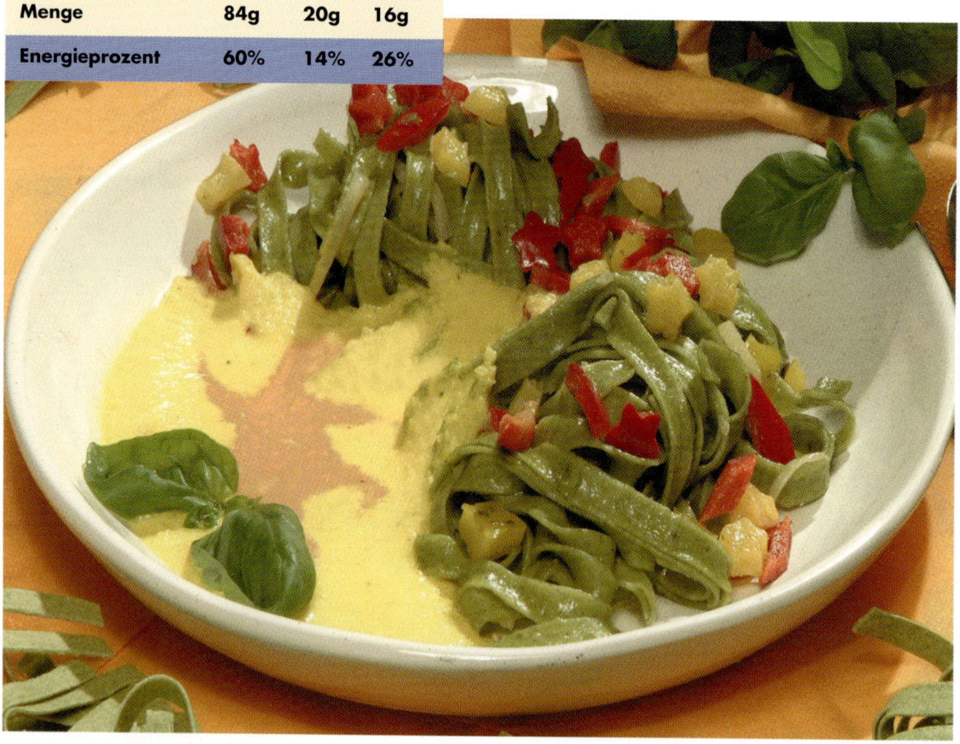

Sellerieschnitzel mit Kartoffelpüree

- 3 Kartoffeln (ca. 200g)
- 1 kleine Sellerieknolle (ca. 300g)
- etwas Zitronensaft
- ca. 3 EL Mehl
- 1 Ei
- ca. 3 EL Paniermehl
- 1 EL Rapsöl
- 3 EL Milch (1,5% Fett)
- Salz, Muskat

Kartoffeln schälen, waschen und kochen. In der Zwischenzeit die Sellerieknolle in fingerdicke Scheiben schneiden, in Salzwasser mit einem Spritzer Zitronensaft bei geringer Hitze garen. In Mehl, Ei und Paniermehl wenden und in Öl braten. Kartoffeln mit Milch zerstampfen, mit Salz und Muskat abschmecken und zu den Sellerieschnitzeln servieren.

631 kcal/Person	KH	E	F
Menge	90g	25g	19g
Energieprozent	57%	16%	27%

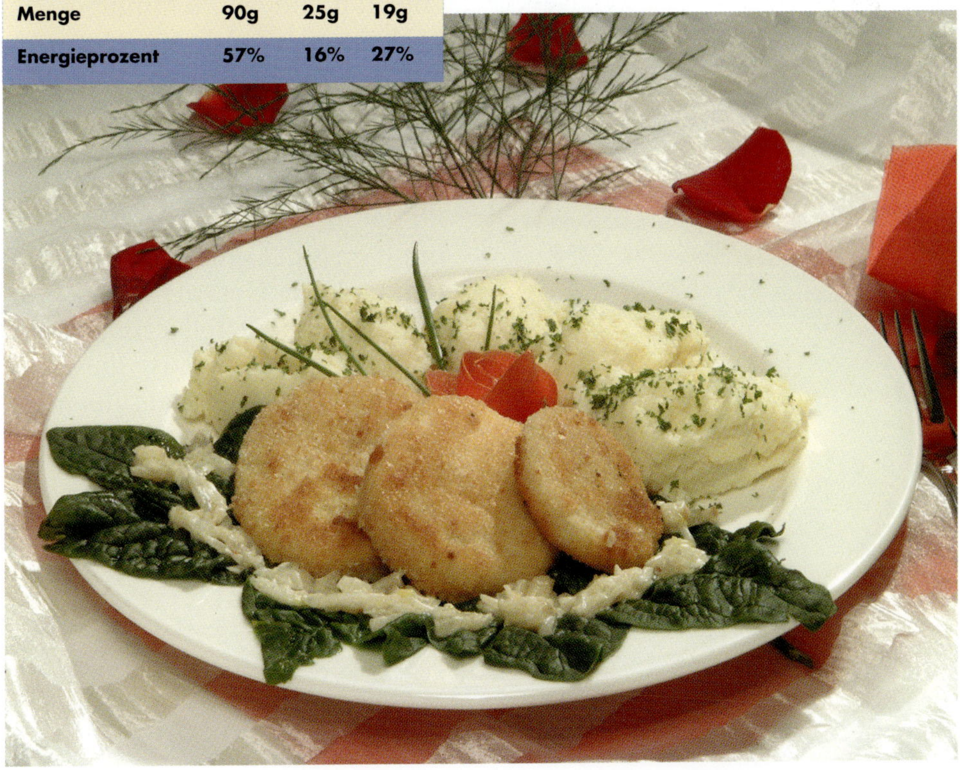

Topinambur mit Friseesalat und Baguette

- 300g Topinambur (Erdbirne)
- 1 gehäufter EL (15g) Mehl
- 1 Eiklar
- ca. 3 EL Maisgrieß oder Paniermehl
- 1 EL (10g) Butter/Margarine
- etwas Mehl
- 125 ml Milch (1,5% Fett)
- 100 g Joghurt (1,5% Fett)
- 1 EL Apfel- oder Birnendicksaft
- Salz, Pfeffer
- 1 TL (5g) Sonnenblumenkerne
- 1 TL Rapsöl
- 1 EL Essig (z.B. Himbeeressig)
- 1 Handvoll Friseesalat
- 50g Baguette

718 kcal/Person	KH	E	F
Menge	100g	30g	22g
Energieprozent	56%	16%	27%

Topinambur schälen, aus der Mitte der Wurzeln je 5 fingerdicke Scheiben schneiden. Den Rest in feine Scheiben schneiden. Die 5 großen Scheiben in Mehl wenden und durch das zuvor leicht schaumig gequirlte Eiklar ziehen. Mit Maisgrieß panieren und in Butter oder Margarine braten.
Die feinen Topinamburscheiben mit wenig Wasser in einer Kasserole andünsten, mit Mehl bestäuben und mit Milch ablöschen. Joghurt und Dicksaft dazugeben und ca. 20 Minuten köcheln, gelegentlich umrühren. Mit Salz und Pfeffer abschmecken.
Sonnenblumenkerne in einer trockenen Pfanne gelbbraun rösten. Aus Essig, Öl, Salz und Pfeffer eine Vinaigrette bereiten, mit dem Salat und den Sonnenblumenkernen vermischen.
Salat auf einem Teller anrichten, das gedünstete Gemüse daraufgeben und mit den gebratenen Topinamburscheiben garnieren.
Dazu Baguette reichen.

Tofu-Bratspieß mit Tomatensauce und Reis

- 100g Tofu-Bratspieße aus der Tiefkühltruhe bzw. 100g Tofu
- 1 EL Rapsöl
- 1 kleine Zwiebel
- 1 TL Rapsöl
- 1 Tomate (ca. 100g)
- 1 EL (10g) Tomatenmark
- 1 EL Tomatenketchup
- Jodsalz, Pfeffer, Oregano
- evtl. 1 EL (10g) Haferflocken
- 80g Naturreis
- Wasser

Die Tofu-Bratspieße in 1 EL Öl braten. Wer keine fertigen Tofu-Bratspieße bekommt (z.B. im Naturkostfachgeschäft), kann auch selber Tofu in Würfel schneiden und auf ein Schaschlickstäbchen spießen.
Zwiebel fein würfeln und mit 1 TL Öl in einem Topf dünsten. Die Tomate häuten, würfeln und mitdünsten. Tomatenmark und Ketchup unterrühren und mit wenig Wasser auffüllen. Mit Salz, Pfeffer und Oregano abschmecken. Falls die Sauce etwas zu dünn ist, mit Haferflocken binden.
Den Reis nach Anleitung zubereiten und zu den Tofu-Spießen mit Tomatensauce reichen.

600 kcal/Person	KH	E	F
Menge	80g	25g	20g
Energieprozent	53%	17%	30%

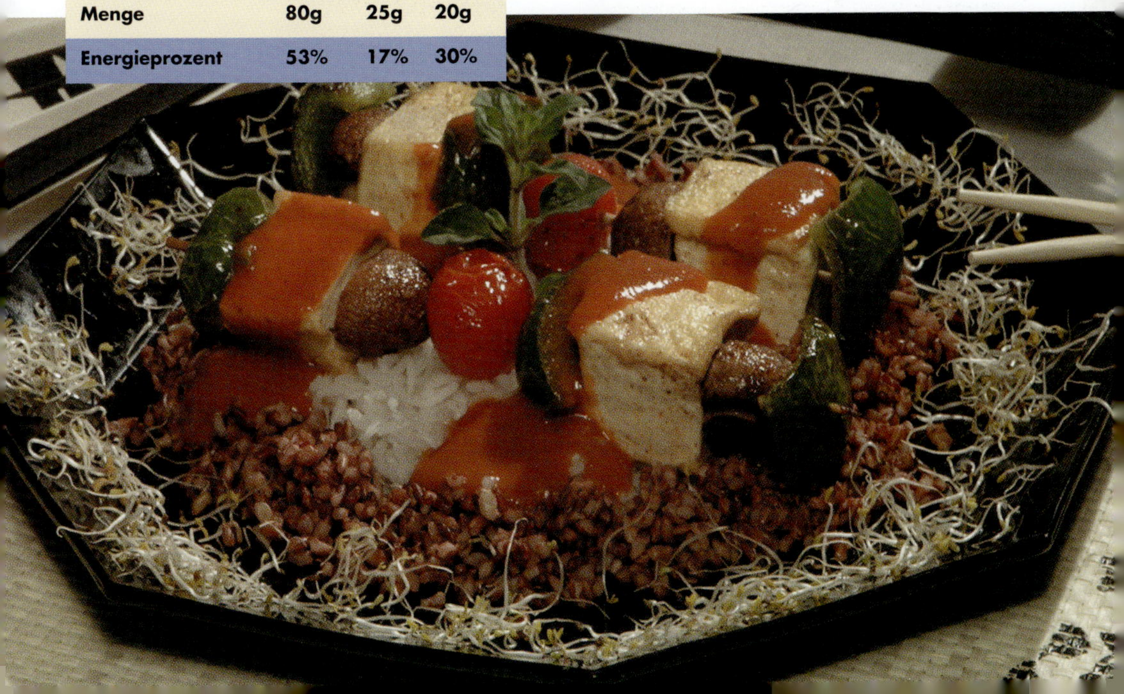

Kohlrouladen mit bunter Gemüsefüllung, Pinienkernen und Reis

Rezept für 4 Personen – ergibt ca. 8 Kohlrouladen

- 1 Weißkohl oder Wirsing
- 2 große Möhren (ca. 300g)
- 2 Paprikaschoten (ca. 300g)
- 2 Zwiebeln (ca. 120g)
- 4 EL (40g) Pinienkerne
- 1 EL Olivenöl
- Jodsalz, Pfeffer
- 1 TL Öl für die Form
- 320g Reis

Sauce:

- 400 ml Gemüsebrühe
- 4 TL (40g) Tomatenmark
- Salz, Pfeffer, Paprika

Den Kohl in Salzwasser so lange kochen, bis die Blätter weich sind. Von außen her ca. 8 große Blätter vom Strunk lösen und einzeln in kaltem Wasser abschrecken.

Das Gemüse und die Pinienkerne fein schneiden und mit Öl bei geringer Hitze glasig dünsten. Mit Salz und Pfeffer abschmecken.

Je ein bis zwei Krautblätter mit der Gemüsemasse füllen und fest zusammenstecken. Die Kohlrouladen in eine leicht gefettete feuerfeste Form setzen und im Ofen bei 220°C ca. 20 Minuten backen, bis sie Farbe bekommen. In der Zwischenzeit den Reis kochen.

Für die Sauce die Gemüsebrühe aufkochen, mit Tomatenmark und Gewürzen verrühren und zu den Kohlrouladen und dem Reis reichen.

462 kcal/Person	KH	E	F
Menge	79g	14g	10g
Energieprozent	68%	12%	20%

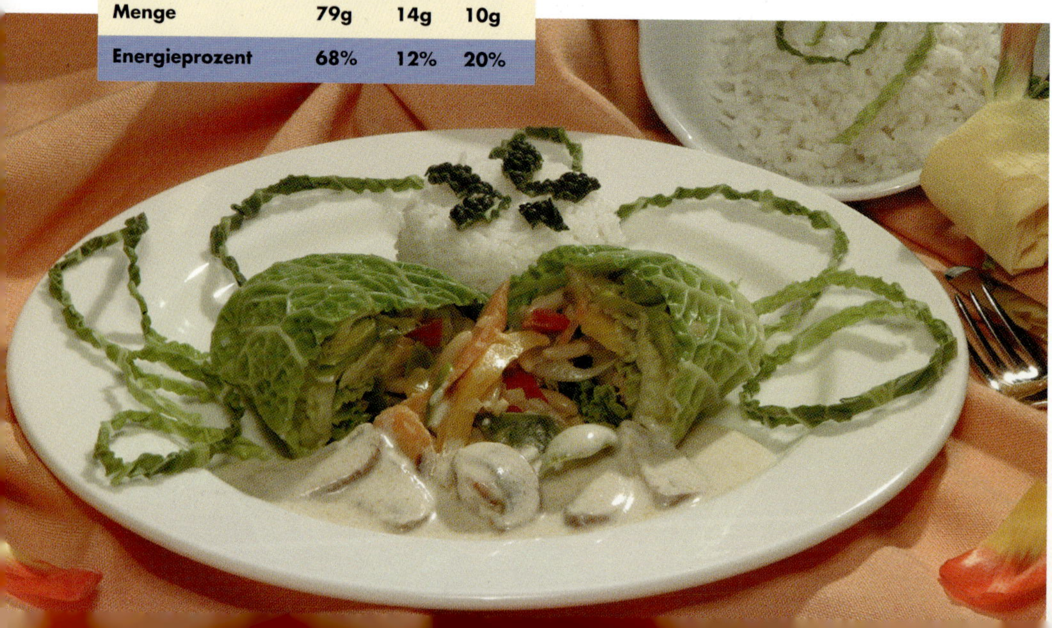

Vegetarisch gefüllte Paprikaschote

- 60 ml Gemüsebrühe
- 1 EL (15g) Dinkelschrot
- 1 EL (15g) Haferschrot
- 1 Ei
- ½ Zwiebel
- ¼ Bund Petersilie
- Pfeffer, Paprika, Jodsalz
- 1 Msp. Majoran
- 1 Tomate (ca. 100g), evtl. aus der Dose
- 1 EL Rapsöl
- ½ Zwiebel
- 1 Knoblauchzehe
- je ½ TL Basilikum, Thymian, Rosmarin
- Jodsalz, Pfeffer, Paprika
- 1 große Paprikaschote (ca. 200g)
- 60g Reis

Die Gemüsebrühe zum Kochen bringen. Den Getreideschrot zugeben, bei geringer Hitze im geschlossenem Topf 30 Minuten quellen lassen. Abkühlen lassen, dann das Ei, Zwiebelwürfel und die Kräuter unterheben und kräftig würzen.
Für die Sauce die Tomaten im Mixer zerkleinern. Zwiebelwürfel in heißem Öl rösten und mit dem Tomatenpüree ablöschen. Einmal aufkochen und die Sauce mit Gewürzen und Knoblauch abschmecken.
Paprika waschen, entkernen und aushöhlen. Mit der Getreidemasse füllen und zu der Tomatensauce geben. Bei geschlossenem Deckel ca. 20 Minuten dämpfen.
In der Zwischenzeit den Reis nach Anweisung zubereiten und zu der Paprikaschote reichen.

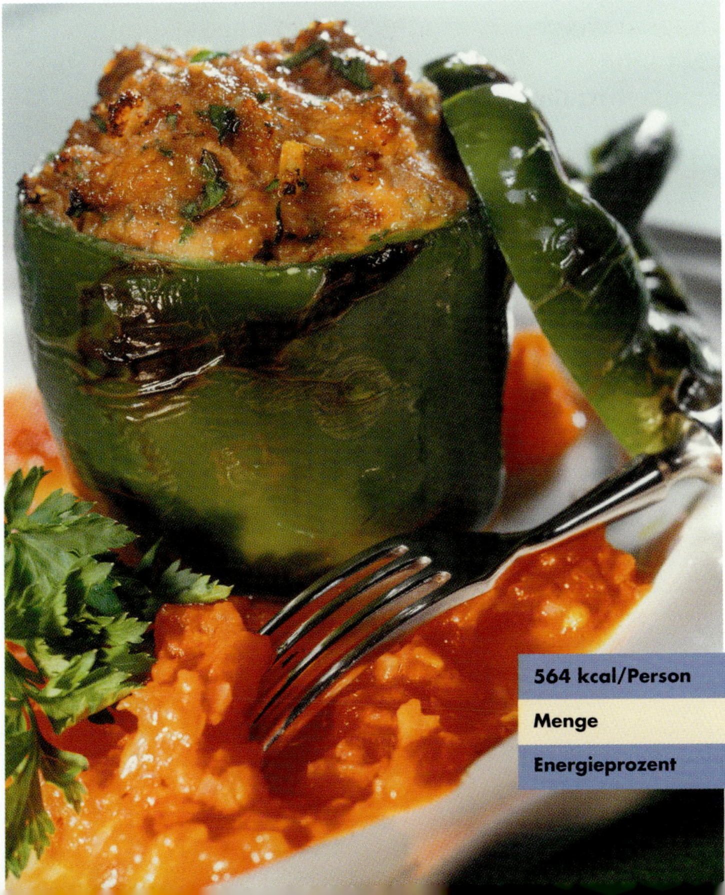

564 kcal/Person	KH	E	F
Menge	77g	19g	20g
Energieprozent	55%	14%	31%

Grünkernbratlinge mit Tomatensauce

- 60g Grünkern geschrotet
- 200 ml Gemüsebrühe
- 2 EL (20g) Mehl
- 1 kleine Zwiebel
- 1 Ei
- Kräuter nach Geschmack
- Jodsalz, Pfeffer, Paprika
- 1 Möhre (50g)
- Paniermehl nach Bedarf
- 1 EL Rapsöl

Tomatensauce:

- 3 Tomaten (150g) bzw. 1 EL (10g) Tomatenmark
- ½ Zwiebel
- 1 TL (5g) Rapsöl
- 1 EL (10g) Mehl
- 200 ml Gemüsebrühe oder Wasser
- Jodsalz, Pfeffer, Paprika, Zucker

Grünkernschrot in der Gemüsebrühe aufkochen und mind. ½ Stunde ausquellen lassen. Mehl, klein gehackte Zwiebel, Ei, Kräuter und Gewürze zu der Grünkernmasse geben. Möhre raspeln, dazugeben und alles verkneten. Ist der Teig zu weich, mit etwas Paniermehl binden. Aus der Masse Bratlinge formen und in heißem Öl in einer beschichteten Pfanne braten oder bei 200°C im Backofen ca. 30 Minuten rösten.

600 kcal/Person	KH	E	F
Menge	74g	22g	24g
Energieprozent	49%	15%	36%

Tomaten waschen, Zwiebel schälen, beides in Viertel schneiden, andünsten und ca. 10 Minuten garen, anschließend pürieren.
Öl erhitzen, Mehl zugeben, unter ständigem Rühren hellgelb andünsten. Mit Flüssigkeit unter Rühren ablöschen. Das Gemüsepüree zugeben, aufkochen.

Die Grünkernbratlinge mit der Tomatensauce und dem Salat anrichten.

Grünkernnockerl mit Blumenkohl in Kerbelsauce

- ¼ l Gemüsebrühe
- 50g Grünkernschrot, fein
- 50g Weizenschrot, fein
- ½ TL Koriander nach Belieben
- 1 Ei, 1 TL Curry, 1 TL (5g) Mehl
- 1 kl. Blumenkohl (ca. 200g)
- 1 TL (5g) Margarine/Butter
- 100 ml Milch (1,5% Fett)
- 1 Bund frischer Kerbel
- Jodsalz, Pfeffer, Muskat

Die Gemüsebrühe aufkochen, Schrot und Koriander hinein schütten und auf heißer Flamme so lange gut verrühren, bis sich die Masse vom Topfboden löst. Etwas abkühlen lassen und das Ei unterrühren. Mit einem Teelöffel Klößchen formen und in kochendes Salzwasser geben, auf kleiner Flamme 10 Minuten ziehen lassen. Die Getreideklößchen aus dem Wasser nehmen und mit Curry bestreuen. Den Blumenkohl in Röschen zerteilen und in kochendem Salzwasser bissfest garen.
Mehl in Margarine anschwitzen und mit der Milch und etwas Blumenkohlfond ablöschen. Gehackten Kerbel hinzugeben und mit Salz, Pfeffer und Muskat abschmecken.

612 kcal/Person	KH	E	F
Menge	84g	33g	16g
Energieprozent	55%	22%	23%

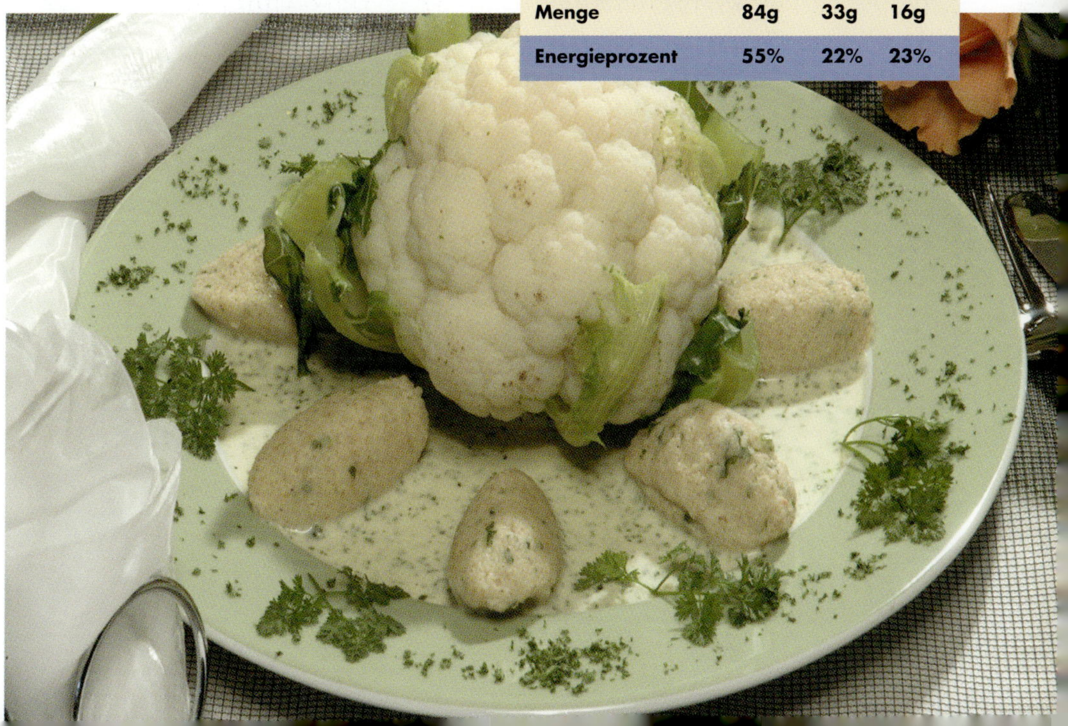

Hirse-Gemüsepfanne

- 1 große Zwiebel (ca. 100g)
- 1 TL Rapsöl
- ½ Knoblauchzehe
- Currypulver
- 100g Hirse
- 250 ml Gemüsebrühe
- 300g Gemüse der Saison (z.B. Lauch, Erbsen, Möhren, Kohlrabi)
- 1 TL Rapsöl
- Jodsalz, Pfeffer
- 2 EL (30g) saure Sahne (10% Fett)

Zwiebeln langsam in Öl andünsten, Knoblauchzehe dazu pressen und Currypulver einstreuen. Hirse dazugeben und mit Gemüsebrühe auffüllen, aufkochen und ca. 30 bis 40 Minuten quellen lassen.
Das Gemüse putzen und klein schneiden. In Öl andünsten, so dass es noch bissfest ist und zu der Hirse geben.
Mit Salz und Pfeffer abschmecken und mit saurer Sahne verfeinern.

570 kcal/Person	KH	E	F
Menge	85g	17g	18g
Energieprozent	59%	12%	29%

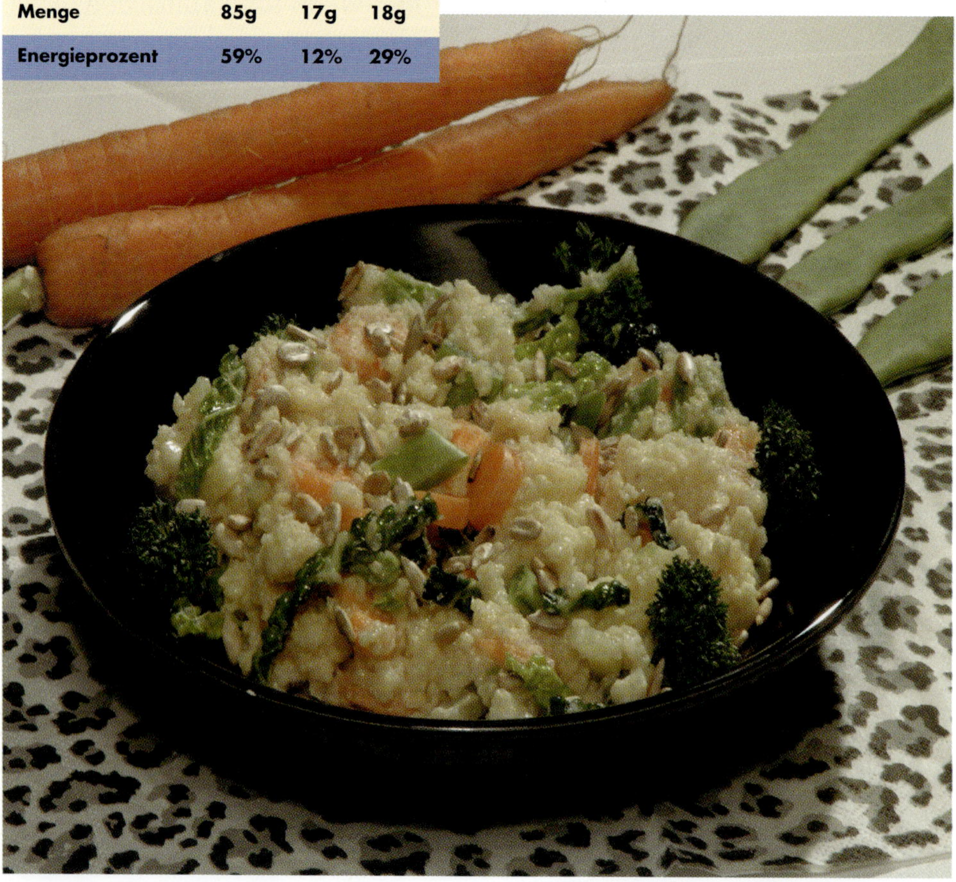

Paprikagulasch mit Pellkartoffeln

- 7 Kartoffeln (ca. 500g)
- 1 größere Zwiebel (ca. 80g)
- 2 Paprikaschoten (ca. 300g)
- 1 Tomate (ca. 80g)
- 1 EL Rapsöl
- 1 EL (10g) Mehl
- 150 ml Wasser
- Jodsalz, Pfeffer
- Paprika, Curry
- 1 Prise Zucker
- 1 EL (15 ml) saure Sahne (10% Fett)

Kartoffeln gut bürsten, waschen und mit der Schale kochen.
In der Zwischenzeit Zwiebel und Paprika in Stücke schneiden, in Öl andünsten, mit etwas Wasser angießen und ca. 10 Minuten garen lassen. Mit abgerührtem Mehl anbinden und mit Gewürzen, Zucker und saurer Sahne abschmecken.
Mit Pellkartoffeln servieren.

569 kcal/Person	KH	E	F
Menge	96g	17g	13g
Energieprozent	67%	12%	21%

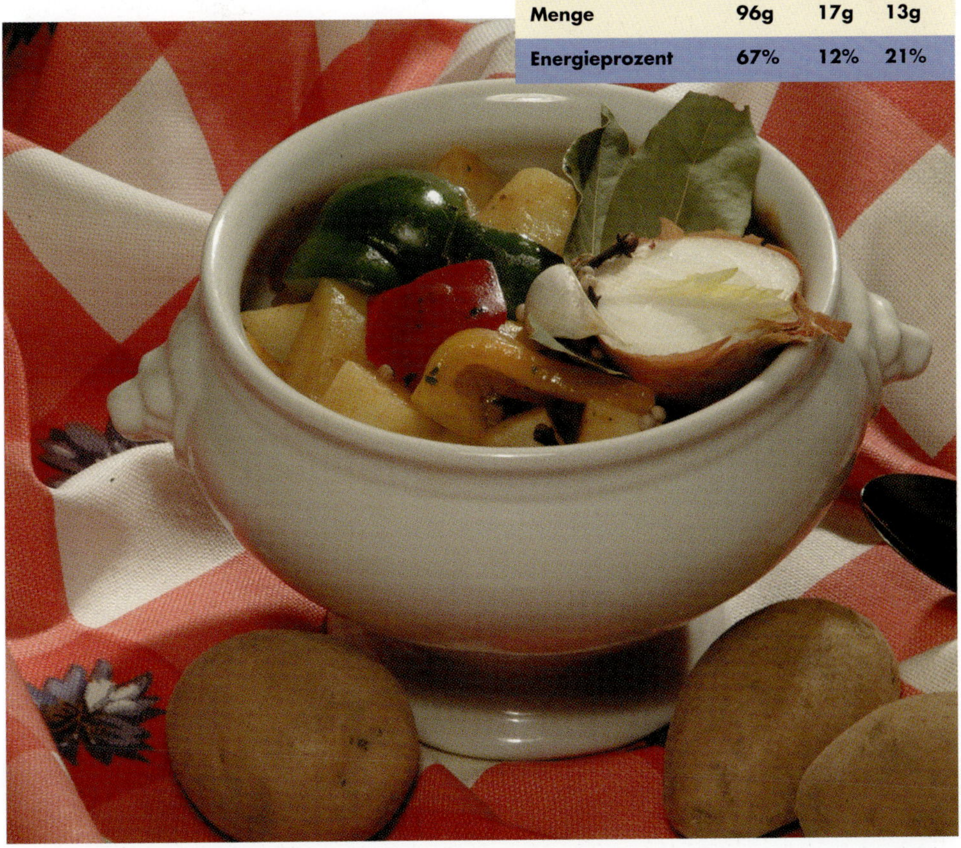

Pellkartoffeln mit Lauch-Möhren-Sauce

- 6 Kartoffeln (ca. 400g)
- 1 Stange Lauch (100g)
- 2 Möhren (100g)
- 1 TL Olivenöl
- 150 ml Gemüsebrühe
- 1 EL (20g) Schmelzkäse (30% F.i.Tr.)
- 75g Joghurt (1,5% Fett)
- Pfeffer, Jodsalz, Muskat
- 1 EL (10 ml) Sojasauce

Salat:

- gemischter Blattsalat nach Geschmack
- 1 TL Essig
- 1 TL Rapsöl
- Jodsalz, Pfeffer, Zucker
- ½ TL Senf
- ¼ Zwiebel
- Kräuter

Kartoffeln bürsten, waschen und mit der Schale kochen. In der Zwischenzeit Lauch ganz klein schneiden, Möhren raspeln und in Olivenöl anbraten.
Mit Gemüsebrühe auffüllen, 5 Minuten dünsten, mit Käse, Joghurt, Gewürzen und Sojasauce abschmecken.
Zu den Pellkartoffeln servieren und den gemischten Salat dazu reichen.

499 kcal/Person	KH	E	F
Menge	71g	20g	15g
Energieprozent	57%	16%	27%

Pellkartoffeln mit Kräuterquark

- 6 Kartoffeln (400g)
- 100g Magerquark
- 100g Joghurt (1,5% Fett)
- 1 TL Rapsöl
- ½ Bd. Radieschen
- ½ Bd. Schnittlauch
- ½ Bd. Petersilie
- Jodsalz, Pfeffer
- evtl. ¼ Knoblauchzehe

Salat:

- gemischter Blattsalat nach Geschmack
- 1 TL Essig
- 1 TL Rapsöl
- Jodsalz, Pfeffer, Zucker
- ½ TL Senf
- ¼ Zwiebel
- Kräuter

Kartoffeln mit Schale kochen, abgießen und abdämpfen lassen. Für den Kräuterquark den Quark mit Joghurt und Öl verrühren. Kleingeschnittene Radieschen, feingehackten Schnittlauch und Petersilie unter den Quark mischen, mit Salz, Pfeffer und eventuell Knoblauch abschmecken. Dazu den Salat reichen.

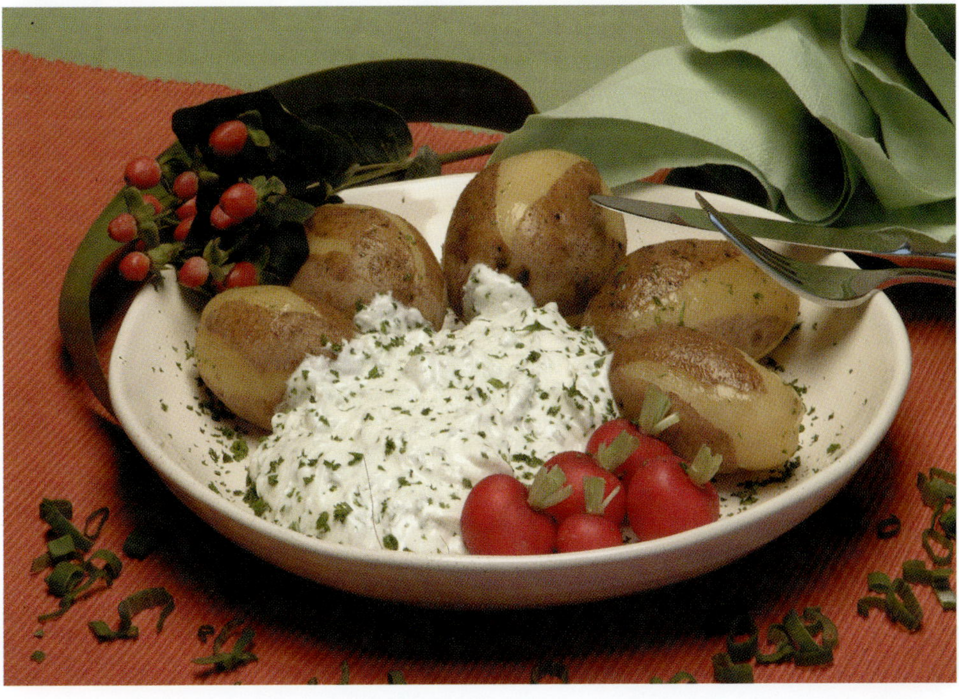

Kartoffelauflauf mit Gemüse

- 6 Kartoffeln (ca. 400g)
- 1 mittelgroße Zucchini (ca. 200g) oder anderes Gemüse wie Champignons, Brokkoli usw.
- 300 ml Milch (1,5% Fett)
- 5 EL (75g) saure Sahne (10% Fett)
- Jodsalz, Pfeffer
- 1 EL (10g) Sesam-Samen
- 1 EL (10g) Paniermehl
- 3 EL (15g) geriebener Käse (40% F.i.Tr.), z.B. Gouda, Edamer

Kartoffeln und Gemüse in Scheiben schneiden und in eine gefettete feuerfeste Form geben. Milch mit saurer Sahne verrühren sowie Salz und Pfeffer abschmecken und darüber geben. Sesam, Paniermehl und Käse vermischen und darüber streuen. Bei 160°C ca. 60 Minuten im Ofen überbacken.

674 kcal/Person	KH	E	F
Menge	89g	30g	22g
Energieprozent	53%	18%	29%

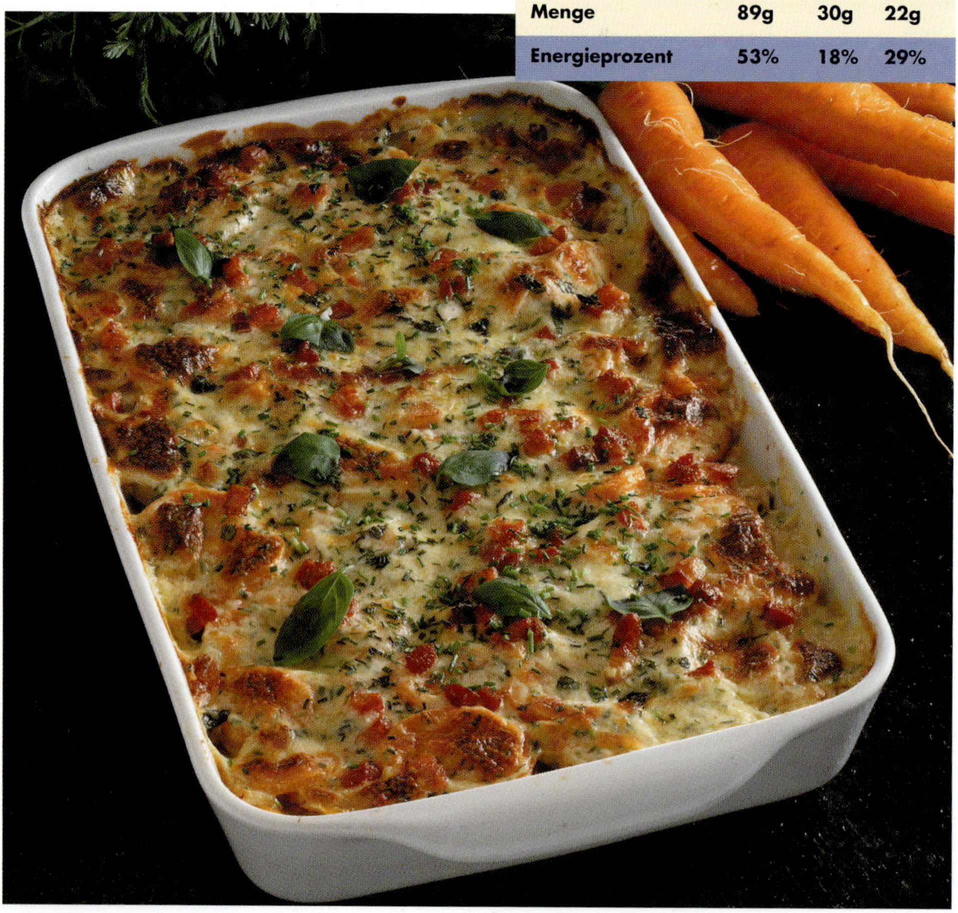

Kartoffel-Zucchini-Gratin

- 2 kleine Zucchini (250g)
- 6 Kartoffeln (400g)
- ½ Zwiebel (20g)
- ¼ Knoblauchzehe
- 1 TL Olivenöl
- 300 ml Gemüsebrühe
- 1 TL (5g) Margarine für die Form
- Jodsalz, Pfeffer
- 50g Schafskäse
- 2 EL (20g) Paniermehl
- frische Kräuter (Thymian, Basilikum)

Zucchini waschen und in Scheiben schneiden. Kartoffeln schälen, waschen und in gleichmäßig dicke Scheiben schneiden. Zwiebel schälen und fein hacken. Knoblauchzehe ebenfalls schälen und zerdrücken. 1 TL Öl in der Pfanne erhitzen. Die Zwiebelwürfel und den zerdrückten Knoblauch darin andünsten. Mit der Gemüsebrühe aufgießen und 3-4 Minuten kochen lassen. Eine entsprechend große Auflaufform mit Margarine ausstreichen. Die Kartoffel- und Zucchinischeiben abwechselnd ziegelartig in die Form schichten. Mit Jodsalz und Gewürzen bestreuen.
Dann die Gemüsebrühe mit den Zwiebelwürfeln darüber gießen. Den Käse mit den Semmelbröseln mischen und das Gratin damit bedecken. Im vorgeheizten Backofen bei 200°C auf der mittleren Schiene 40–45 Minuten überbacken.
Mit gehackten Kräutern garnieren.

592 kcal/Person	KH	E	F
Menge	80g	23g	20g
Energieprozent	54%	16%	30%

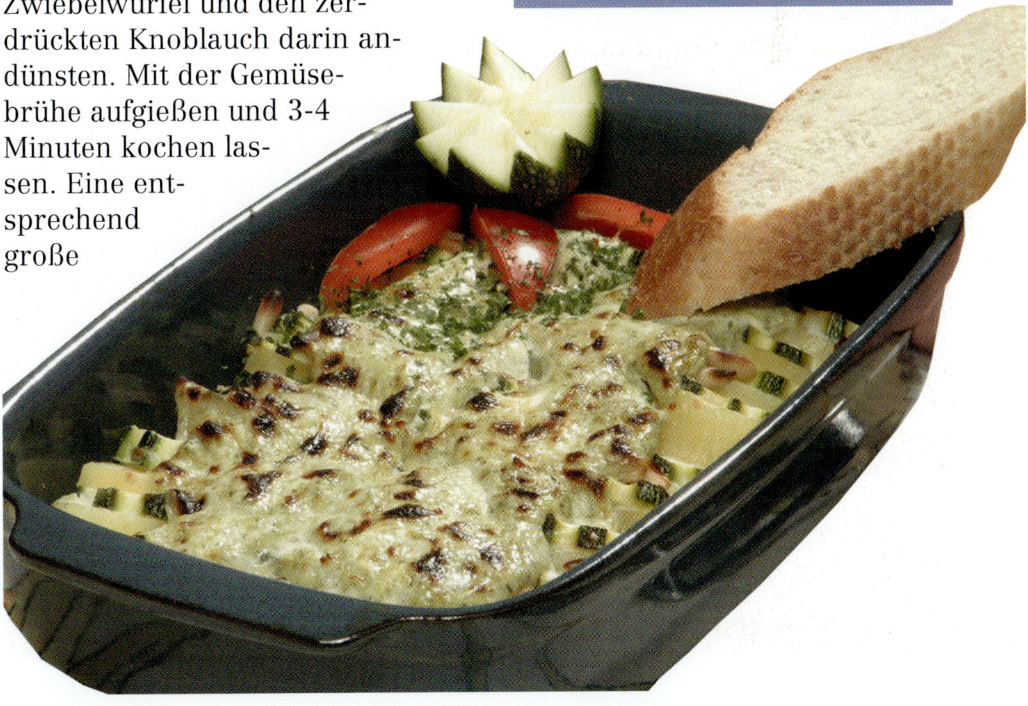

Kartoffelgratin

- 7 Kartoffeln (ca. 500g)
- 150g Joghurt (1,5% Fett)
- 2 EL (30g) Schlagsahne (30% Fett)
- Jodsalz, Pfeffer, Muskat, Gemüsebrühepulver
- 2 EL (10g) geriebener Parmesan

535 kcal/Person	KH	E	F
Menge	81g	19g	15g
Energieprozent	61%	14%	25%

Kartoffeln mit der Schale kochen, pellen und in Scheiben schneiden. Joghurt mit Sahne und Gewürzen verrühren und die Kartoffeln unterheben. In eine gefettete Auflaufform füllen und mit Parmesankäse bestreuen.

Bei 220°C im Backofen oder bei 160°C im Grill überbacken.

Überbackenes Kartoffelpüree mit Spinat und Champignons

- 6 Kartoffeln (400g)
- 75 ml Milch (1,5% Fett)
- 150g Champignons
- 1 EL Rapsöl
- 150g Blattspinat (TK)
- Jodsalz, Pfeffer, Muskat
- 1 EL (15g) saure Sahne (10% Fett)
- 1 EL (5g) geriebener Parmesan

492 kcal/Person	KH	E	F
Menge	69g	21g	15g
Energieprozent	56%	17%	27%

Kartoffeln kochen, pellen und noch heiß durchpressen. Milch dazugeben und glatt rühren, würzen und beiseite stellen. Champignons in dünne Scheiben schneiden, in Öl trockenbraten. Aufgetauten Blattspinat unterrühren, würzen und mit saurer Sahne vermischen. Kartoffelpüree in eine Auflaufform geben und mit der Champignon-Spinatmasse bedecken. Parmesan darüber streuen und im Backofen bei 200°C ca. 30 Minuten überbacken.

Gemüsetopf mit Kartoffeln

- 1 kleine Zwiebel
- 1 EL Rapsöl
- 100g grüne Bohnen, frisch oder TK
- 1 Kohlrabi (ca. 150g), frisch oder TK
- 4 Kartoffeln (ca. 250g)
- Wasser
- Jodsalz, Pfeffer, frische Petersilie
- 1 Tomate (ca. 80g)
- 2 EL (30g) saure Sahne (10% Fett)
- 1 Vollkornbrötchen

Zwiebel würfeln und in Öl andünsten. Grüne Bohnen, Kohlrabi und klein gewürfelte Kartoffeln dazugeben. Mit etwas Wasser angießen und mit Salz und Pfeffer würzen. Etwa 15-20 Minuten schmoren lassen. Tomaten häuten und vierteln, mit der sauren Sahne zum Gemüse geben und dicklich einkochen lassen.
Mit gehackter Petersilie bestreuen. Dazu das Vollkornbrötchen reichen.

515 kcal/Person	KH	E	F
Menge	77g	18g	15g
Energieprozent	60%	15%	26%

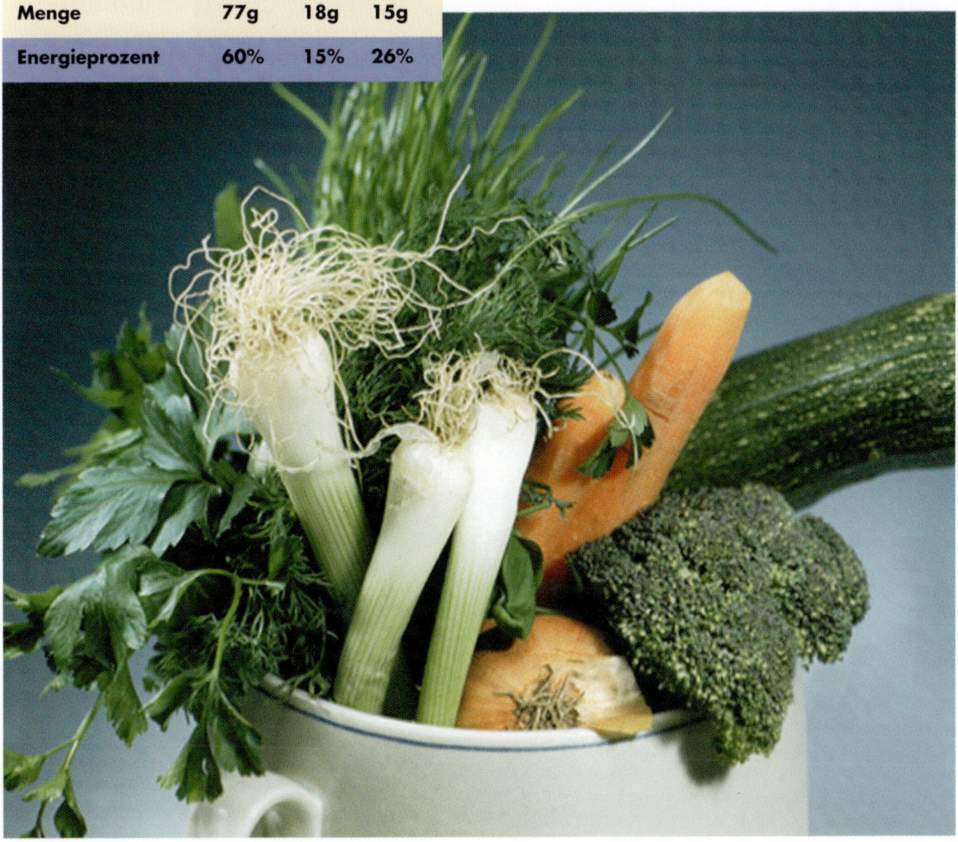

Weißer Bohneneintopf

- 100 g weiße Bohnen (getrocknet)
- 500 ml Gemüsebrühe
- ¼ Stange Lauch (25g)
- 1 kleine Möhre (50g)
- 2 Kartoffeln (150g)
- 1 rote Paprikaschote (150g)
- 1 EL Rapsöl
- 1 TL (5g) Mehl
- 1 TL (5g) Tomatenmark
- Paprika-, Currypulver, Pfeffer
- 2 EL (30g) saure Sahne (10% Fett)
- frische Kräuter (z.B. Schnittlauch)

608 kcal/Person	KH	E	F
Menge	81g	35g	16g
Energieprozent	53%	23%	24%

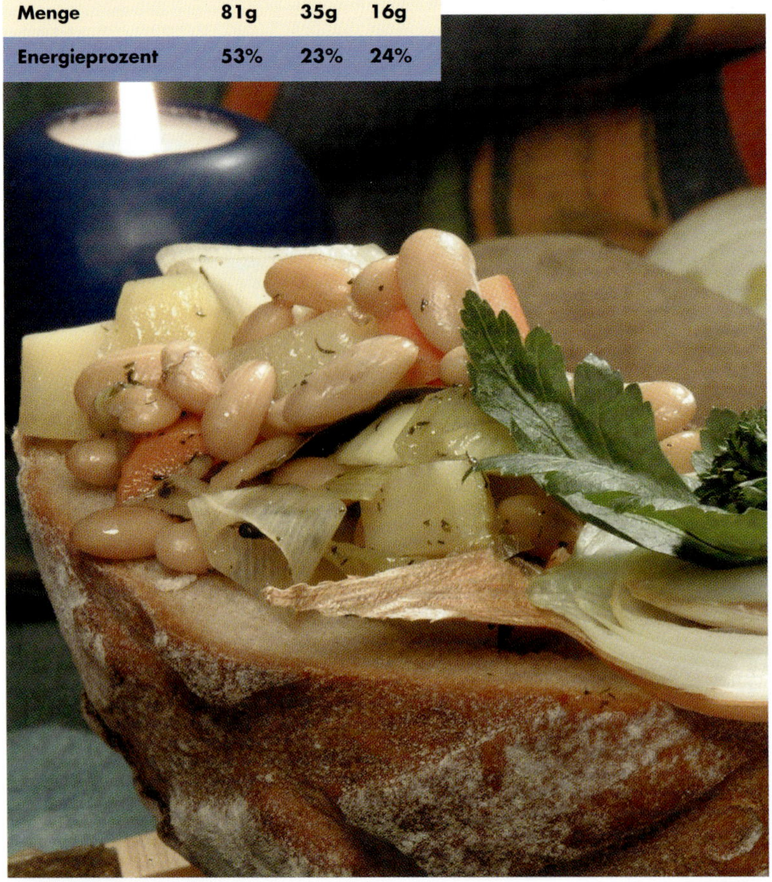

Bohnen waschen und in der Gemüsebrühe über Nacht einweichen lassen.
Am folgenden Tag die Bohnen mit der Gemüsebrühe bei mäßiger Hitze ca. 30 Minuten köcheln lassen. Lauch, Möhre und Kartoffeln schälen, waschen und fein würfeln. Zu den Bohnen geben und alles zusammen weitere 15–20 Minuten kochen.
Die Paprikaschote halbieren, entkernen, waschen und in feine Streifen schneiden. Das Öl erhitzen und den Paprika darin glasig dünsten. Mehl unterrühren und Tomatenmark hinzufügen. Abkühlen lassen und zu den Bohnen geben. Mit Paprikapulver, Curry und Pfeffer würzen, saure Sahne unterrühren und mit frischen Kräutern bestreut servieren.

Brokkolisuppe mit Brot

- 2 Scheiben Vollkornbrot
- 2 TL (10g) Butter/Margarine
- 3 Kartoffeln (200g)
- ½ Zwiebel
- 1 TL Olivenöl
- 500 ml Gemüsebrühe
- 1 kleiner Kopf (300g) Brokkoli
- Jodsalz, Pfeffer, Muskat
- 2 EL (30g) saure Sahne (10% Fett)
- 2 EL gehackte Petersilie

570 kcal/Person	KH	E	F
Menge	80g	22g	18g
Energieprozent	56%	15%	28%

Kartoffeln schälen und würfeln. Zwiebel fein hacken und in Öl anbraten. Mit der Gemüsebrühe ablöschen. Kartoffeln und in Röschen geschnittenen Brokkoli zugeben. Würzen und ca. 10 Minuten zugedeckt köcheln lassen. Zum Schluss die saure Sahne unterrühren und mit gehackter Petersilie garnieren.

Weizen-Gemüse-Topf mit Kräutersahnesauce

- 100g Weizen- und/oder Roggenkörner
- 1 kleine Zwiebel
- 1 EL Rapsöl
- 1 kleine Möhre (ca. 50g)
- 1 kleine Lauchstange (ca. 100g)
- 1 kleine Kohlrabi (ca. 100g)
- Jodsalz, Muskat
- 150g Gemüsebrühe
- 2 EL (30g) saure Sahne (10% Fett)
- frische Kräuter (gehackt)
- Jodsalz, Pfeffer, Knoblauch

504 kcal/Person	KH	E	F
Menge	73g	17g	16g
Energieprozent	58%	14%	28%

Weizen- und Roggenkörner über Nacht einweichen. Zwiebel würfeln und in Öl anschwitzen. Möhre in Scheiben, Lauch in Ringe und Kohlrabi in Streifen schneiden und zu den Zwiebeln geben. Mit Muskat und Salz würzen. Mit Gemüsebrühe aufgießen und ca. 15 Minuten garen. Weizen- und Roggenkörner hinzugeben.
Saure Sahne mit Knoblauch, gehackten Kräutern, Pfeffer und Salz würzen und als Sauce zum Eintopf geben.

Apfel-Dinkel-Auflauf

- 70g Dinkelschrot
- 150 ml Milch (1,5% Fett)
- Jodsalz, Zimt
- 1 EL (10g) Butter oder Öl
- 2 EL Birnendicksaft
- 1 Ei
- abgeriebene Schale einer unbehandelten Zitrone
- 2 kleine Äpfel (ca. 200g)

620 kcal/Person	KH	E	F
Menge	87g	23g	20g
Energieprozent	56%	15%	29%

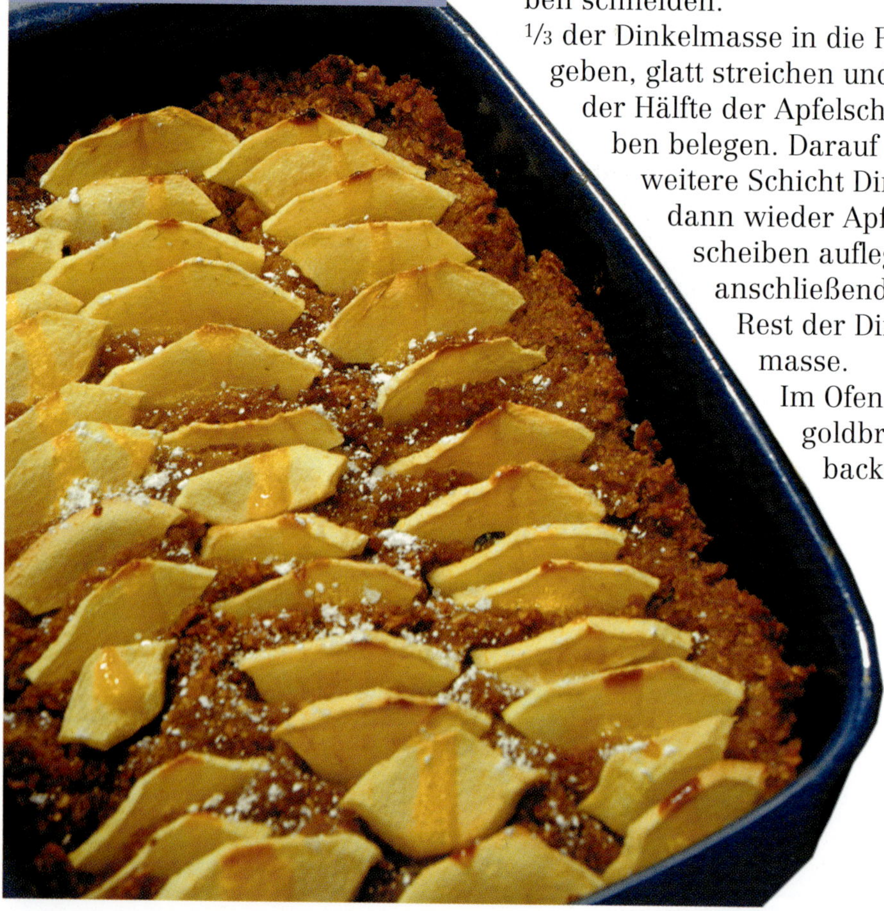

Dinkelschrot mit Milch, einer Prise Salz und 1 Messerspitze Zimt aufkochen, etwa 10 Minuten leicht köcheln lassen,dann zum Auskühlen beiseite stellen. ¾ der Butter auslassen, Birnendicksaft mit einem Eigelb und Zitronenschale schaumig rühren, das Eiweiß zu Schnee schlagen und alles zusammen vorsichtig unter die Dinkelmasse heben. Eine feuerfeste Form mit dem Rest der Butter einfetten. Äpfel entkernen und in Scheiben schneiden.

⅓ der Dinkelmasse in die Form geben, glatt streichen und mit der Hälfte der Apfelscheiben belegen. Darauf eine weitere Schicht Dinkel, dann wieder Apfelscheiben auflegen, anschließend den Rest der Dinkelmasse.

Im Ofen goldbraun backen.

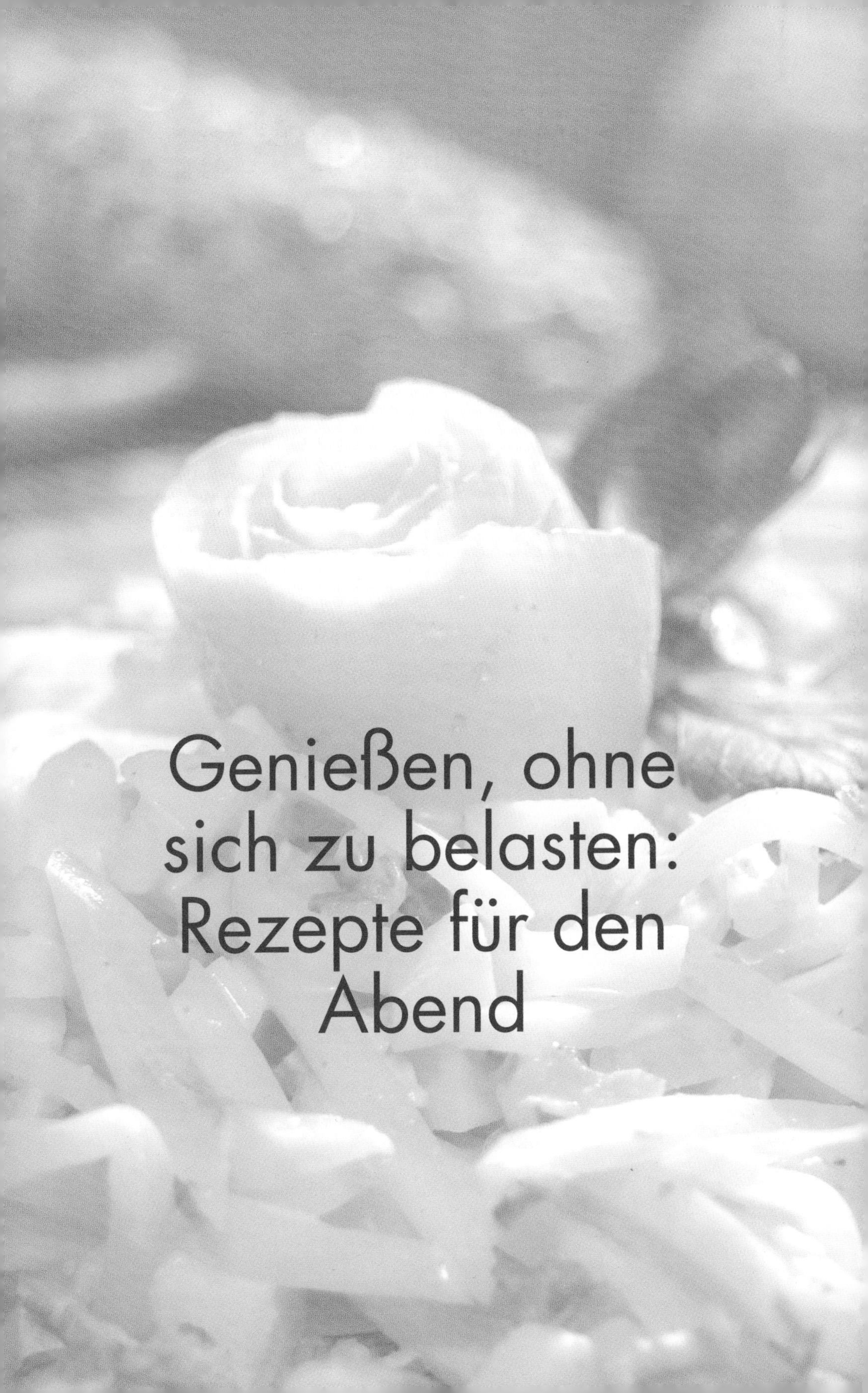

Genießen, ohne sich zu belasten: Rezepte für den Abend

Geflügelsalat mit Toast

- 4 Scheiben Vollkorntoast (100g)
- 2 TL (10g) Butter/Margarine
- 50g Hähnchenfleisch
- ¼ mittelgroße Zwiebel
- 100g Spargel
- 1 Apfel, 2 Mandarinen oder 100g Ananas
- 1 TL Rapsöl
- 75g Joghurt (1,5% Fett)
- Jodsalz, Pfeffer, Curry

Fleisch, Zwiebel, Spargel und Obst klein schneiden.
Hähnchenfleisch und geputzten Spargel in wenig Wasser ca. 10 Minuten dünsten. Aus der Brühe nehmen und erkalten lassen. Mit der Zwiebel und dem Obst vermischen. Öl, Joghurt und Gewürze verrühren, über die Zutaten geben und alles gut mischen.
Mit Toast servieren.

527 kcal/Person	KH	E	F
Menge	66g	23g	19g
Energieprozent	50%	18%	32%

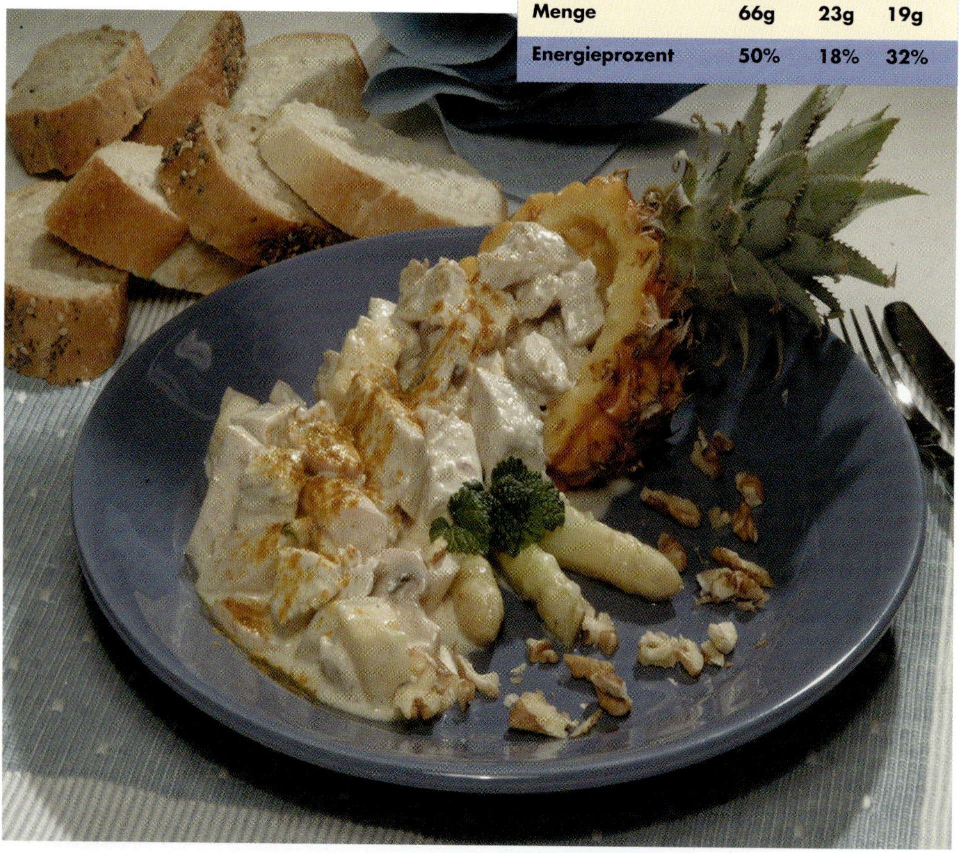

Schinkenbrot mit Gurkensalat

- 3 Scheiben Vollkornbrot
- 1 TL (5g) Butter/Margarine
- 1 Scheibe (30g) gekochter Schinken
- 1 EL (30g) Kräuter-Frischkäse (20% F.i.Tr.)
- ¼ Gurke (ca. 100g)
- 1 TL Olivenöl
- Essig oder Zitronensaft
- Jodsalz, Pfeffer, frischer Dill
- 30g Joghurt (1,5% Fett)

Gurke waschen und in dünne Scheiben schneiden. Öl mit Essig, Gewürzen und Joghurt verrühren und über die Gurken gießen. Dazu die belegten Brote servieren.

495 kcal/Person	KH	E	F
Menge	65g	26g	14g
Energieprozent	53%	21%	26%

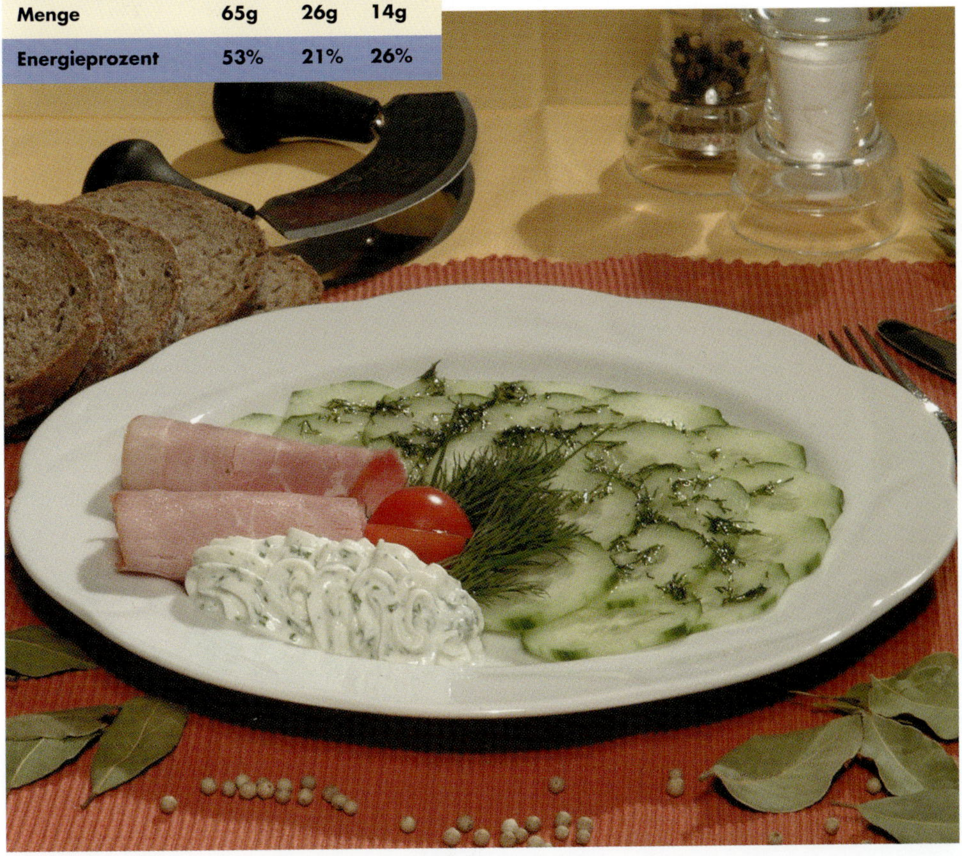

Kartoffelsalat mit Matjes

- 6 Kartoffeln (ca. 400g)
- ¼ Salatgurke (100g)
- 1 Apfel (150g)
- ½ Zwiebel
- 1 Matjesfilet (80g)
- 150g Joghurt (1,5% Fett)
- Jodsalz, Pfeffer, Zucker
- frische Kräuter, z.B. Dill

Kartoffeln gut bürsten, waschen und mit der Schale kochen, abziehen und in Scheiben schneiden. Gurke, Apfel und Zwiebel würfeln. Matjesfilet in Stücke schneiden. Alle Zutaten mischen.
Aus Joghurt, Salz, Pfeffer, Zucker und gehacktem Dill eine Sauce herstellen und über den Salat geben.
Alle gut mischen und ca. 30 Minuten im Kühlschrank durchziehen lassen.

632 kcal/Person	KH	E	F
Menge	86g	27g	20g
Energieprozent	54%	17%	29%

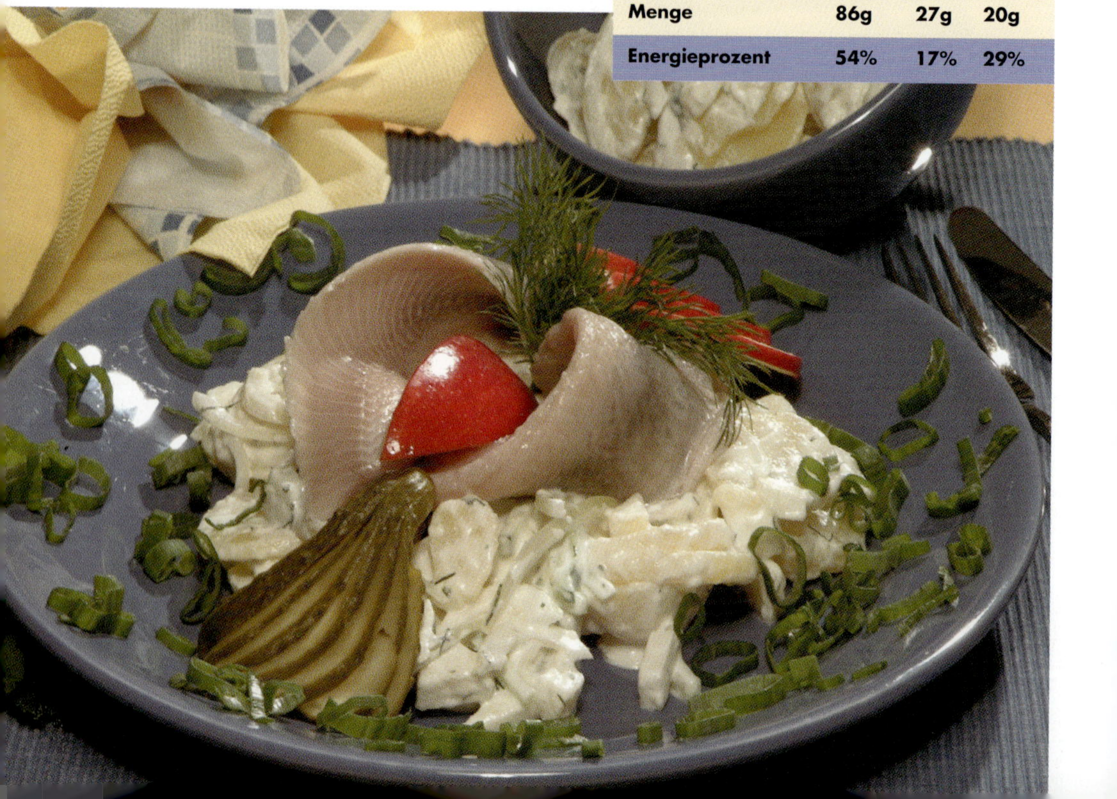

Reispfanne mit Krabben

- 80g Naturreis
- 1 gelbe Paprika (ca. 150g)
- 3 große Tomaten (ca. 350g)
- 1 EL Olivenöl
- 60g Shrimps
- Jodsalz, Pfeffer, Paprika

Reis in reichlich Salzwasser gar kochen, mit kaltem Wasser abschrecken und gut abtropfen lassen. Paprika und Tomaten waschen und entkernen.
In einer großen Pfanne das Öl erhitzen und die fein gewürfelte Paprika darin anbraten. Shrimps und grob geschnittene Tomaten dazu geben, salzen und pfeffern. Den Reis hinzufügen, 10 Minuten auf kleiner Flamme weiter braten, nochmals abschmecken und heiß servieren.

506 kcal/Person	KH	E	F
Menge	73g	22g	14g
Energieprozent	58%	17%	25%

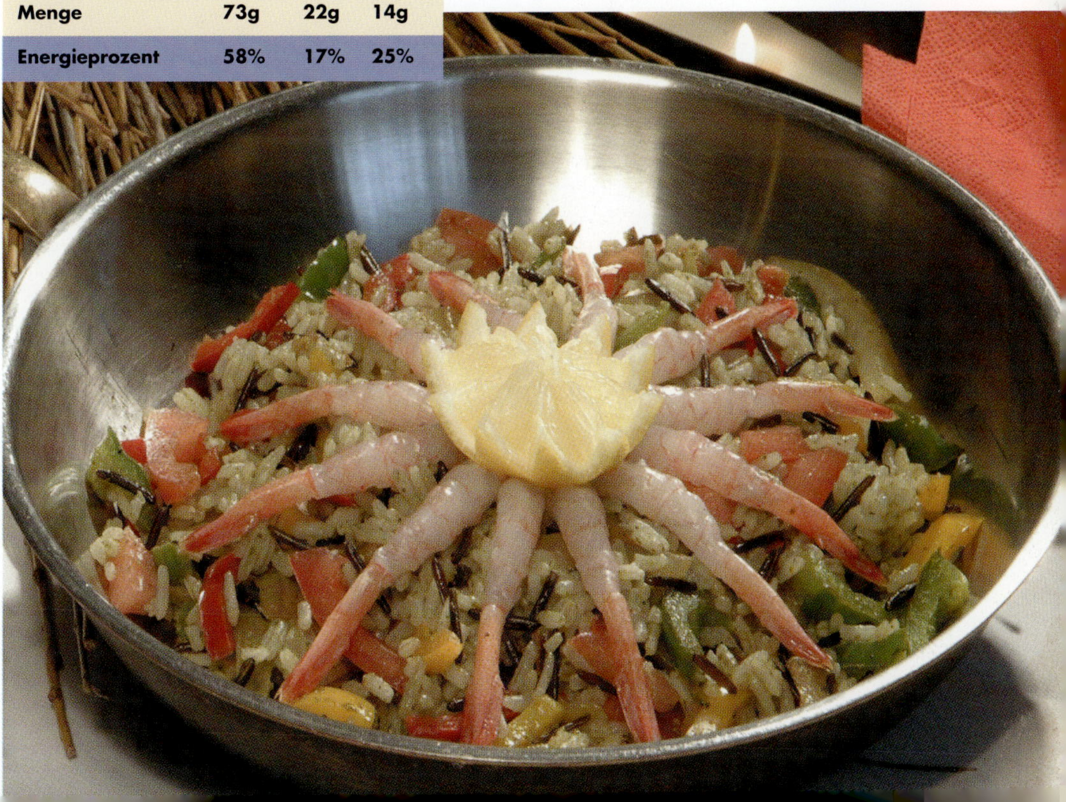

Pfannkuchen mit Kräuterquark

- 100g Dinkelvollkornmehl
- 150 ml Mineralwasser
- 1 Ei
- 1 Prise Jodsalz
- 1 EL Rapsöl
- 60g Magerquark
- 30 ml Mineralwasser
- frische Kräuter (z.B. Schnittlauch, Dill)
- Jodsalz, Pfeffer
- 1 TL (5g) Sonnenblumenkerne

Mehl mit Mineralwasser, Ei und Salz zu einem glatten Teig verrühren und dünne Pfannkuchen in Öl backen.
Quark mit Mineralwasser cremig rühren, mit klein gehackten Kräutern und Gewürzen abschmecken. Zu den Pfannkuchen anrichten. Fertige Pfannkuchen mit gehackten Sonnenblumenkernen garnieren.

557 kcal/Person	KH	E	F
Menge	63g	29g	21g
Energieprozent	45%	21%	34%

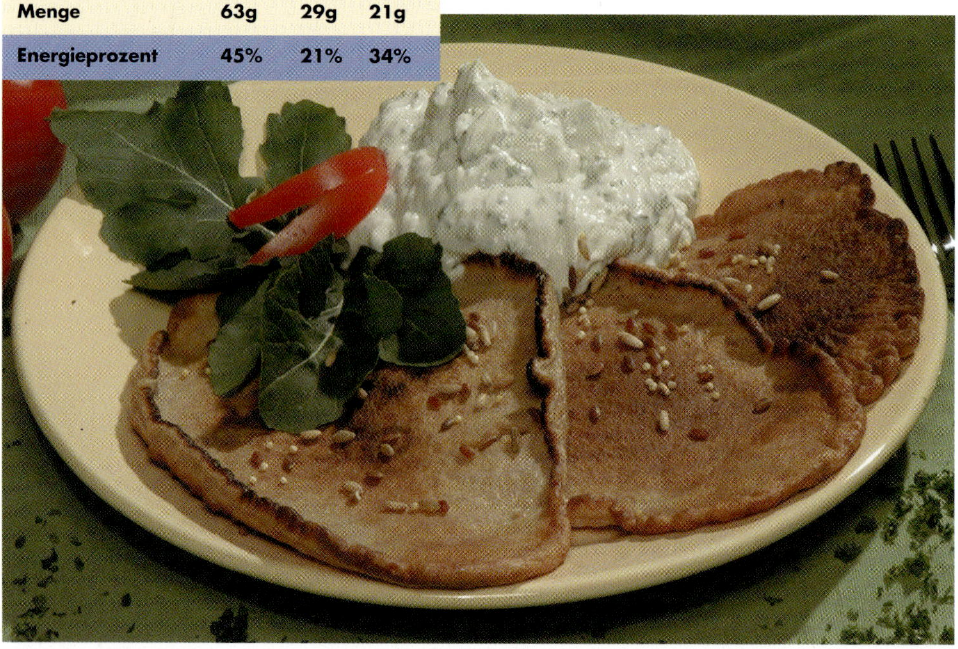

Tomaten-Mozzarella-Brot

- 150g Ciabattabrot oder Baguette
- 1 TL (5g) Basilikumpesto (Fertigprodukt)
- 3 kleine Tomaten (ca. 150g)
- 50g Mozzarella
- Jodsalz, Pfeffer, Basilikum

Brot in Scheiben schneiden und hauchdünn mit Pesto bestreichen.
Mit Tomatenscheiben und Mozzarella belegen, würzen und im Ofen bei 160°C überbacken.

561 kcal/Person	KH	E	F
Menge	80g	22g	17g
Energieprozent	57%	16%	27%

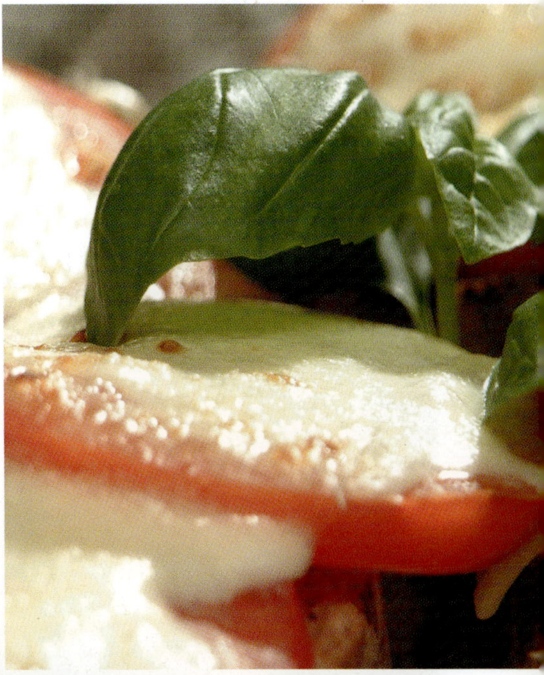

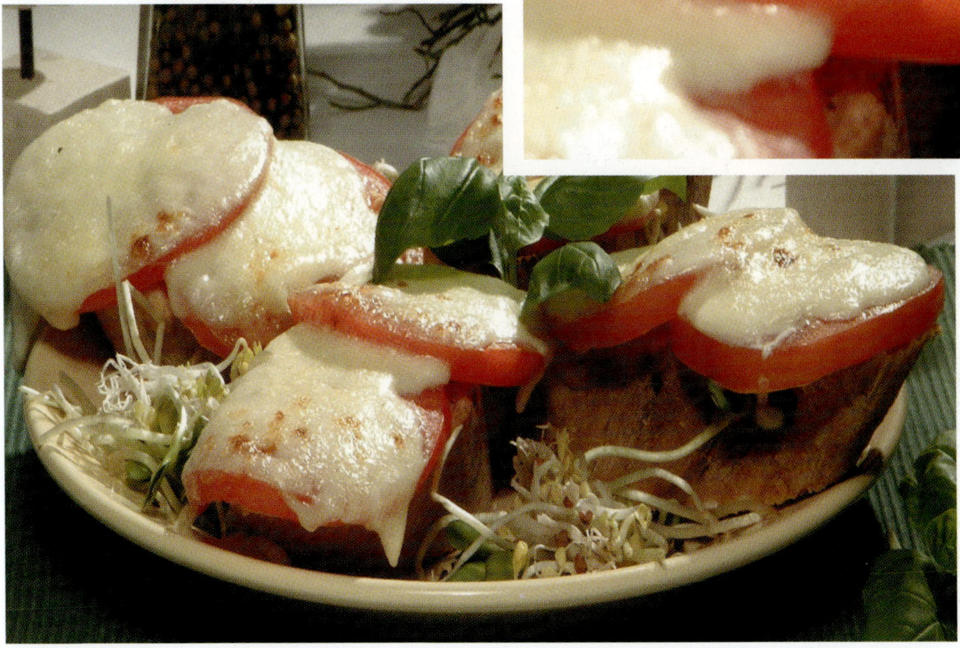

Ziegen- oder Schafskäse mit Rucola

- 1 TL Olivenöl
- 1 EL Balsamico-Essig
- Jodsalz, Pfeffer aus der Mühle
- 40g Schafs- oder Ziegenkäse (alternativ: 80g körniger Frischkäse)
- 1 Bund Rucola (ca. 100g)
- 1 TL (5g) Pinienkerne
- 150g Baguette

Olivenöl mit Balsamico-Essig kurz aufschlagen und mit Salz und Pfeffer abschmecken. Den Rucola unterheben und auf einem Teller anrichten. Den Käse darauf verteilen.
Pinienkerne ohne Fett in der Pfanne rösten und über den Salat streuen.
Dazu Baguettescheiben reichen.

545 kcal/Person	KH	E	F
Menge	77g	21g	17g
Energieprozent	57%	15%	28%

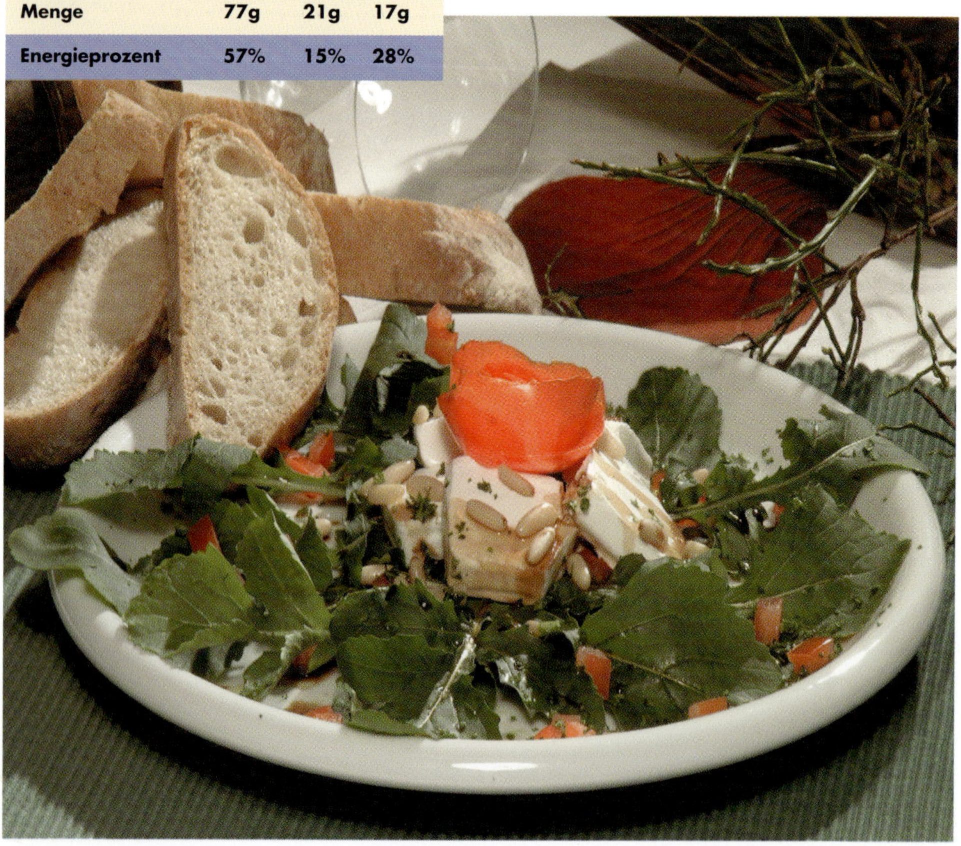

Grüner Spargel mit Erdbeeren

- 6 Stangen grüner Spargel (250g)
- 100g frische Erdbeeren
- 2 TL (10g) brauner Rohrzucker
- 40g Magerquark
- 1 EL kohlensäurehaltiges Mineralwasser
- 1 TL Balsamico-Essig
- 1 EL (1 cl) Sherry oder Port
- 1 TL (5g) Pinienkerne
- 100g Baguette oder 2 Brötchen
- 2 TL (10g) Butter/Margarine

Spargel putzen und der Länge nach halbieren, dann in ca. 4 cm lange Stifte schneiden. Erdbeeren waschen und vierteln.
Den Rohrzucker in einer heißen Pfanne karamelisieren und die Spargelstifte dazugeben, etwa 3 Minuten durchschwenken und noch warm über die Erdbeeren geben.
Magerquark mit Mineralwasser, Balsamico und Sherry oder Port aufschlagen und darüber gießen.
Pinienkerne in einer trockenen Pfanne leicht anrösten und den Spargel damit bestreuen.
Baguette bzw. Brötchen mit Butter/Margarine bestreichen und zum Salat servieren.

500 kcal/Person	KH	E	F
Menge	73g	20g	13g
Energieprozent	60%	16%	24%

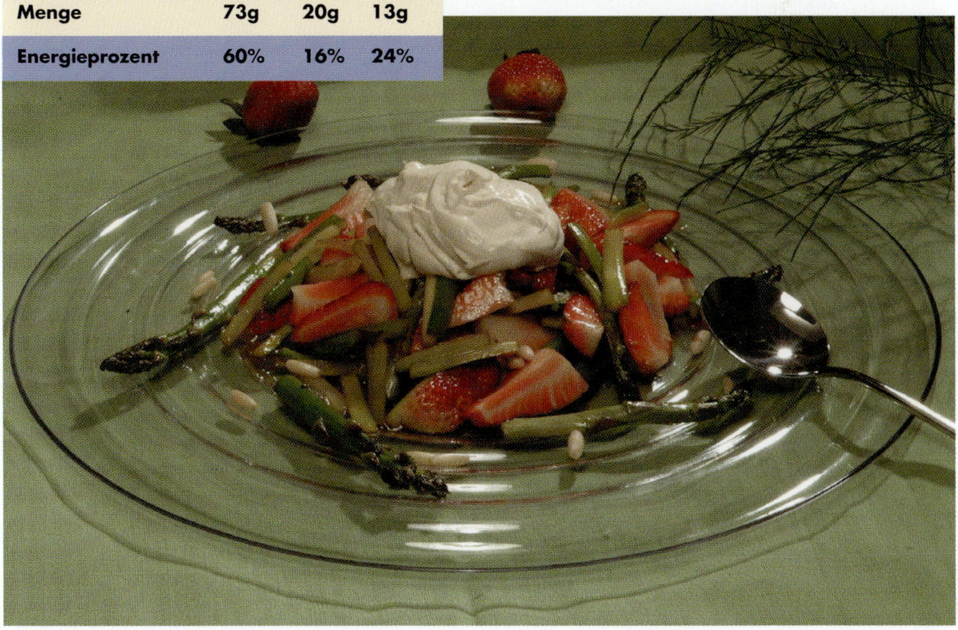

Selleriesalat mit Brot

- 3 Scheiben Mischbrot
- 50g körniger Frischkäse
- frische Kräuter (Schnittlauch, Petersilie)
- 100g Knollensellerie
- 1 kleiner Apfel (100g)
- 40g Joghurt (1,5% Fett)
- 1 EL Rapsöl
- etwas Zitronensaft
- Jodsalz, Pfeffer, etwas Senf

Sellerie und Apfel grob raspeln. Joghurt mit Öl verrühren, mit Zitronensaft, Gewürzen und Senf abschmecken und mit dem Sellerie und dem Apfel vermischen. Das Brot mit dem Frischkäse und den Kräutern belegen und zum Selleriesalat servieren.

551 kcal/Person	KH	E	F
Menge	85g	19g	15g
Energieprozent	62%	14%	24%

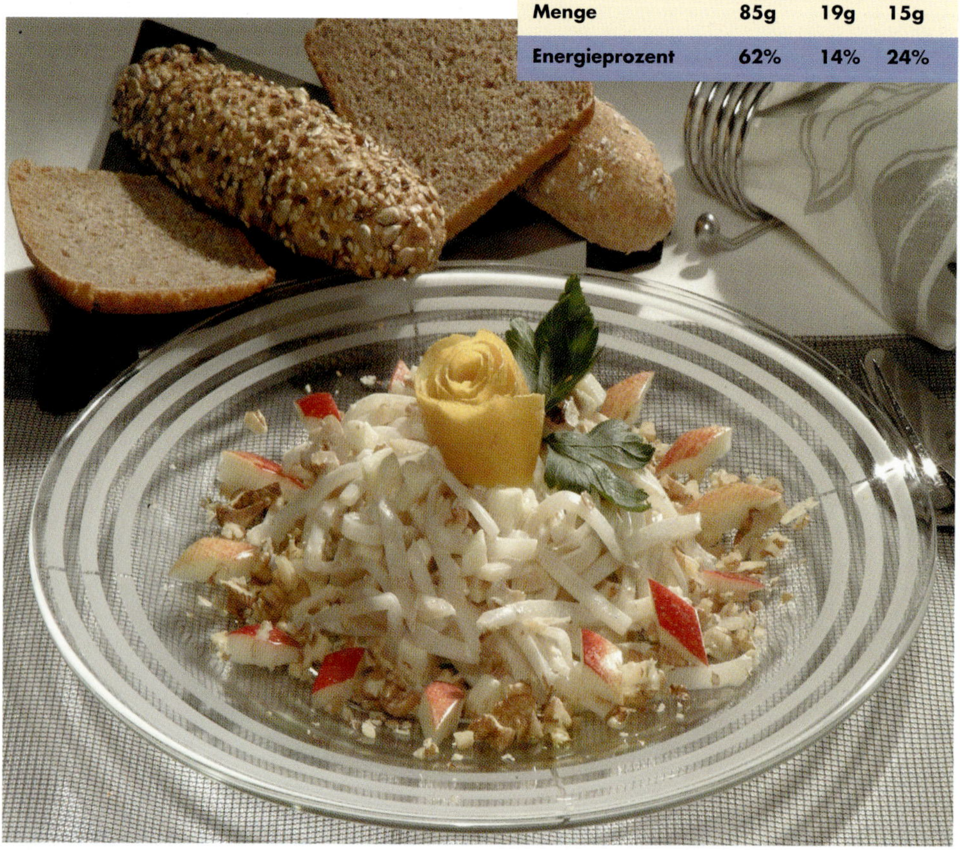

Makkaroni mit Kürbis und Steinpilzen

- 100g Vollkornmakkaroni
- 1 EL (10g) Butter/Margarine
- 200g frischer Kürbis
- 100g frische Steinpilze oder andere Pilze
- Jodsalz, Pfeffer, Petersilie

Makkaroni in reichlich Salzwasser bissfest kochen, mit kaltem Wasser abschrecken und gut abtropfen lassen. Fett in einer Pfanne erhitzen, den fein gewürfelten Kürbis und die Steinpilze darin anbraten. Nudeln hinzugeben, mit Salz und Pfeffer abschmecken und mit reichlich frisch gehackter Petersilie bestreuen.

472 kcal/Person	KH	E	F
Menge	71g	20g	12g
Energieprozent	60%	17%	23%

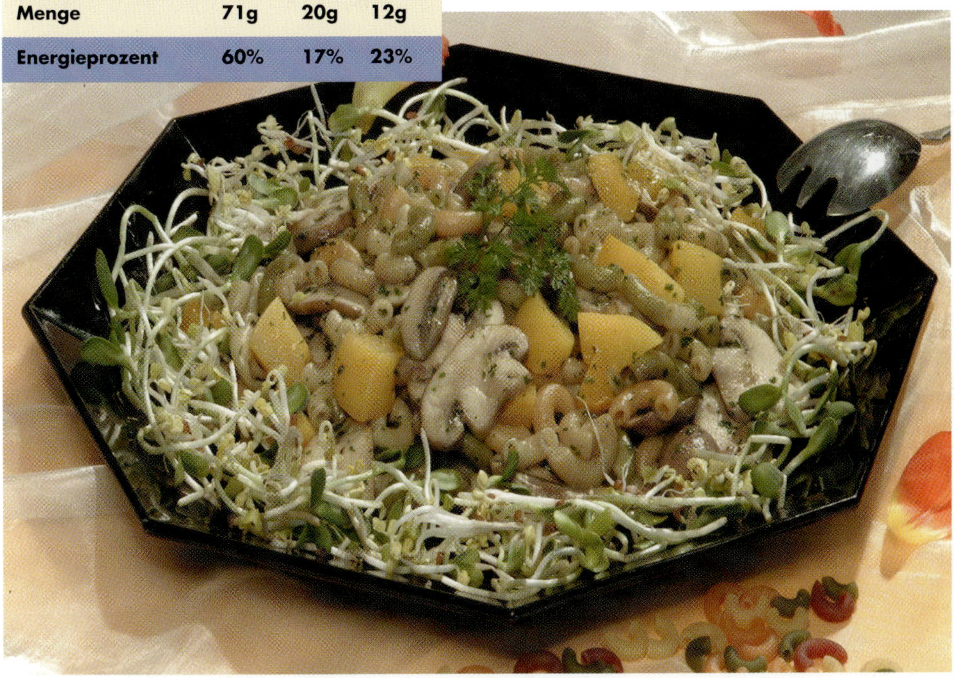

Nudelsalat

- 100g Vollkornnudeln
- Jodsalz
- 1 Paprikaschote (150g)
- 1 Gewürzgurke (50g)
- ¼ mittelgroße Zwiebel
- 1 EL Zitronensaft
- 1 EL Rapsöl
- 75g Joghurt (1,5% Fett)
- Jodsalz, Pfeffer, Senf
- frische Kräuter (z.B. Basilikum, Schnittlauch)

Nudeln in Salzwasser bissfest kochen. In der Zwischenzeit Paprika, Gurke und Zwiebeln würfeln.
Aus Zitronensaft, Öl, Joghurt, Gewürzen und frischen Kräutern eine Sauce herstellen und mit dem Gemüse und den Nudeln vermengen.

499 kcal/Person	KH	E	F
Menge	73g	19g	14g
Energieprozent	59%	16%	25%

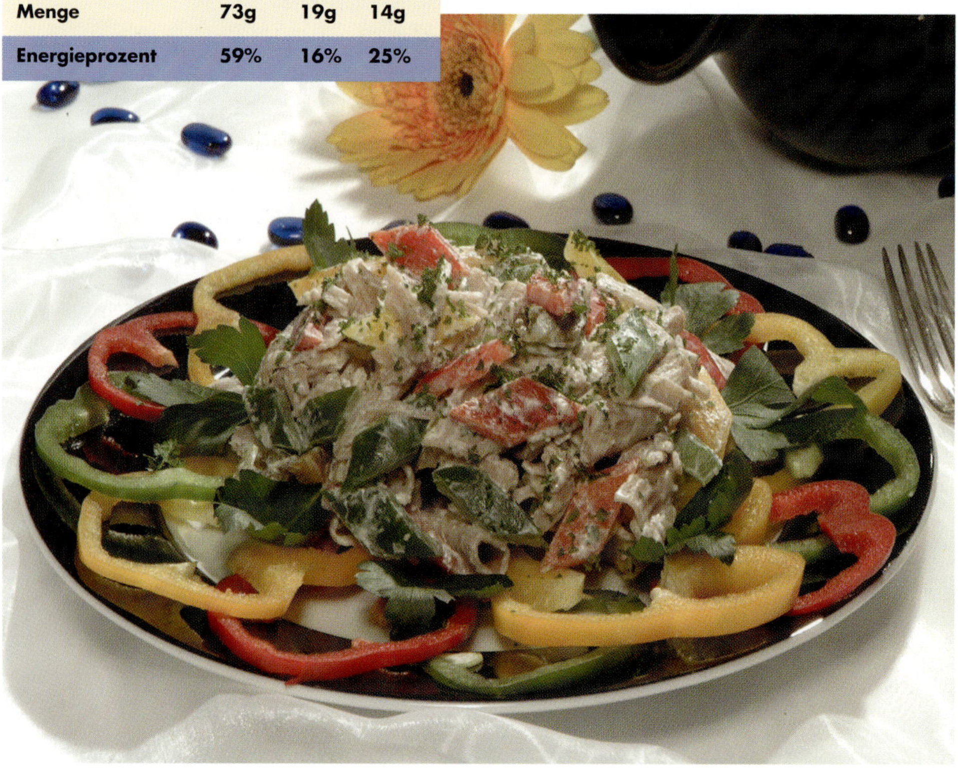

Nudelauflauf mit Gemüse

- 80g Nudeln
- 300g Gemüse (z.B. Mais, Möhren und Erbsen)
- 150 ml Milch (1,5% Fett)
- 2 EL (30g) saure Sahne (10% Fett)
- Jodsalz, Pfeffer, Muskat
- 1 TL (5g) Margarine
- 2 EL (10g) geriebener Käse (48 % F.i.Tr.), z.B. Gouda, Edamer

527 kcal/Person	KH	E	F
Menge	77g	21g	15g
Energieprozent	58%	16%	26%

Nudeln in reichlich Salzwasser bissfest kochen und mit kaltem Wasser abschrecken und gut abtropfen lassen. Gemüse klein schneiden und in wenig Flüssigkeit garen. Milch mit saurer Sahne verquirlen und würzig abschmecken. Feuerfeste Form mit Margarine ausfetten, Nudeln und Gemüse vermischen und hinein geben. Die angerührte Sauce darüber geben, mit dem Käse bestreuen und bei 170° C goldgelb überbacken.

Zucchiniauflauf mit Tomaten

- 100g Naturreis
- 1 große Zucchini (ca. 250g)
- 1 kleine Tomate (ca. 50g)
- Jodsalz, Pfeffer, Knoblauch
- Kräuter der Provence
- 1 TL (5g) Butter/Margarine zum Einfetten
- 2 EL (10g) geriebener Käse (48 % F.i.Tr.), z.B. Gouda, Edamer
- 1 Ei
- 100 ml Milch (1,5 % Fett)

615 kcal/Person	KH	E	F
Menge	86g	25g	19g
Energieprozent	56%	17%	27%

Reis in reichlich Wasser bissfest kochen. Zucchini in dünne Scheiben schneiden und in wenig Wasser kurz andünsten. Tomate in Scheiben schneiden, dazugeben und 5 Minuten mitdünsten. Mit Gewürzen, Knoblauch und Kräutern pikant abschmecken. Reis und Gemüse abwechselnd in eine gefettete Auflaufform schichten. Geriebenen Käse mit Ei und Milch verrühren und über das Gemüse geben.
Bei 220°C ca. 30 Minuten überbacken.

Ofenkartoffeln mit Kräutergemüsesauce

- 6 Kartoffeln (ca. 400g)
- 1 TL Rapsöl
- 1 EL (10g) Sesam-Samen
- 1 TL Kümmel
- 150g Quark (20% F.i.Tr.)
- 100 ml Mineralwasser
- 2 EL (ca. 50g) Rote Bete aus dem Glas oder roh
- 1 kleine Möhre (ca. 50g)
- 1 Bund Kräuter, z.B. Rosmarin, Oregano, Schnittlauch
- Jodsalz, Pfeffer, Paprika

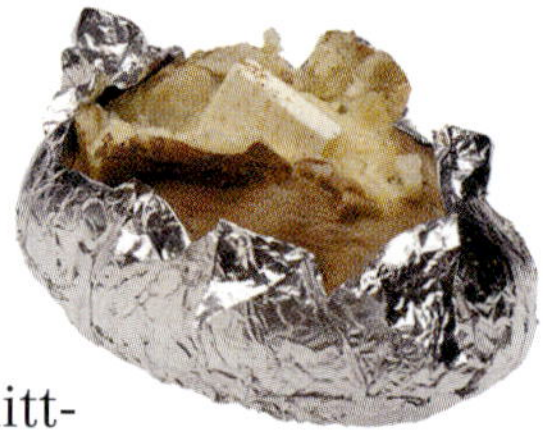

Die Kartoffeln waschen, halbieren und mit der Schnittfläche nach unten auf ein mit Öl gefettetes, und mit Sesam und Kümmel bestreutes Backblech legen. Bei 180°C etwa 40 Minuten backen. Quark mit Mineralwasser verrühren. Rote Bete und Möhren (oder ein anderes Gemüse) fein hinein raspeln. Mit frischen Kräutern, Pfeffer, Paprika und Salz würzen.

520 kcal/Person	KH	E	F
Menge	72g	31g	12g
Energieprozent	55%	24%	21%

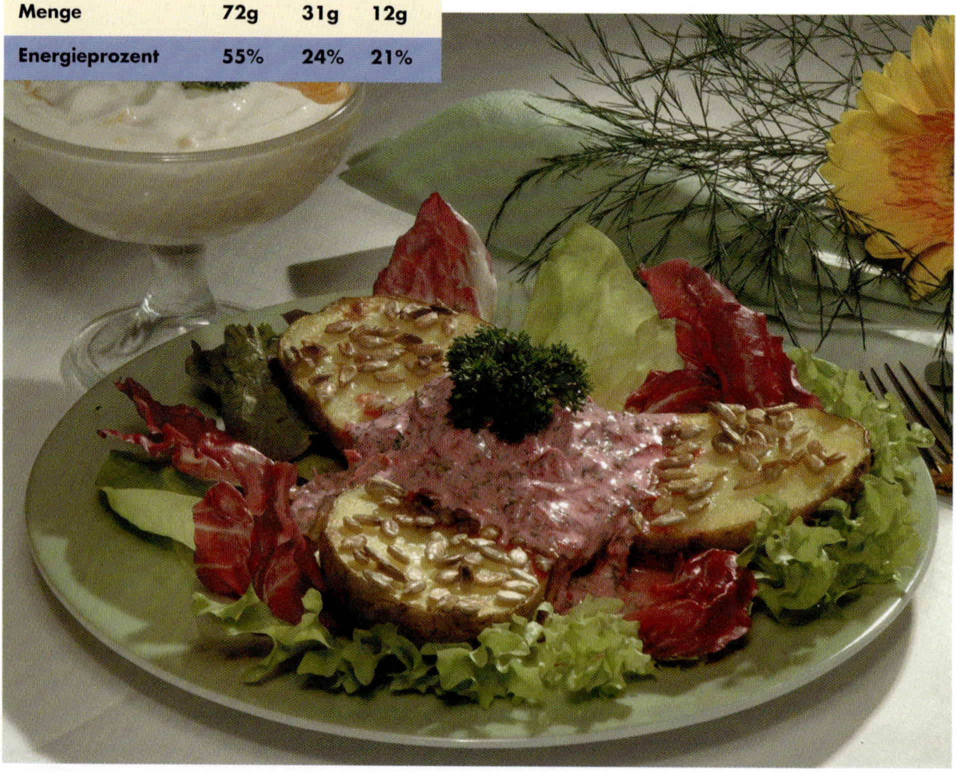

Gemüsesuppe mit Brötchen

- 1 Vollkornbrötchen (60g)
- 1 TL (5g) Butter/Margarine

- 250g Gemüse (frisch oder TK), z.B. Möhren, Kohlrabi, grüne Erbsen, Lauch
- 1 TL Olivenöl
- 500 ml Gemüsebrühe
- 5 EL (50g) Reis oder Grieß
- 2 EL (30g) saure Sahne (10% Fett)
- Jodsalz, Pfeffer
- frische Kräuter, z.B. Petersilie, Dill, Schnittlauch

Gemüse putzen, waschen, zerkleinern. Öl erhitzen, Gemüse darin andünsten. Mit Gemüsebrühe auffüllen, Reis oder Grieß hinzufügen und alles etwa 20 Minuten köcheln. Zum Schluss die saure Sahne unterrühren und evtl. etwas nachwürzen, mit gehackten Kräutern bestreuen. Dazu das Brötchen reichen.

510 kcal/Person	KH	E	F
Menge	80g	16g	14g
Energieprozent	63%	13%	23%

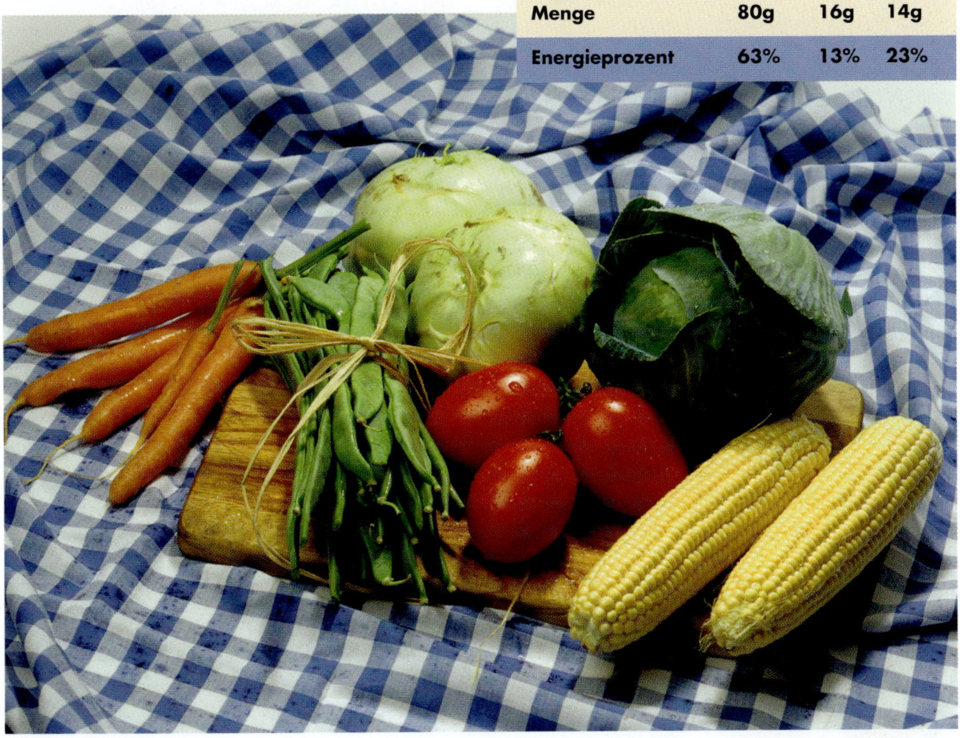

Blumenkohlsuppe mit Brot

- 2 Scheiben Vollkornbrot (ca. 100g)
- 2 EL (50g) körniger Frischkäse

- 2 Kartoffeln (ca. 140g)
- ½ Zwiebel
- 1 EL Olivenöl
- 500 ml Gemüsebrühe
- 1 kleiner Blumenkohl (300g)
- Jodsalz, Pfeffer, Muskat
- 2 EL (30g) saure Sahne (10% Fett)
- 2 EL gehackte Petersilie

Kartoffeln schälen und würfeln. Zwiebel fein hacken und in Öl anbraten. Mit der Gemüsebrühe ablöschen. Kleingeschnittene Kartoffeln und Blumenkohl zugeben, würzen und ca. 15 Minuten zugedeckt köcheln lassen. Zum Schluss die saure Sahne unterrühren und mit gehackter Petersilie garnieren. Dazu das Brot mit Frischkäse reichen.

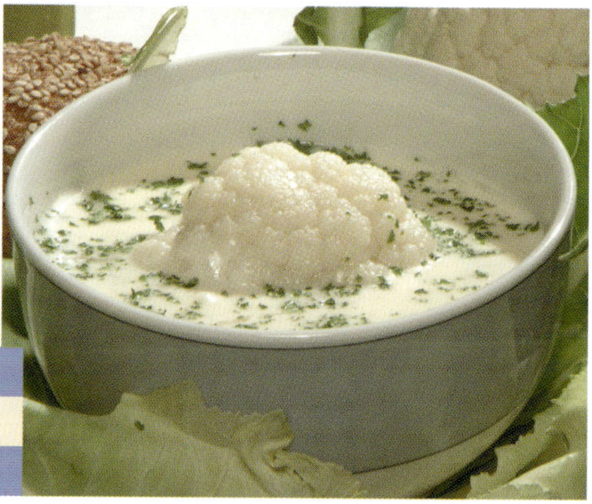

533 kcal/Person	KH	E	F
Menge	71g	24g	17g
Energieprozent	53%	18%	29%

Kartoffel-Lauch-Suppe mit Brötchen

- 1 große Stange Lauch (ca. 250g)
- 1 EL Rapsöl
- 4 Kartoffeln (ca. 300g)
- 350 ml Wasser
- Jodsalz, Pfeffer
- 2 EL (30g) saure Sahne (10% Fett)
- frischer Kerbel
- 1 Vollkornbrötchen (60g)

523 kcal/Person	KH	E	F
Menge	79g	17g	15g
Energieprozent	61%	13%	26%

Lauch waschen, putzen und in feine Streifen schneiden. Öl in einem Topf erhitzen und den Lauch darin glasig dünsten. Kartoffeln würfeln und zum Lauch geben. Mit Wasser auffüllen, leicht salzen und 15 Minuten kochen.
Suppe mit Salz und Pfeffer abschmecken, saure Sahne einrühren und mit Kerbel garnieren.
Dazu das Brötchen reichen.

Knackige Salate frisch zubereitet

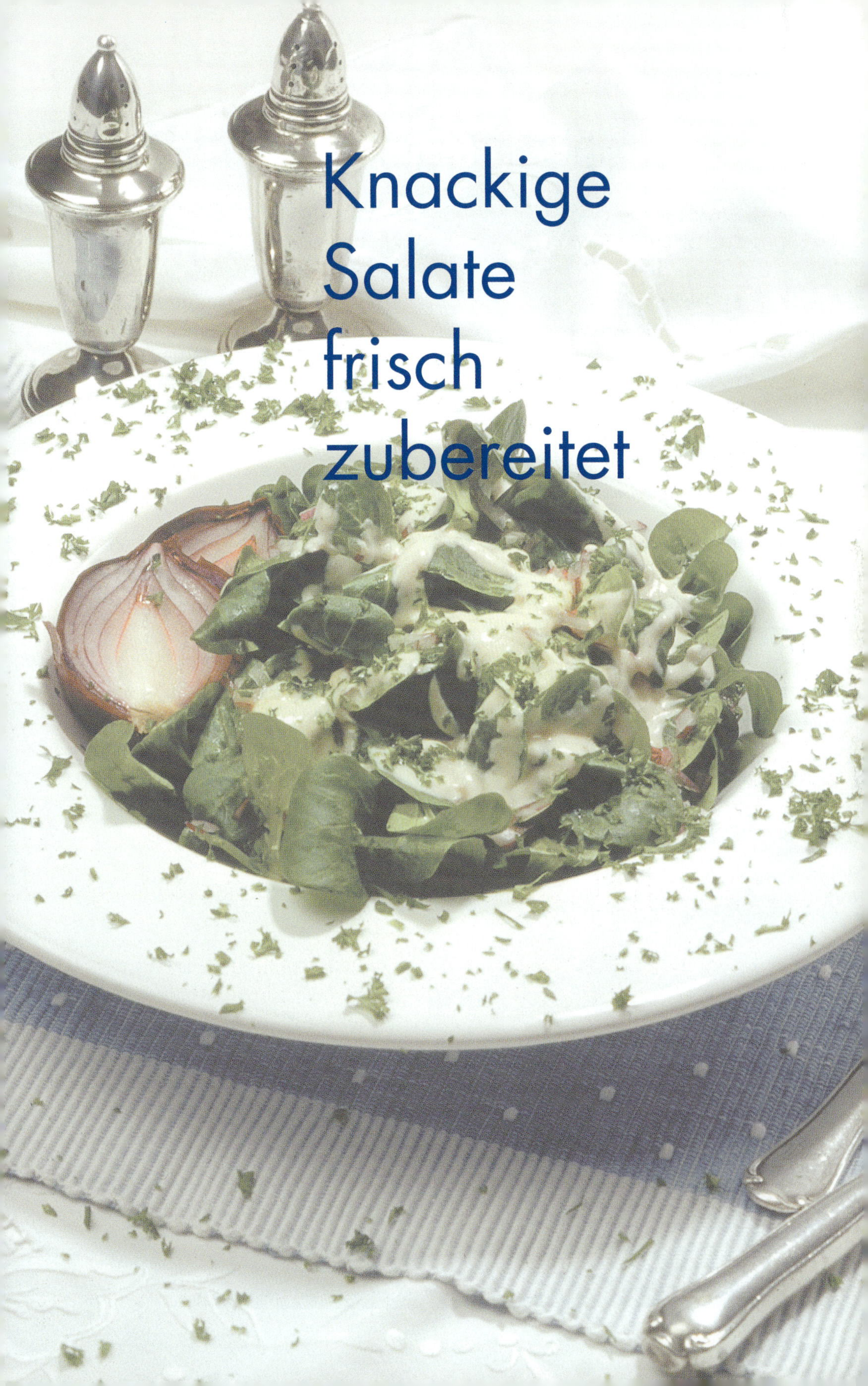

Kopfsalat (Grüner Salat)

- ½ kleiner Kopfsalat (Grüner Salat, 50g)
- 1 TL Rapsöl
- 60g Joghurt (1,5% Fett)
- Essig, Jodsalz, Pfeffer, Zucker, Schnittlauch

77 kcal/Person	KH	E	F
Menge	3g	2g	6g
Energieprozent	18%	12%	70%

Salat putzen, waschen, abtropfen lassen. Große Blätter etwas zerkleinern. Marinade aus Öl, Essig, Joghurt, Gewürzen und Kräutern herstellen und erst kurz vor dem Anrichten mit dem Salat vermengen.

Feldsalat

- 50g Feldsalat
- 75 ml Buttermilch
- 1 TL Olivenöl
- 1 TL (5 ml) Zitronensaft
- Jodsalz, Pfeffer
- Zwiebel nach Belieben
- frische Kräuter z.B. Schnittlauch, Petersilie

79 kcal/Person	KH	E	F
Menge	3g	4g	5g
Energieprozent	17%	20%	63%

Feldsalat waschen, trocken schütteln und auf einem Salatteller anrichten. Buttermilch mit Öl, Zitronensaft, gehackter Zwiebel und Gewürzen verrühren und über dem Salat verteilen. Frische Kräuter hacken und darüber streuen.

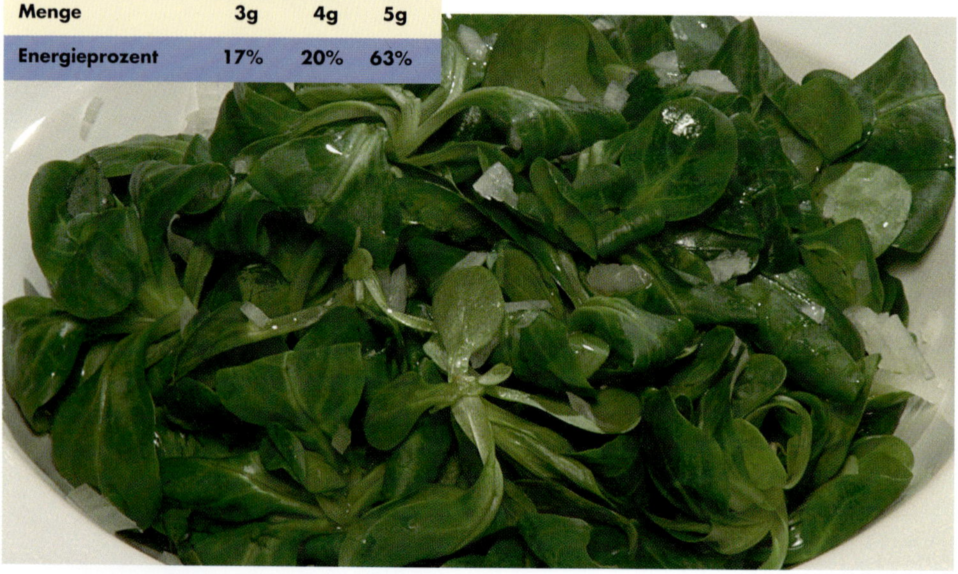

Gurkensalat

- ¼ Gurke (100g)
- 1 TL Rapsöl
- Zitronensaft
- 60g Joghurt (1,5% Fett)
- Jodsalz, Pfeffer, Zucker
- Zwiebel nach Belieben
- frischer Dill

Gurke in dünne Scheiben schneiden. Öl mit Zitronensaft und Joghurt und gehackter Zwiebel verrühren, würzen und über die Gurken verteilen. Mit frischem Dill abschmecken.

84 kcal/Person	KH	E	F
Menge	5g	3g	6g
Energieprozent	24%	13%	63%

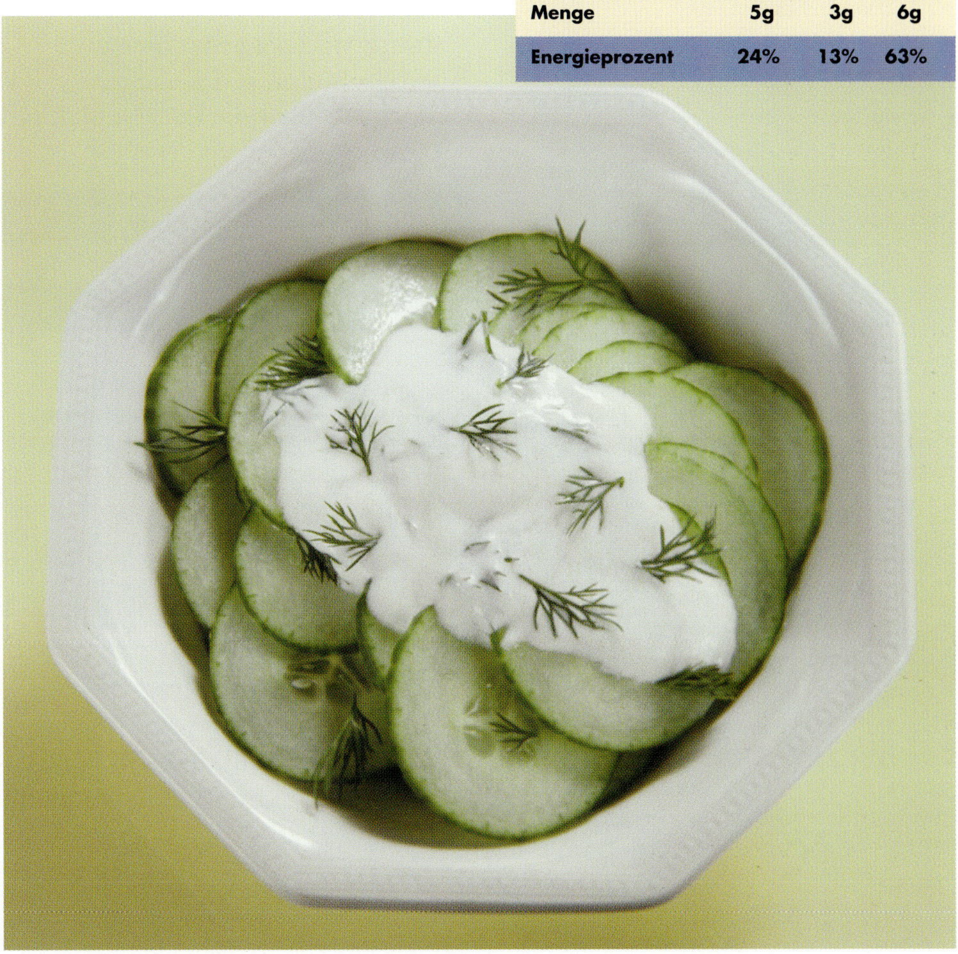

Tomatensalat

- 4 kleine Tomaten ca. (200g)
- 1 TL Olivenöl
- 1 TL Balsamico-Essig
- Jodsalz, Pfeffer, Zucker
- Zwiebel nach Belieben
- Basilikum, Schnittlauch

Tomaten klein schneiden und mit der Essig-Öl-Marinade vermengen. Mit Kräutern und Zwiebeln verfeinern.

73 kcal/Person	KH	E	F
Menge	5g	2g	5g
Energieprozent	27%	11%	62%

Gurken-Radieschen-Rohkost

- ¼ Gurke (100g)
- ½ Bund Radieschen (40g)
- 1 TL Rapsöl
- 30g Joghurt (1,5% Fett)
- Essig
- Jodsalz, Pfeffer, Zucker

Gurke raffeln, Radieschen klein schneiden. Für die Marinade Joghurt, Öl, Essig und Gewürze verrühren.
Marinade über die Gurken und Radieschen gießen und vermischen.

78 kcal/Person	KH	E	F
Menge	4g	2g	6g
Energieprozent	21%	10%	69%

Paprikasalat

- 50g Eisbergsalat
- 1 Paprikaschote (ca. 150g)
- 1 Tomate (ca. 80g)
- ½ Zwiebel
- 1 TL Rapsöl
- 1 EL Essig
- Jodsalz, Pfeffer, Zucker
- Schnittlauch

98 kcal/Person	KH	E	F
Menge	8g	3g	6g
Energieprozent	33%	12%	55%

Salat waschen, trocken schütteln und auf einem Teller anrichten. Paprika in feine Streifen schneiden, Tomaten achteln, Zwiebel würfeln.
Öl, Essig und Gewürze verrühren und mit dem Gemüse vermischen. Auf dem Eissalat anrichten. Schnittlauch hacken und darüber streuen.

Möhrenrohkost

- etwas Zitronensaft
- 1 EL (15g) saure Sahne (10% Fett)
- Jodsalz, Pfeffer
- 1 TL (8g) Sonnenblumenkerne
- 2 Möhren (100g)
- ½ kleiner Apfel (50g)

Aus Zitronensaft, saurer Sahne, Jodsalz und Pfeffer eine Marinade herstellen. Sonnenblumenkerne rösten und abkühlen lassen. Möhren putzen, Apfel waschen. Beides raspeln, in die Salatsauce geben und mit Sonnenblumenkernen bestreuen.

103 kcal/Person	KH	E	F
Menge	10g	3g	5g
Energieprozent	39%	13%	48%

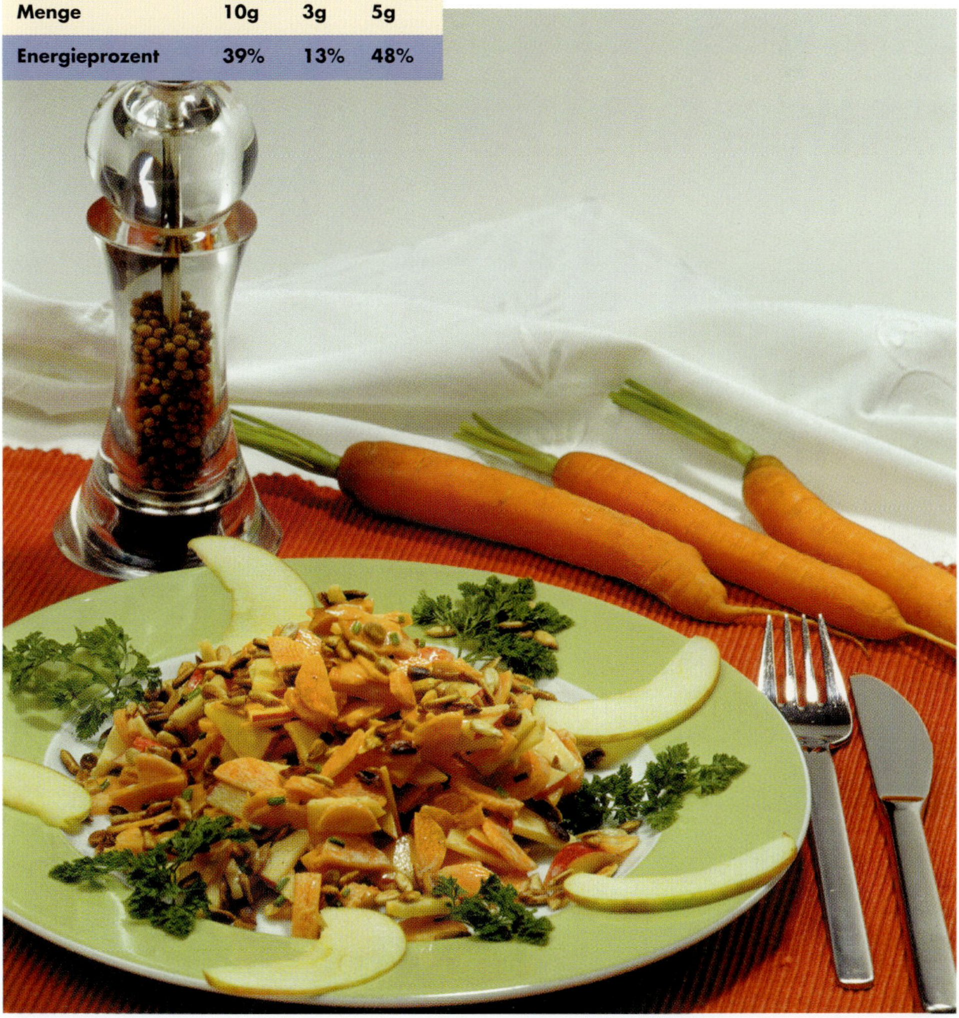

Chinakohlsalat

- ¼ Chinakohl (75g)
- 1 Möhre (50g)
- ½ Zwiebel
- 30g Joghurt (1,5% Fett)
- Zitronensaft
- 1 TL Rapsöl
- etwas Senf
- Jodsalz, Pfeffer

Chinakohl waschen und fein hacken. Möhre schälen und hobeln, Zwiebel würfeln.
Aus Joghurt, Zitronensaft, Öl, Senf, Jodsalz und Pfeffer eine Marinade herstellen und mit dem Chinakohl, der Möhre und der Zwiebel vermischen.

90 kcal/Person	KH	E	F
Menge	6g	3g	6g
Energieprozent	27%	13%	60%

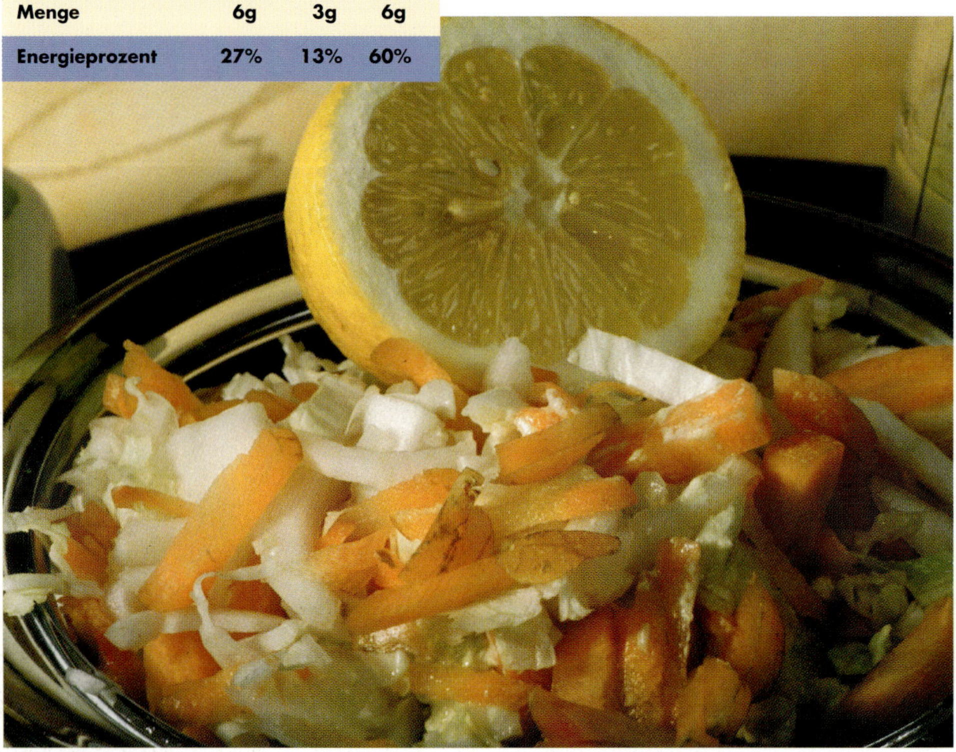

Genießen ist erlaubt: Desserts

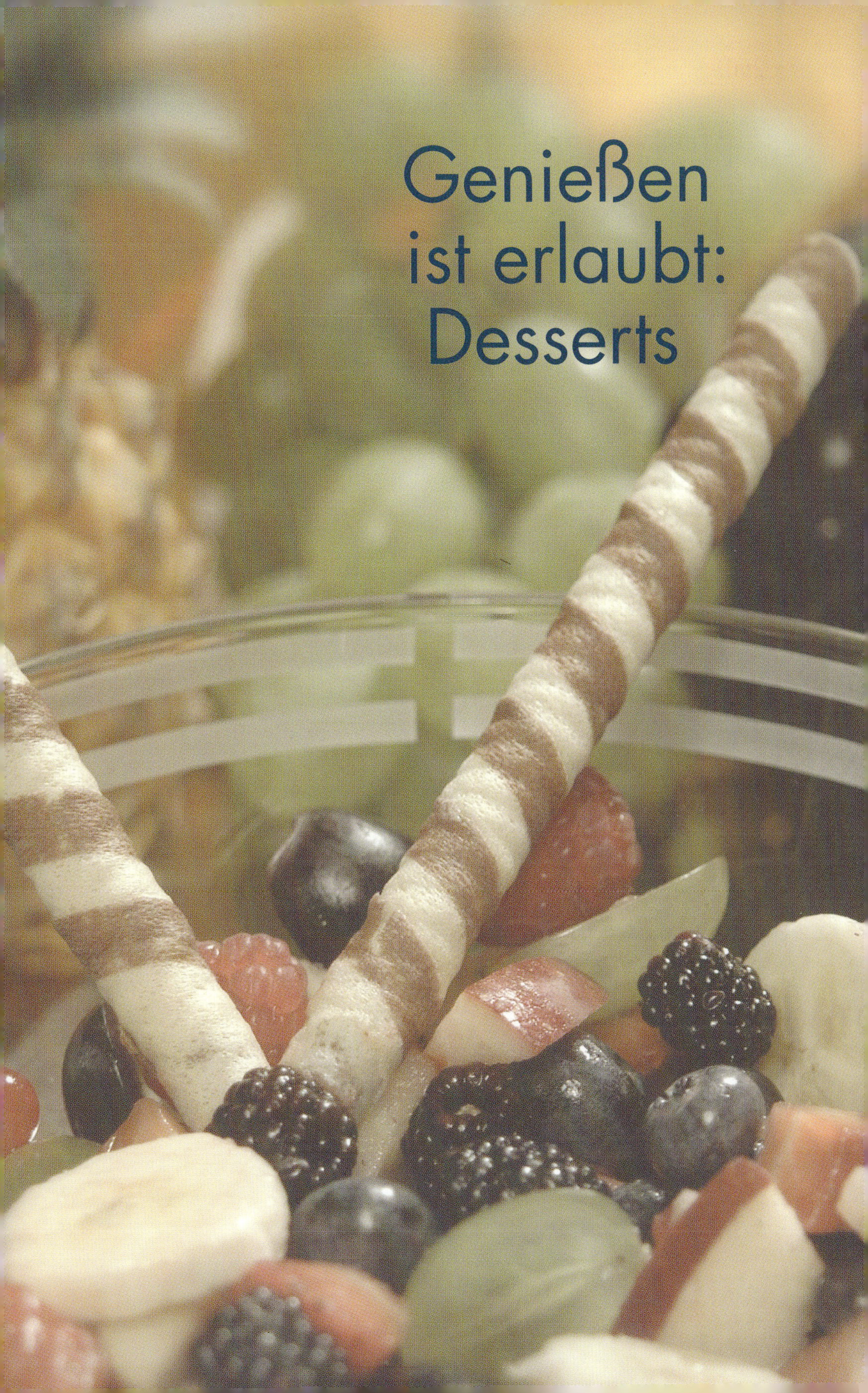

Rote Grütze (gemischtes Beerenobst)

- 150g Beerenobst (TK oder frisch), z.B. Johannisbeeren, Himbeeren, Erdbeere
- 150 ml Wasser
- 1 EL (15g) Zucker
- 1 TL (5g) Speisestärke

185 kcal/Person	KH	E	F
Menge	43g	1g	1g
Energieprozent	93%	2%	5%

Die (tiefgekühlten) Beeren mit Wasser und Zucker ankochen. Speisestärke mit 2 EL Wasser verquirlen, zu den Beeren geben, aufkochen lassen und in der Nachwärme fertig garen. In eine Schüssel füllen und abkühlen lassen.

Birnenkompott

- 1 große Birne (150g)
- 75 ml Wasser
- 2 TL (10g) Zucker
- 1 Nelke
- 1 Stück Zimtstange

Birne schälen, halbieren, entkernen. Mit Wasser, Zucker und Gewürzen weich kochen. Vor dem Servieren Zimtstange und Nelke entnehmen.

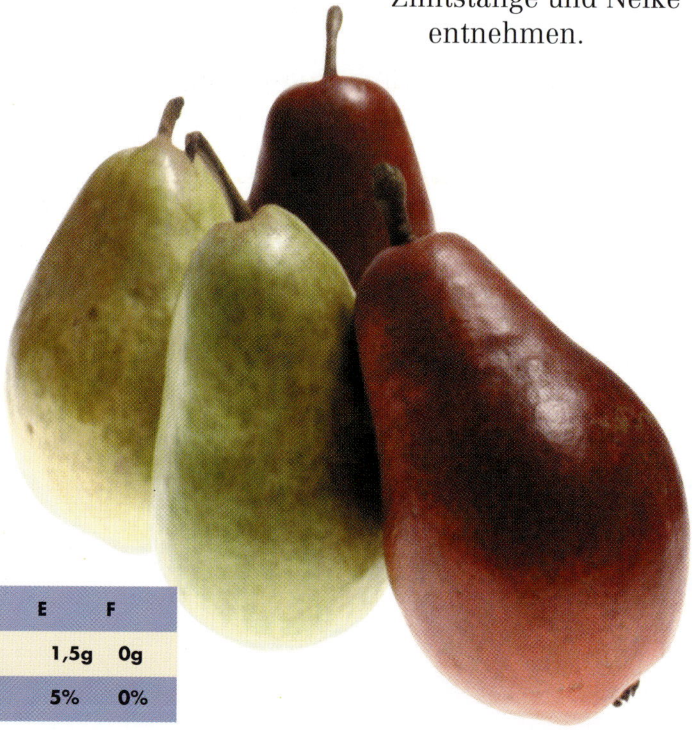

118 kcal/Person	KH	E	F
Menge	28g	1,5g	0g
Energieprozent	95%	5%	0%

Vanillecreme

- 200 ml Milch (1,5% Fett)
- 1 TL (5g) Zucker
- 1 TL (5g) Vanillezucker
- 1 EL (10g) Speisestärke

Milch (2 EL zum Anrühren der Speisestärke zurücklassen) mit Zucker, und Vanillezucker ankochen. Speisestärke mit Milch verquirlen, einrühren und aufkochen lassen. In eine Schüssel füllen und nach dem Erkalten evtl. mit Fruchtstückchen garnieren.

167 kcal/Person	KH	E	F
Menge	28g	7g	3g
Energieprozent	67%	17%	16%

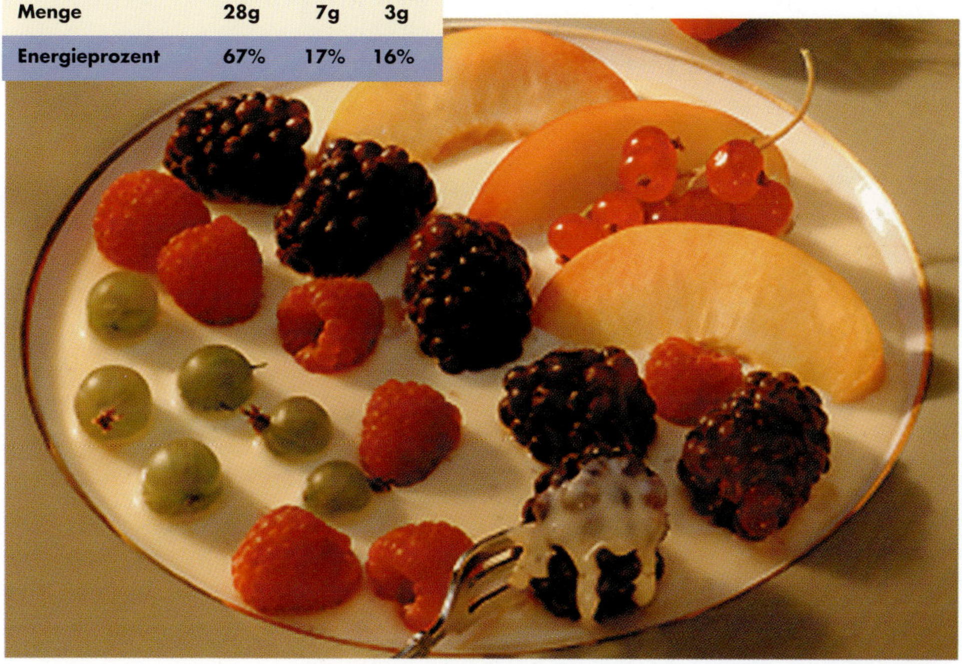

Obstsalat

- 250g frische Früchte
  z.B. Erdbeeren, Banane, Apfel, Birne, Kirschen
- 75 ml Orangen- oder Apfelsaft
- 1 EL (10g) gehackte Nüsse

Früchte waschen und klein schneiden, Saft dazugeben und mit Nüssen garnieren.

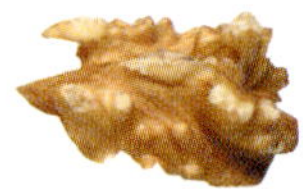
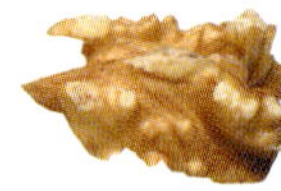

268 kcal/Person	KH	E	F
Menge	48g	5g	6g
Energieprozent	72%	8%	20%

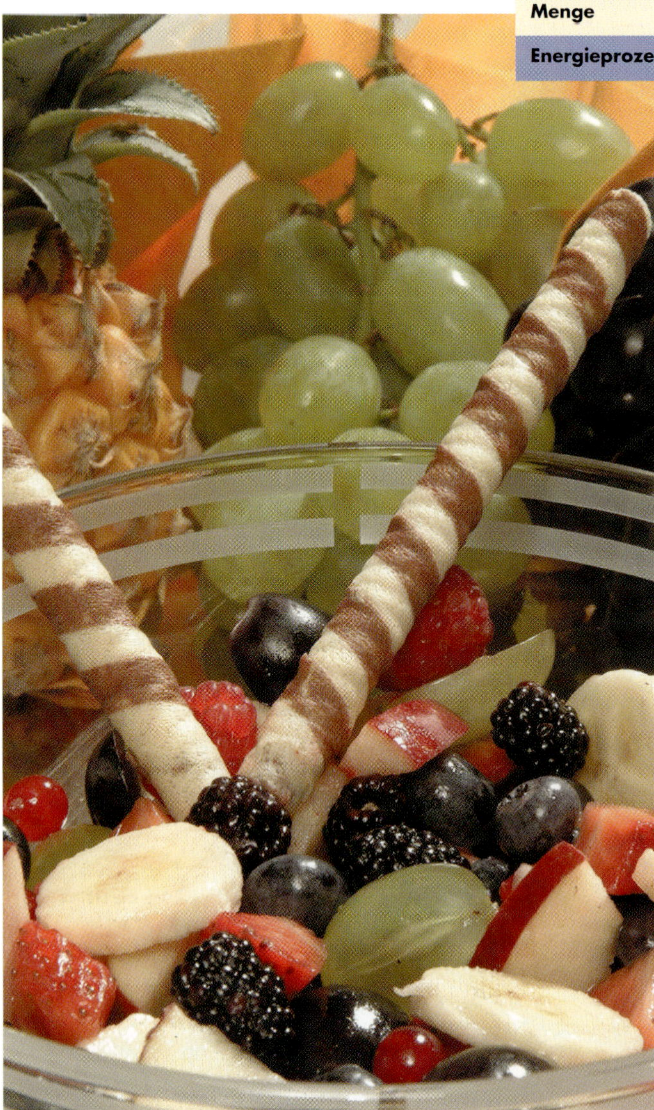

Orangenjoghurt

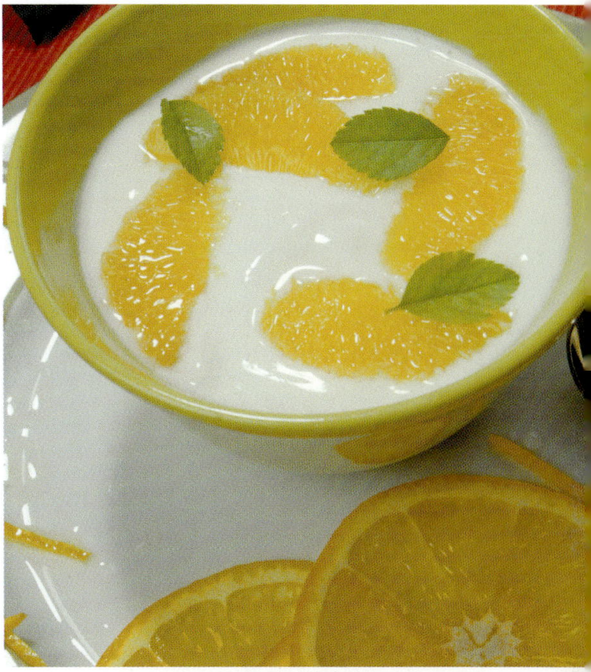

- 1 Orange
- 150g Joghurt (1,5% Fett)
- 1 TL (5g) gehackte Walnüsse
- 1 TL (5g) Honig

Orange klein schneiden und mit dem Honig und den Walnüssen unter den Joghurt mischen.

178 kcal/Person	KH	E	F
Menge	24g	7g	6g
Energieprozent	54%	16%	30%

Erdbeerquark

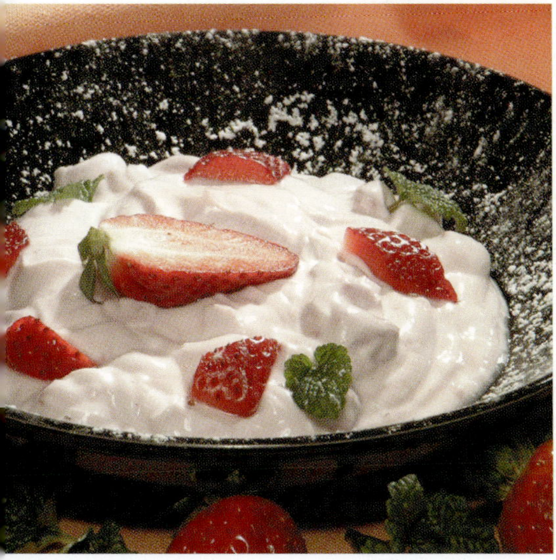

100g Magerquark
3 EL Mineralwasser
100g Erdbeeren
1 TL (5g) Zucker

Quark mit Mineralwasser cremig rühren.
Erdbeeren klein schneiden und mit der Quarkcreme vermischen.
Nach Belieben etwas süßen.

121 kcal/Person	KH	E	F
Menge	15g	14g	0,6g
Energieprozent	50%	46%	4%

Quarkspeise mit Beeren

- 100g Magerquark
- 50g Joghurt (1,5% Fett)
- 1 TL (5g) Vanillezucker
- 2 TL (10g) Zucker
- etwas Zitronensaft
- 100g Beeren (frisch oder TK), z.B. Himbeeren und Brombeeren

Quark mit Joghurt, Vanillezucker, Zucker und Zitronensaft cremig rühren.

Beeren putzen bzw. auftauen lassen und die Quarkspeise damit garnieren.

181 kcal/Person	KH	E	F
Menge	26g	17g	1g
Energieprozent	58%	37%	5%

Schokolade

4 Stücke Schokolade (20g)

Und zu guter Letzt:
Schokolade ! ?
Sie haben richtig gelesen. Wir empfehlen als Dessert auch etwas angeblich so Ungesundes wie Schokolade. Schokolade ist zwar mit 51 Energieprozent sehr fettreich, aber deshalb noch lange nicht grundsätzlich vom Speiseplan zu streichen.

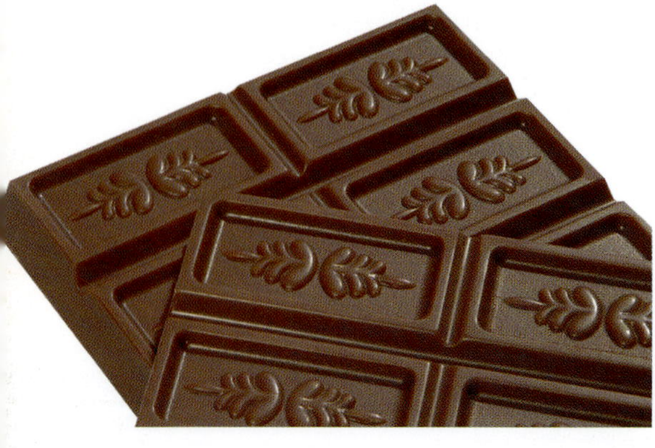

Es kommt nämlich nur auf die Menge an.
Also Sie haben jetzt 4 Stückchen Schokolade vor sich. Brechen Sie sich ein Stückchen ab und stecken es in den Mund. Nein, nicht kauen. Lassen Sie es auf der Zunge zergehen und genießen Sie es! Sie haben Zeit. Schmecken Sie den Nachgeschmack des ersten Stückchens. Freuen Sie sich auf das nächste – ohne schlechtes Gewissen!
Prinziell dürfen Sie alles essen und sich daran erfreuen. Und die Begrenzung der Menge gelingt leicht, wenn Sie vorher satt sind.

106 kcal/Person	KH	E	F
Menge	11g	2g	6g
Energieprozent	41%	8%	51%

Schlank durch Insulintrennkost: Eiweißmahlzeiten für den Abend

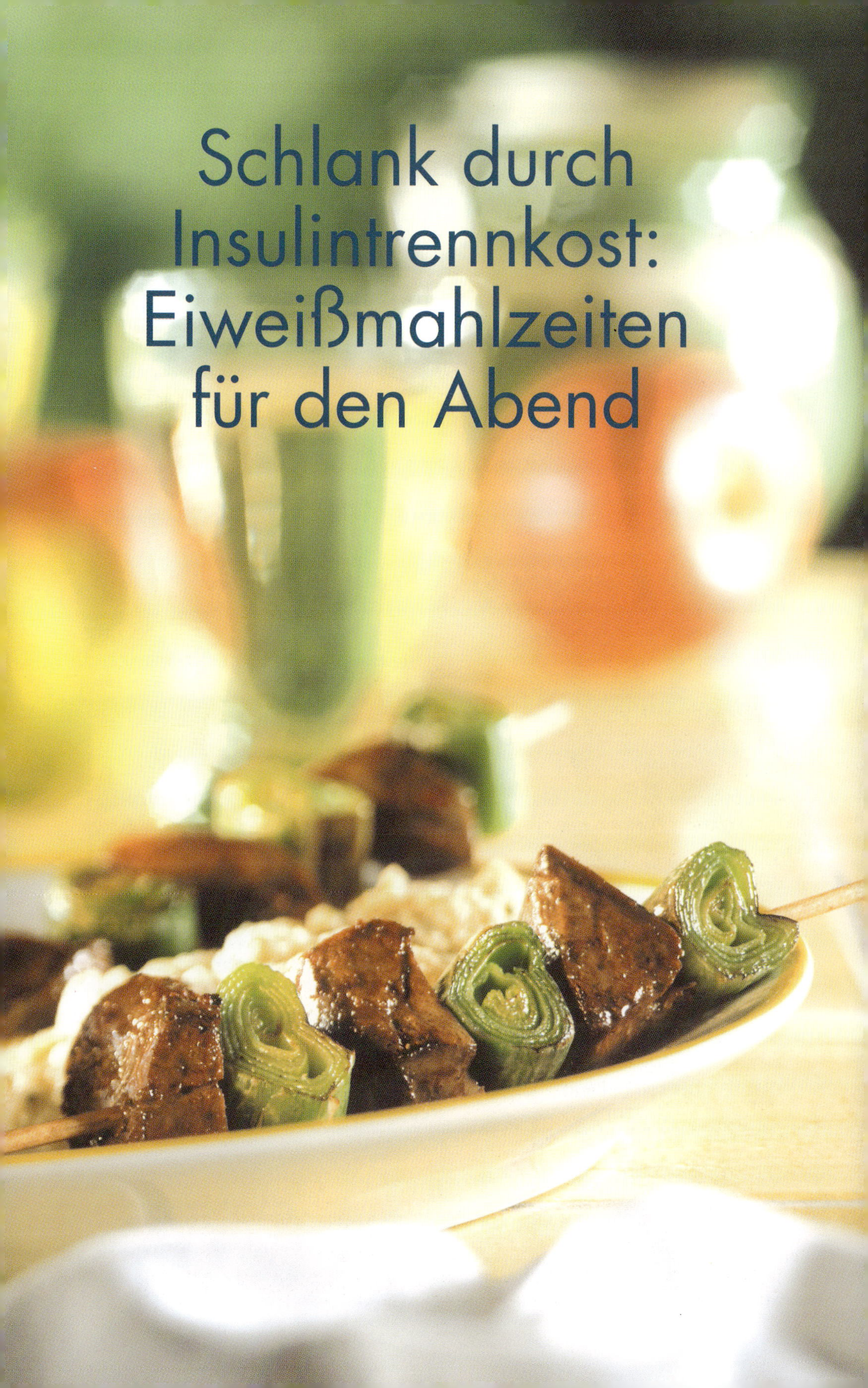

Baukastensystem Eiweißmahlzeit

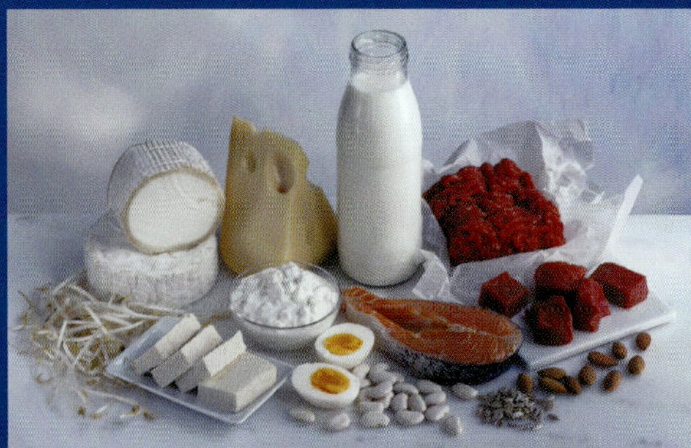

„Standard-Portion" fettarmer Eiweißbeilagen
Ei, Fisch, Fleisch- und Wurstwaren, Milchprodukte
(100-200g Frischgewicht)

\+ \+ \+

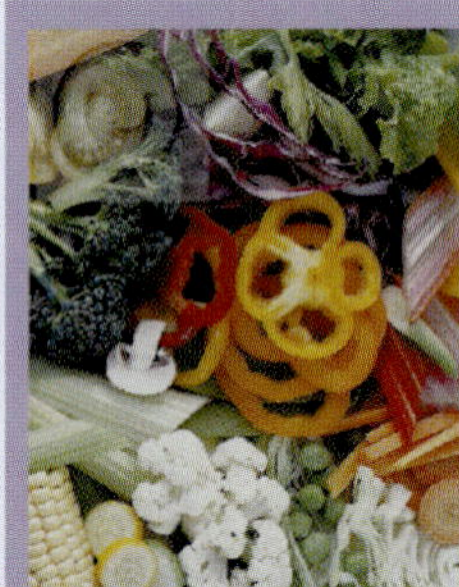

kalt: Rohkost Salat-Gemüse

\+

Dressing/Dipp (fettarm)

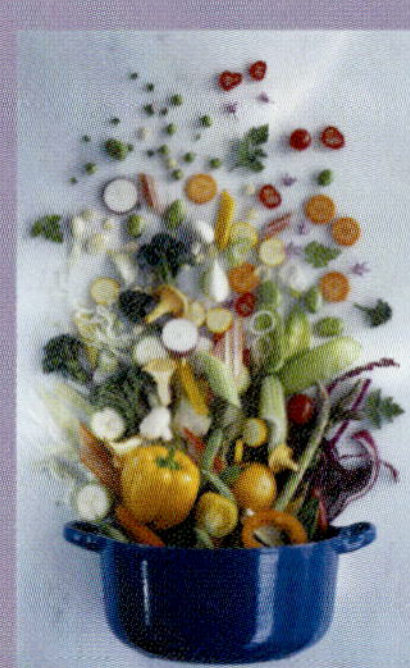

warm: Gemüse

\+

„Sauce" (fettarm)

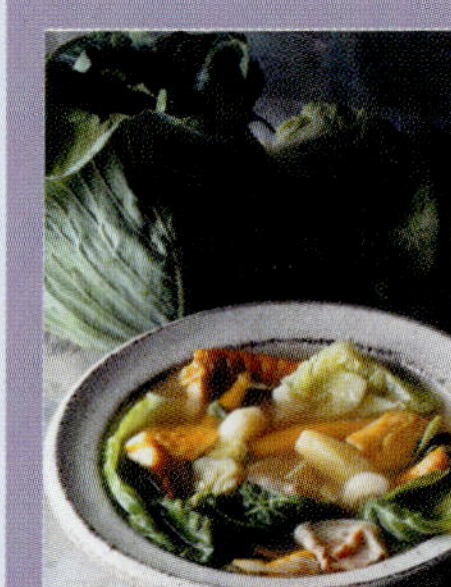

warm: Gemüse-Suppen Aufläufe

\+

Zum Verfeinern (z.B. Käse zum Überbacken)

Grundlage dieser kohlenhydratarmen, eiweißreichen Mahlzeiten sind eine ausreichende Menge an Gemüse und/oder Salat von ca. 250g und eine Eiweißbeilage, die die dem Körper Baustoffe für eine ausreichende Versorgung während des nächtlichen Reparaturstoffwechsels zur Verfügung stellen.

Sie können sich diese Mahlzeiten aus Gemüse/Salat mit niedrigem Kohlenhydratgehalt und einer Eiweißbeilage gemäß der Tabelle frei zusammenstellen und auch die Zubereitungsart je nach Geschmack frei wählen. Das macht eine abwechslungsreiche Gestaltung und eine Anpassung an Ihren Geschmack und Ihre Gewohnheiten möglich.
Sie können damit warme oder kalte Mahlzeiten, z.B. je nach Jahreszeit oder persönlichem Tagesrhythmus, anrichten.

Die nachfolgenden Rezeptvorschläge sollen die vielfältigen Variationsmöglichkeiten aufzeigen.
Mit einer zusätzlichen Kohlenhydratbeilage (Brot, Kartoffeln, Reis, Nudeln) können Sie auch das Essen für die Familienmitglieder bereiten, die ihr Gewicht nicht reduzieren müssen.

Eiweißbeilage

	Portion	KH	EW	Fett	Kalorien
Fleisch/Fleischwaren					
Schweinefleisch mager (Lummerbraten, Lummersteak, Schnitzel, Filet)	**100g**	0g	21g	6g	140 kcal
Rindfleisch mager (Steak, Hüfte, Gulasch, Filet)	**100g**	0g	21g	4g	120 kcal
Lamm (Hüfte, Filet)	**100g**	0g	29g	4g	150 kcal
Hähnchenbrust	**100g**	0g	24g	1g	106 kcal
Putenbrust	**100g**	0g	24g	1g	106 kcal
Schinken roh (ohne Fettrand)	**50g**	0,5g	9g	3g	64 kcal
Lachsschinken	**50g**	0,5g	9g	2g	55 kcal
Schinken gekocht (ohne Fettrand)	**50g**	0,5g	10g	2g	60 kcal
Putenbrust-Aufschnitt	**50g**	0,5	10g	1g	53 kcal
Aspik-Aufschnitt	**75g**	1g	12g	1,5g	65 kcal
Fisch					
Kabeljau	**150g**	0g	25g	1g	110 kcal
Seelachs	**150g**	0g	31g	1,5g	138 kcal
Lachs (frisch)	**125g**	0g	25g	18g	226 kcal
Makrele geräuchert	**100g**	0g	21g	16g	222 kcal
Lachs geräuchert	**100g**	0g	20g	10g	170 kcal
Heringsfilet-Matjesart	**100g**	0g	18g	16g	267 kcal
Rollmops	**100g**	1g	16g	15g	203 kcal
Thunfisch in Wasser	**75g**	0g	14g	9g	135 kcal
Forelle geräuchert	**100g**	0g	22g	4g	125 kcal
Käse					
Körniger Frischkäse (20% F.i.Tr.)	**100g**	3g	13g	4g	100 kcal
Edamer (30% F.i.Tr.)	**30g**	0g	8g	5g	75 kcal
Gouda (45% F.i.Tr.)	**30g**	0g	7g	8g	98 kcal
Emmentaler (45 F.i.Tr.)	**30g**	0g	9g	9g	115 kcal
Schafskäse (45 % F.i.Tr.)	**50g**	1g	8g	10g	122 kcal
Ziegenkäse (45 % F.i.Tr.)	**50g**	1g	8g	10g	122 kcal
Ei					
1 Ei gekocht	**60g**	0g	8g	7g	95 kcal
1 Rühr- oder Spiegelei mit 5g Fett gebraten	**65g**	0g	8g	12g	145 kcal

Rohkost, warmes Gemüse, Aufläufe und Suppen

Empfohlen:
Gemüse mit niedrigem KH-Gehalt
Artischocke, Aubergine, Bambussprossen, alle Blattsalate, Blumenkohl, grüne Bohnen, Brokkoli, Chicoree, Chinakohl, Fenchel, Gurke, Grünkohl, Kohlrabi, Kresse, Lauch, Mangold, Möhren, Paprika, Petersilie, alle Pilze, Radieschen, Rettich, Rhabarber, Rosenkohl, Rotkohl, Sauerkraut, Schnittlauch, Schwarzwurzel, Sellerie, Spargel, Spinat, Tomaten, Weißkohl, Wirsing, Zucchini, Zwiebel

Nicht empfohlen:
Gemüse mit höherem KH-Gehalt
Mais, Erbsen, getrocknete Bohnen, Rote Beete, Kartoffeln, Kürbis

Grundrezept:

ca. 100g Salat + 150g Gemüse
oder:
ca. 250g Gemüse

250g Gemüse entspricht ungefähr:
- 4 Tomaten
- 1/5 Weißkohl
- 2 Fenchelknollen
- 3 Bund Radieschen
- ½ kleiner Blumenkohl
- ½-1 Salatgurke
- 4 größere Gewürzgurken
- 4 Möhren
- 2 kleinere oder 1 große Zucchini
- 2 größere Kohlrabi
- 2 kleine Paprikaschoten
- 2 kleine oder 1 große Lauchstange
- 1 kleiner Rettich

100g Salat entspricht
- einem kleinen Kopfsalat
- ⅓ bis ½ Eisberg- oder Endiviensalat

Rohkost

Die Nährwertangaben gelten nur für die Salatzutaten **ohne** Dressing

Salate

Rettich-Möhren-Salat

- ½ Rettich (125g)
- 1 große oder zwei kleine Möhren (125g)

Rettich und Möhren schälen, waschen und fein raspeln. Mit Marinade vermengen und nach Bedarf würzen.

48 kcal/Person	KH	E	F
Menge	8g	3g	4g

Sommersalat

- ½ kleiner Kopfsalat
- ½ Bund Radieschen
- ½ kleine Kohlrabi
- einige Gurkenscheiben
- 1 Tomate

Salat waschen und trocken schütteln. Radieschen säubern, die Spitzen abschneiden und in Scheiben schneiden. Kohlrabi schälen und fein raspeln.
Alles zusammen mit den Gurken- und Tomatenscheiben dekorativ anrichten und mit der Salatsauce servieren.

36 kcal/Person	KH	E	F
Menge	3g	3g	0,4g

Tomaten-Paprika-Salat

- 1 Tomate
- 1 kleine Paprikaschote
- ½ Zwiebel

Tomate in Viertel oder Scheiben schneiden. Paprika durchschneiden, vom Kerngehäuse befreien und in dünne Stifte schneiden, Zwiebel würfeln. Mit Sauce vermengen und durchziehen lassen.

49 kcal/Person	KH	E	F
Menge	8g	3g	0,6g

Krautsalat

- 150g Weißkohl
- 2 Gewürzgurken
- ½ grüne Paprika

Kohl waschen, fein schneiden, mit einem Fleischklopfer etwas stampfen. Gewürzgurken und Paprika klein würfeln, zum Kohl geben, mit der Marinade vermengen und gut durchziehen lassen.

49 kcal/Person	KH	E	F
Menge	8g	3g	0,5g

Gurkensalat

- 1 Salatgurke (ca. 250g)
- Dill

Gurke waschen und in dünne Scheiben schneiden oder hobeln. Mit Marinade vermengen und mit frischem Dill anrichten.

33 kcal/Person	KH	E	F
Menge	5g	2g	0,5g

Feldsalat mit Blumenkohl

- 125g Feldsalat
- ⅛ kleiner Blumenkohl (125g)

Feldsalat und Blumenkohl gründlich waschen. Blumenkohl in kleine Röschen teilen bzw. klein schneiden und über den Salat streuen. Mit Sauce vermischen.

43 kcal/Person	KH	E	F
Menge	4g	5g	0,8g

Champignonsalat

- ½ Eisbergsalat (ca. 125g)
- 10–15 Champignons (125g)

Salat waschen und klein schneiden. Champignons in dünne Scheiben schneiden, evtl. kurz anbraten und über den Salat geben. Mit Salatsauce vermengen.

37 kcal/Person	KH	E	F
Menge	3g	5g	0,6g

Dressing

Joghurt-Marinade

- 60g Joghurt (1,5% Fett)
- 1 TL Zitronensaft
- ½ TL Zucker
- Jodsalz, Pfeffer
- gehackte Kräuter wie Schnittlauch, Petersilie
- klein gewürfelte Zwiebeln/Knoblauch nach Belieben

37 kcal/Person	KH	E	F
Menge	5g	2g	1g

Essig-Öl-Marinade

- 1 TL Essig
- 1 TL Öl
- Jodsalz, Pfeffer, Zucker,
- 1 EL Mineralwasser oder Gemüsebrühe
- klein gewürfelte Zwiebel, Knoblauch
- Kräuter nach Belieben

56 kcal/Person	KH	E	F
Menge	2,5g	0,2g	5g

Die Saucen können nach Belieben mit Senf, Tomatenmark oder geriebenem Meerrettich verfeinert werden.

Rohkost: Gemüse und Dipps

Rohes Gemüse mit Dipps für die schnelle Küche

Gemüse

Schneiden Sie rohes Gemüse, z.B. Möhren, Kohlrabi, Paprika, Gurke, Stangensellerie, Tomate, in passende Stücke und genießen Sie es mit einem der nachfolgenden Dipps.

Dipps

Quark-Kräuter-Dipp

- 2 EL Magerquark
- 2 EL Milch
- Jodsalz, Pfeffer
- Frische, klein geschnittene Kräuter, z. B. Schnittlauch, Petersilie, Dill ...
- evtl. etwas durchgepressten Knoblauch

45 kcal/Person	KH	E	F
Menge	3g	7g	0,5g

Alle Zutaten gut miteinander vermengen. Tipp: Der Quark lässt sich statt mit Milch auch mit fettarmem Joghurt oder Mineralwasser anrühren.

Avocado-Dipp

- ½ Avocado
- 1 TL Zitronensaft
- ¼ Knoblauchzehe
- 2 EL (30g) Joghurt (1,5%)
- Jodsalz, Pfeffer
- 1 Prise Zucker

Die Avocado schälen, den Kern auslösen, das Fruchtfleisch in große Stücke schneiden und mit dem Zitronensaft pürieren. Mit dem durchgepressten Knoblauch und dem Joghurt verrühren und mit den Gewürzen abschmecken.

185 kcal/Person	KH	E	F
Menge	4g	2g	18g

Senf-Dipp

- 1 TL mittelscharfer Senf
- 2–3 EL Wasser
- 1 TL Essig
- 1 TL Öl
- 1 Prise Zucker
- ½ klein geschnittene Zwiebel
- Kräuter nach Geschmack

Alle Zutaten mit einem Schneebesen glatt rühren.

59 kcal/Person	KH	E	F
Menge	3g	0,4g	5g

Tomaten-Dipp

- 1 große Tomate
- 50g passierte Tomaten (Fertigprodukt)
- ½ Zwiebel
- Knoblauch nach Belieben
- Jodsalz, Pfeffer, Paprika
- frische Kräuter, z.B. Basilikum

Zwiebel und Knoblauch fein hacken. Die Tomate überbrühen, häuten und in kleine Würfel schneiden. Zu den passierten Tomaten geben und würzig abschmecken.

21 kcal/Person	KH	E	F
Menge	3g	1g	0,5g

Tipp:
Statt fertiger passierter Tomaten kann man auch frisch pürierte Tomaten oder mit Wasser angerührtes Tomatenmark verwenden.

Warmes Gemüse

Gemüse geschmort

Viele Gemüsesorten können mit wenig Öl, evtl. unter Zugabe von etwas Brühe oder Wasser, bissfest geschmort werden und z.B. mit saurer Sahne oder Tomatenmark verfeinert werden.

China-Gemüse

- 100g Chinakohl
- 1 kleine Möhre
- 50g Champignons
- ½ kleine Zucchini
- 50g Bambussprossen
- 50g Bohnenkeimlinge
- 1 EL Sesamöl
- Sojasauce
- chinesische Würzmischung
- Jodsalz, Pfeffer

Chinakohl putzen, gut waschen und in Ringe schneiden. Möhre, Zucchini und Champignons vorbereiten und in Scheiben schneiden. Das Gemüse im Öl ca. 10 Minuten schmoren. Bambussprossen und Bohnenkeimlinge am Schluss mit erhitzen und alles gut würzen.

124 kcal/Person	KH	E	F
Menge	8g	8g	6g

Möhren mit Lauch

- 1 TL Rapsöl
- 2 Möhren (ca. 125g)
- 1 kleine Lauchstange (ca. 125g)
- ca. 100 ml Wasser oder Gemüsebrühe
- Jodsalz, Pfeffer
- 1 EL (15g) saure Sahne (10%)
- frische Kräuter

Möhren schälen, waschen und in Scheiben oder Stifte schneiden. Lauch putzen, waschen und in dünne Ringe schneiden. Das Öl erhitzen, Möhren und Lauch darin andünsten, Flüssigkeit angießen. Nach Geschmack salzen und pfeffern und ca. 15 Minuten garen.
Nach Belieben mit etwas saurer Sahne binden und mit gehackten frischen Kräutern verfeinern.

62 kcal/Person	KH	E	F
Menge	10g	4g	0,7g

Paprikagemüse

- 1 TL Olivenöl
- ½ Zwiebel
- ½ Knoblauchzehe nach Belieben
- 2 kleine Paprikaschoten (mehrfarbig)
- 2 kleine Tomaten
- Jodsalz, Pfeffer, Paprika
- Kräuter (z.B. Thymian, Kräuter der Provence)
- 1 TL Tomatenmark
- 1 EL (15g) saure Sahne (10%)

Paprika waschen, entkernen, in größere Stücke schneiden. Die Tomaten kurz überbrühen, häuten und vierteln. Das Öl erhitzen, die gewürfelte Zwiebel darin glasig dünsten. Die Paprikastücke zufügen und kurz anbraten. Anschließend die Tomaten, den durchgepressten oder gehackten Knoblauch und die Gewürze zugeben und ca. 10 Minuten schmoren lassen. Mit Tomatenmark binden und mit saurer Sahne verfeinern.

132 kcal/Person	KH	E	F
Menge	11g	4g	7g

Gemüse gedünstet

Einige Gemüsearten (z.B. Blumenkohl, Brokkoli, Fenchel, grüne Bohnen ...) eignen sich zum Garen in wenig Salz-Wasser bzw. zum Dämpfen.

Das bissfest gegarte Gemüse kann anschließend mit Käse oder passenden Saucen verfeinert werden.

Blumenkohl/Brokkoli

- ca. 250g Blumenkohl oder Brokkoli
- ½ l Wasser
- Jodsalz

Den Kohl putzen und gut waschen. Einen Topf ca. 1 cm hoch mit Salzwasser füllen. Gemüse ganz oder in Röschen zerteilt hineingeben und bissfest garen. Sie können den Kohl auch in ein Gemüsesieb legen und über dem Wasser nährstoffschonend dämpfen.

54 kcal/Person	KH	E	F
Menge	6g	6g	0,7g

Grüne Bohnen

- 250g grüne Bohnen
- Bohnenkraut
- Jodsalz
- ½ l Wasser

Bohnen abfädeln, waschen und in ca. 2–4 cm lange Stücke schneiden. Mit Bohnenkraut und Salz in ½ l Wasser ca. 15–20 Minuten gar kochen.

61 kcal/Person	KH	E	F
Menge	8g	6g	0,6g

Käse- und Saucenvariationen zu gedünstetem Gemüse

Tipp 1:
Geriebenen Käse in der Gemüseflüssigkeit unter Rühren schmelzen lassen, ergibt eine sämige Sauce.

Tipp 2:
Käse (als Scheibe oder gerieben) auf das Gemüse geben, kurz erwärmen bis der Käse geschmolzen ist (mit geschlossenem Deckel auf dem Herd oder in der Mikrowelle)

Zutaten:
1 Scheibe oder 6 EL (30g) fettreduzierter Schnittkäse (30% F.i.Tr.), z.B. Edamer

77 kcal/Person	KH	E	F
Menge	0g	8g	5g

oder
1 EL (5g) Parmesankäse, gerieben

22 kcal/Person	KH	E	F
Menge	0g	2g	2g

Tomatensauce

z.B. zu Fenchel

- ca. 20 g Tomatenmark
- 100 ml Gemüsebrühe
- ½ Zwiebel, evtl. Knoblauch
- 1 TL Olivenöl
- Jodsalz, Pfeffer, Paprika
- Kräuter (z.B. Oregano, Basilikum, Thymian)

Gewürfelte Zwiebel in dem Öl glasig dünsten, Tomatenmark zugeben, mit Gemüsebrühe ablöschen, aufkochen lassen. Zum Schluss mit Gewürzen und Kräutern abschmecken.

65 kcal/Person	KH	E	F
Menge	4g	1g	5g

Weiße Sauce

(z.B. für Blumenkohl, Kohlrabi, Spargel)

- 1 TL Mehl
- 3 EL Milch oder Wasser
- Jodsalz, Pfeffer, Muskat, versch. Kräuter je nach Gemüse

Das Mehl mit etwas kalter Flüssigkeit anrühren, in das Gemüsedünstwasser einrühren, bis eine sämige Sauce entsteht. Mit den Gewürzen abschmecken und über das Gemüse gießen.

18 kcal/Person	KH	E	F
Menge	4g	0,5g	0g

Mediterrane Marinade

- 1 EL Olivenöl
- 1 EL Weinessig (z.B. Balsamico)
- Jodsalz, Pfeffer, 1 Pr. Zucker
- Knoblauch nach Belieben

Bissfest gedünstetes oder gegrilltes Gemüse (z.B. Zucchini, Auberginen, Paprika, Fenchel, grüne Bohnen, Pilze, Zwiebeln ...) in eine Schüssel oder auf eine Platte geben, mit der Marinade beträufeln und durchziehen lassen. Kalt (nicht aus dem Kühlschrank) oder lauwarm servieren.

98 kcal/Person	KH	E	F
Menge	2g	0g	10g

Aufläufe

Alle Aufläufe lassen sich fantasiereich mit verschiedenen Gemüsesorten zubereiten, kleine Mengen auch schnell und energiesparend in einer beschichteten Pfanne mit Deckel.

Zucchiniauflauf

- 1 Zucchini (oder ½ Zucchini und 1 kleine Paprikaschote)
- Knoblauch
- Jodsalz, Pfeffer
- 125 ml Gemüsebrühe
- 1 TL (5g) Tomatenmark
- 2 EL (10g) Parmesankäse
- 1 TL (5g) Semmelbrösel

Zucchini waschen und in Scheiben schneiden. Paprika vierteln, entkernen und in Würfel schneiden. Gemüse in eine Auflaufform geben, mit Knoblauch, Salz, Pfeffer und Paprika würzen. Gemüsebrühe mit Tomatenmark verrühren und über das Gemüse gießen. Die Semmelbrösel mit dem Parmesankäse vermischen und über den Auflauf streuen. Bei 200° ca. 20 Minuten überbacken.

113 kcal/Person	KH	E	F
Menge	9g	8g	5g

Brokkoligratin

- 250g Brokkoli
- Jodsalz, Muskat
- 1 Ecke (60g) Schmelzkäse (20 % F. i.Tr.)
- 125 ml Wasser

Brokkoli waschen, in kleine Röschen teilen und in wenig Salzwasser ca. 5 Minuten dünsten. Den Brokkoli in einer feuerfesten Form verteilen. Schmelzkäse und Dünstwasser mit einem Schneebesen zu einer Creme rühren und über den Brokkoli gießen. Bei 200° ca. 15–20 Minuten überbacken.

Variante:
Sie können das Gratin mit Gemüsebrühe zubereiten und mit 30g fettreduziertem Gouda (30%) oder Edamer überbacken.

170 kcal/Person	KH	E	F
Menge	10g	19g	6g

Suppen

Grundrezept

- 250g Gemüse
- 1/4 l Wasser oder Gemüsebrühe
- Jodsalz und Gewürze

Verfeinern mit Milch/Kondensmilch oder saurer Sahne. Evtl. mit etwas Johannisbrotkernmehl binden.
Sie können Fleisch als Eiweißbeilage (nach der Tabelle Seite 268) in der Flüssigkeit garen und in dieser Brühe das Gemüse kochen. So erhalten Sie sättigende Fleisch-Gemüse-Eintöpfe mit wenig Kohlenhydraten.

Gemüsebrühe

- 1/2 kleine Lauchstange
- 1 kleines Stück Sellerieknolle
- 1/2 kleiner Blumenkohl
- 250 ml Wasser
- Jodsalz, Gewürze
- frische Petersilie

Für Brühe das Gemüse gründlich waschen und fein schneiden. Mit Wasser übergießen und mit Salz abschmecken. Ca. 1/2 bis 1 Stunde kochen, dann durch ein Sieb gießen. Nach Geschmack würzen und mit zerkleinerter Petersilie bestreuen.
Gemüsebrühe kann anstelle von Brühwürfeln für andere Gerichte verwendet werden. Soll das Gemüse mit verzehrt werden, dann nur bissfest garen.

45 kcal/Person	KH	E	F
Menge	6g	4g	0,6g

Lauchsuppe

- 1 TL Rapsöl
- 1 Lauchstange (250g)
- 1/2 l Gemüsebrühe
- Jodsalz, Pfeffer
- 1 EL (15g) saure Sahne (10% Fett)

Lauchstange längs einschneiden, waschen und in kleine Stücke schneiden.
Öl erhitzen, den Lauch darin andünsten und mit Gemüsebrühe auffüllen. Fertig garen, mit saurer Sahne binden und nach Geschmack würzen.

126 kcal/Person	KH	E	F
Menge	9g	6g	7g

Spargelsuppe

- 1/2 Bund (250g) Spargel
- 1/2 l Wasser
- Jodsalz, Muskat
- 1 Prise Zucker
- etwas Zitronensaft
- etwas gehackte Petersilie

Spargel waschen, schälen und in 1 cm lange Stücke schneiden. Mit Wasser, Zucker, Zitronensaft, Salz und Pfeffer ca. 1/2 Stunde kochen, zum Schluss mit Muskat abschmecken. Nach Geschmack die Suppe mit einem Mixstab pürieren. Vorher einen Teil der Spargelstücke entnehmen und als Einlage verwenden. Mit Petersilie verfeinern.

44 kcal/Person	KH	E	F
Menge	5g	5g	0,4g

Sie können die Spargelsuppe mit 2 EL Kondensmilch (4%) verfeinern.

78 kcal/Person	KH	E	F
Menge	8g	7g	2g

Tomatensuppe

- 3–4 Tomaten (250g)
- ½ Zwiebel
- 1 TL Olivenöl
- ½ l Wasser
- Jodsalz, Pfeffer, Paprika
- Kräuter (z.B. Basilikum, Thymian, Oregano)

Tomaten waschen, überbrühen und abziehen. Tomate und Zwiebel in kleine Würfel schneiden. Öl erhitzen, Zwiebeln andünsten, Tomaten zugeben und nach ca. 5 Minuten mit Wasser ablöschen und würzen. Die Suppe 10 Minuten köcheln lassen. Nach Geschmack pürieren und mit frischem Basilikum servieren.

96 kcal/Person	KH	E	F
Menge	8g	3g	6g

Spinatsuppe

- 1 TL Rapsöl
- 200g Spinat
- 1 Zwiebel
- 250 ml Wasser
- 1 EL (15g) saure Sahne (10%)
- 1 Prise Zucker
- Jodsalz, Pfeffer, Muskat

Spinat waschen und klein schneiden. Zwiebel schälen und in kleine Würfel schneiden. Öl erhitzen, die Zwiebel darin glasig dünsten, den Spinat zugeben und mit Wasser ablöschen. Würzen und wenige Minuten garen. Den Spinat pürieren, die saure Sahne unterrühren und nochmals abschmecken.

112 kcal/Person	KH	E	F
Menge	4g	6g	8g

Zum Binden von Gemüse, Aufläufen und Suppen

Mehl

5g (1 TL)

18 kcal/Person	KH	E	F
Menge	4g	0,5g	0g

Johannisbrotkernmehl

5g (1 TL)

9 kcal/Person	KH	E	F
Menge	0,4g	0,2g	0,7g

Tomatenmark

5g (1 TL)

8 kcal/Person	KH	E	F
Menge	1g	0,5g	0,2g

Saure Sahne (10% Fett)

15g (1 gehäufter EL)

29 kcal/Person	KH	E	F
Menge	0,8g	0,8g	2,5g

Kondensmilch (4% Fett)

10 ml (1 EL)

16 kcal/Person	KH	E	F
Menge	1,6g	1g	0,6g

Gemüsebrühe

(1 Brühwürfel für ca. 500 ml Wasser)

8 kcal/Person	KH	E	F
Menge	0,6g	0,9g	0,2g

Hähnchenbrust in Wirsing

- 2–3 große Wirsingblätter
- 15g getrocknete, in Öl eingelegte Tomaten
- Petersilie
- Kapern
- ½ Schalotte
- 1 TL Olivenöl
- ½ EL Tomatenmark
- Jodsalz, Pfeffer
- 120g Hähnchenbrustfilet
- 125 ml Hühnerbrühe
- 100g kleine Champignons
- ½ TL Butter/Margarine
- Jodsalz, Pfeffer
- 1 EL (15g) saure Sahne (10% Fett)

Die Wirsingblätter in Salzwasser ca. 3 Minuten blanchieren, gut abtropfen lassen und aufeinander legen.

Tomaten mit Küchenpapier abtupfen, würfeln, Petersilie und Kapern hacken. Schalotte schälen, würfeln und in Öl andünsten. Mit Tomaten, Tomatenmark, Petersilie und Kapern vermischen, mit Salz und Pfeffer würzen.

Die Hälfte der Masse auf den Wirsingblättern verteilen, das Hähnchenbrustfilet darauf legen und mit dem Rest bestreichen. Alles zusammenrollen und in der Brühe ca. 15 Minuten dünsten.

Pilze schneiden und in der Butter andünsten. Brühe von der Wirsingroulade angießen, 5 Minuten köcheln lassen, mit Salz und Pfeffer abschmecken und mit saurer Sahne binden.

Das Pilzragout mit der Wirsingroulade anrichten.

332 kcal/Person	KH	E	F
Menge	9g	38g	9g

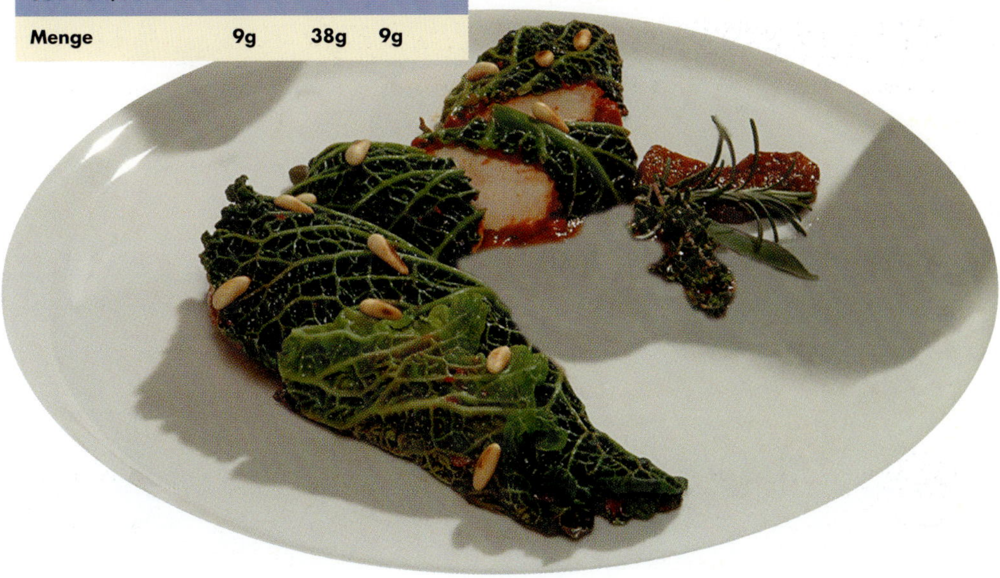

Schwarzwurzeln mit Hähnchenfilet

- 250g Schwarzwurzeln
- Jodsalz
- 1 EL Essig
- 125g Hähnchenbrustfilet
- ½ Bund Lauchzwiebeln
- 1 TL Rapsöl
- Pfeffer
- 60 ml Hühnerbrühe

Wasser mit Salz und Essig in einem breiten Topf bereitstellen. Die Schwarzwurzeln waschen, schälen, in Stücke schneiden und in den Topf geben. Zugedeckt in 15-20 Minuten garen, anschließend abtropfen lassen.

Das Hähnchenbrustfilet abwaschen, abtrocknen und in dünne Streifen schneiden.
Die Lauchzwiebeln waschen und putzen. Die weißen Teile fein würfeln, das Grün der Zwiebeln in schräge Ringe schneiden.
Das Öl in einer Pfanne erhitzen, das Hähnchenfilet darin rundherum kurz anbraten. Mit Salz und Pfeffer würzen, aus der Pfanne nehmen.
Die weißen Zwiebelteile in die Pfanne geben und unter Rühren anschwitzen. Dann die Schwarzwurzeln dazugeben und leicht anbraten. Die grünen Zwiebelringe einrühren, mit der Brühe aufgießen und kurz durchkochen. Das Fleisch dazugeben, erhitzen und alles abschmecken.

239 kcal/Person	KH	E	F
Menge	10g	34g	7g

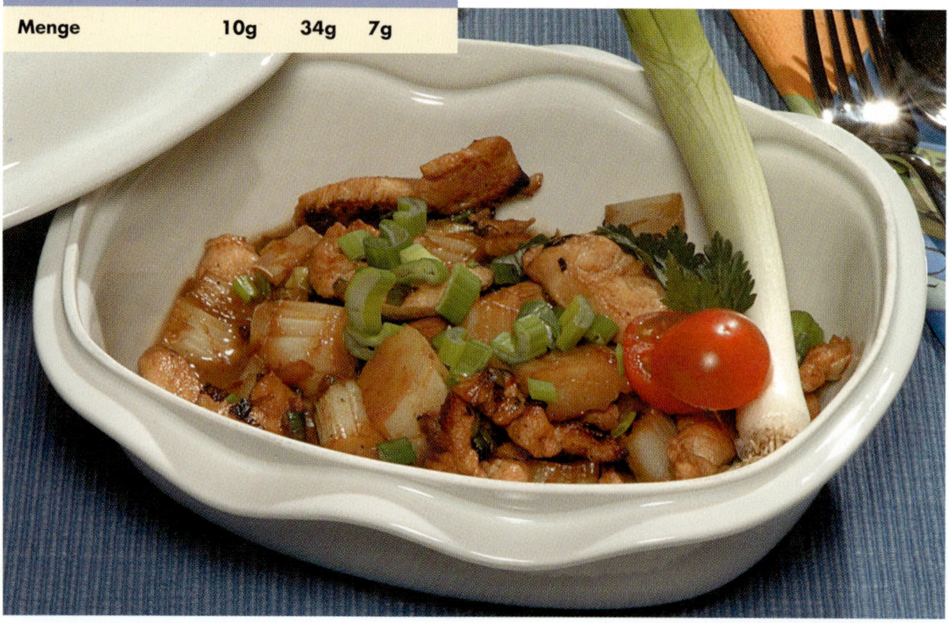

Fenchelsalat mit Hähnchenbrust

- 100g Hähnchenbrustfilet
- 1 Prise Curry
- 1 TL Rapsöl
- 2 EL Hühnerbrühe
- Jodsalz
- 1 kleine Fenchelknolle (150g)
- 50g Dickmilch (1,5% Fett)
- ½ TL Senf
- 1 Prise Zucker
- Jodsalz
- Cayennepfeffer
- Korianderpulver

Das Filet waschen, trocken tupfen und mit Curry einreiben.
Eine beschichtete Pfanne mit Öl einpinseln, heiß werden lassen und das Filet darin bei mittlerer Hitze pro Seite ca. 4 Minuten braten. Die Brühe angießen und das Fleisch bei schwacher Hitze 5 Minuten ziehen lassen, salzen und warm halten.
Währenddessen den Fenchel waschen und putzen. Das zarte Fenchelgrün klein schneiden, beiseite legen. Die Knolle in feine Scheiben hobeln und auf einem Teller verteilen.
Für das Dressing Dickmilch mit Senf, Salz, Zucker, Cayennepfeffer, Korianderpulver und Fenchelgrün in der lauwarmen Pfanne mit dem Bratensatz verrühren.
Den Fenchel mit dem Dressing überziehen. Das Hähnchenfilet in Scheiben schneiden und darauf anrichten.

203 kcal/Person	KH	E	F
Menge	6g	29g	7g

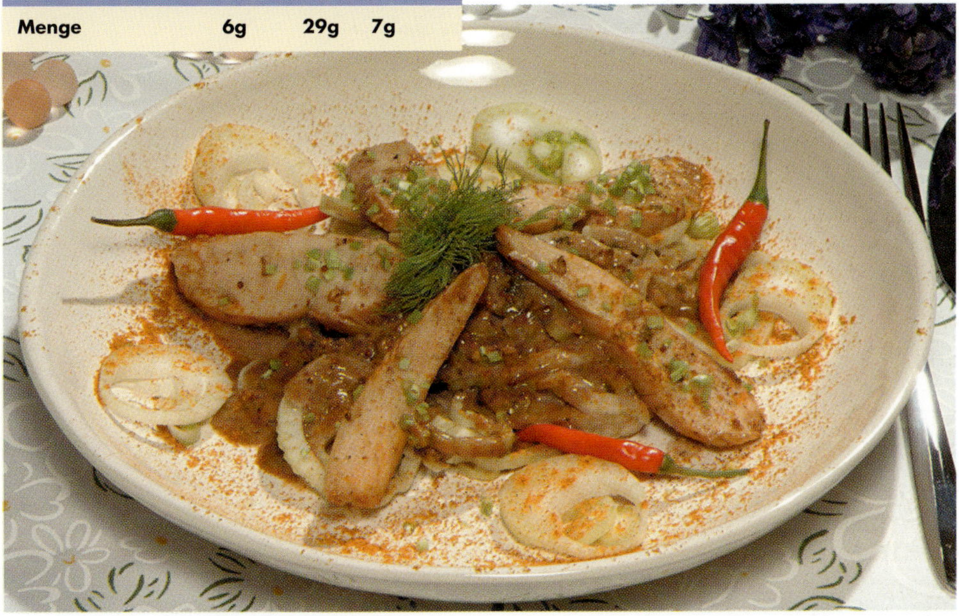

Lammsteak mit Mangold

- 125g mageres Lammsteak oder Lammfilet
- Jodsalz, Pfeffer, Korianderpulver
- 150g Mangold
- 1 Tomate
- ½ kleine Zwiebel
- ½ Knoblauchzehe
- 1 TL Rapsöl
- Curry
- 25 ml Geflügelbrühe

278 kcal/Person	KH	E	F
Menge	7g	40g	10g

Das Lammsteak trockentupfen und mit Salz, Pfeffer und Koriander einreiben.

Mangold putzen und waschen, Stiele und Blätter getrennt in feine Streifen schneiden. Tomaten häuten, vierteln und entkernen.

Zwiebel und Knoblauch schälen, fein würfeln und in heißem Öl andünsten. Mangoldstiele dazugeben, mit Salz, Pfeffer und Curry würzen. Gemüsebrühe dazugießen und den Mangold zugedeckt bei mittlerer Hitze 5 Minuten dünsten. Mangoldblätter und Tomaten untermischen, weitere 3 Minuten dünsten.

Eine Grillpfanne mit wenig Öl ausstreichen und erhitzen. Das Steak darin auf jeder Seite 5 Minuten braten.

Gemüse salzen und pfeffern und mit dem Lammsteak servieren.

Kaltes Rinderfilet mit Champignons

- 100g Rinderfilet
- 1 Knoblauchzehe
- 2 TL Balsamico-Essig
- Jodsalz, Pfeffer
- ½ TL Thymianblättchen
- 2 TL Olivenöl
- 1 TL Sesamsamen
- 75g zarter Spinat
- 50g Champignons
- 50g rote Paprikaschote
- 1 Frühlingszwiebel
- 1 Schalotte
- 50 ml Rinderfond (aus dem Glas)
- 1 EL Weißweinessig

Das Filet in ½ cm dünne Scheiben schneiden. Den Knoblauch schälen und durch die Presse drücken, mit Balsamico-Essig, Pfeffer, Thymian und 1 EL Öl verrühren, über das Fleisch träufeln und zugedeckt 30 Minuten marinieren.

347 kcal/Person	KH	E	F
Menge	6g	38g	19g

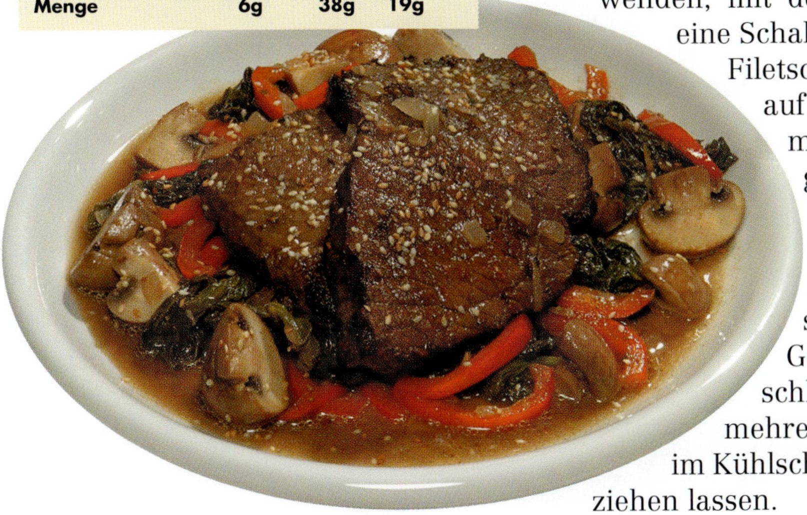

Inzwischen den Sesam in einer beschichteten Pfanne bei mittlerer Hitze ohne Fett anrösten. Spinat verlesen, waschen und abtropfen lassen. Pilze putzen und in feine Scheiben schneiden. Paprika, Frühlingszwiebel und Schalotte waschen, putzen und in Stücke schneiden.
Eine Grillpfanne mit dem übrigen Olivenöl ausstreichen und erhitzen. Filetscheiben abtropfen lassen und bei mittlerer Hitze unter Wenden 2–3 Minuten braten, herausnehmen und salzen.
Schalotte und Frühlingszwiebel kurz andünsten. Pilze und Paprika hinzufügen und bei mittlerer Hitze unter Wenden 3 Minuten mitdünsten. Mit Salz und Pfeffer würzen, herausnehmen.
Fond, Fleischmarinade und Essig in die Pfanne gießen, einmal aufkochen lassen, mit Salz abschmecken. Den Spinat darin wenden, mit den Pilzen in eine Schale geben. Die Filetscheiben darauf legen und mit der übrigen Sauce beträufeln. Mit dem Sesam bestreuen. Das Gefäß verschließen und mehrere Stunden im Kühlschrank durchziehen lassen.

Kaninchenkeule mit Wein

- 1 Kaninchenkeule (ca. 250g)
- Jodsalz, Pfeffer
- 40g Schalotten
- ½ Knoblauchzehe
- 5 Kirschtomaten
- ¼ Lorbeerblatt
- 1 Gewürznelke
- ¼ Zimtstange
- 1 Prise Zucker
- 1 Zweig Rosmarin
- 50 ml Rotwein
- 25 ml Fleischbrühe
- 1 Bratbeutel oder 1 Stück Bratschlauch

Dazu Paprikagemüse:

- 1 Paprikaschote
- ½ Zwiebel
- ½ Knoblauchzehe
- 1 TL Olivenöl
- Jodsalz, Pfeffer, Paprika
- 1–2 EL Gemüsebrühe

338 kcal/Person	KH	E	F
Menge	10g	34g	18g

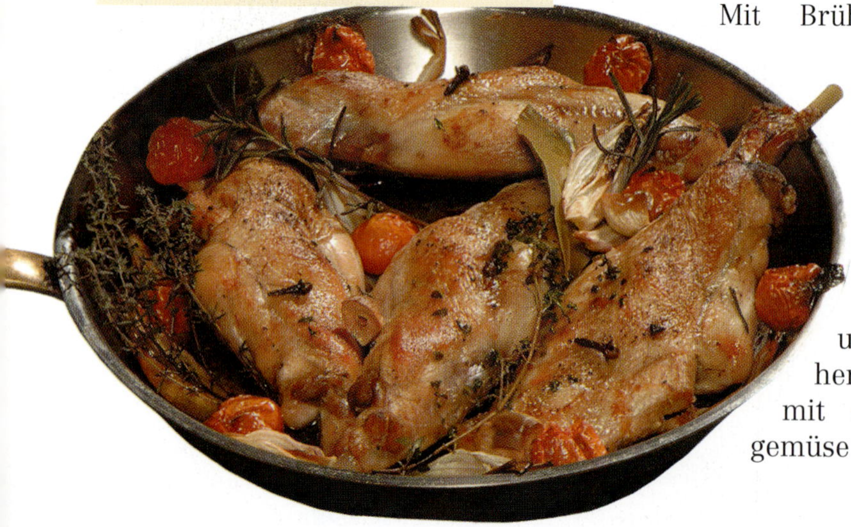

Kaninchenkeule waschen, abtrocknen, mit Salz und Pfeffer würzen. Schalotten und Knoblauch schälen, die Schalotten vierteln, Tomaten mit einer Nadel mehrmals einstechen.
Kaninchenkeule in einen Bratbeutel legen. Schalotten, Knoblauch, Tomaten, Gewürze, Wein und Brühe hinzufügen. Den Beutel nach Packungsangabe verschließen, oben einstechen und auf den kalten Rost legen. Auf der zweituntersten Schiene im vorgeheizten Ofen (Umluft 180°) ca. 45 Minuten garen. Die Fettpfanne darunter schieben. Die Kaninchenkeulen 45 Minuten garen.
Inzwischen das Paprikagemüse zubereiten: Paprika waschen, entkernen, in Stücke schneiden, Zwiebeln und Knoblauch schälen und würfeln. Olivenöl erhitzen, Zwiebel glasig dünsten, Knoblau- und Paprikastücke zugeben und eindünsten. Mit Brühe ablöschen, würzen und bissfest dünsten.
Den Bratbeutel vorsichtig aus dem Ofen nehmen und öffnen. Fleisch und Gemüse herausheben und mit dem Paprikagemüse anrichten.

Forellenfilet mit Apfel und Meerrettich

- ½ geräucherte Forelle (ca. 100g)
- ¼ säuerlicher Apfel (z.B. Boskop)
- ½ EL Zitronensaft
- 40g saure Sahne (10% Fett)
- 1 TL geriebener Meerrettich (aus dem Glas)
- Jodsalz, Pfeffer
- 1 Prise Zucker
- Petersilie zum Garnieren

Salat:

- 1 Portion gemischter Blattsalat
- 1 TL Rapsöl
- 1 TL Essig
- 1 EL Wasser oder Gemüsebrühe
- Jodsalz, Pfeffer, Senf
- Kräuter und Zwiebeln nach Geschmack

Die Forelle filetieren, die Filets schräg in Stücke schneiden.
Den Apfel schälen, fein raspeln und mit dem Zitronensaft beträufeln.
Die saure Sahne mit dem Meerrettich cremig rühren. Mit Salz, Pfeffer und Zucker würzen. Die Apfelmasse untermischen.
Das Forellenfilet mit der Apfel-Meerrettich-Creme anrichten, mit Pfeffer würzen und mit Petersilienblättchen garnieren.
Dazu den Salat reichen.

241 kcal/Person	KH	E	F
Menge	6g	25g	13g

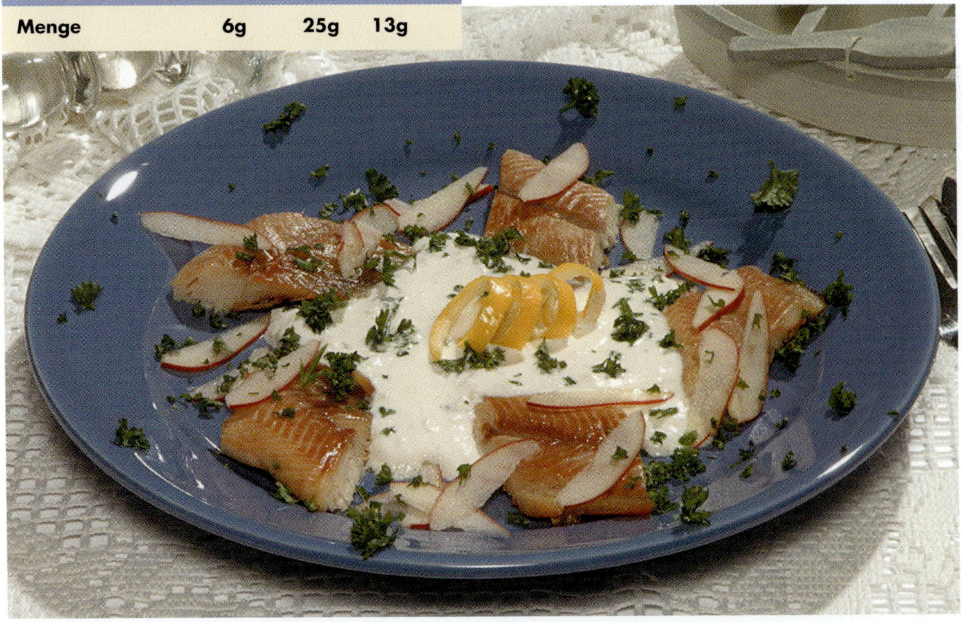

Gurkensalat mit Thunfisch

- 50g naturell eingelegter Thunfisch im eigenen Saft
- 1 Schalotte
- ½ Salatgurke (75g)
- ¼ rote Chilischote
- ¼ Kopf- oder Eisbergsalat
- ½ TL Estragonsenf
- 1 EL Rotweinessig
- 1–2 EL Mineralwasser
- Jodsalz
- 1 Prise Zucker
- 1 TL Rapsöl
- ½ Bund Schnittlauch

Schalotte schälen und in sehr dünne Ringe schneiden. Die Gurke waschen, die Kerne entfernen und in Stifte schneiden. Chili waschen, von Kernen und Stielansatz befreien und klein würfeln. Kopfsalat waschen und in Stücke zupfen oder den Eisbergsalat in Streifen schneiden. Alles in eine Schüssel geben.
Den Senf mit Essig, Mineralwasser, Salz und Zucker verrühren und das Öl hinzufügen. Die Salatzutaten mit der Sauce vermischen und abschmecken.
Den Thunfisch abtropfen lassen, in Stücke zerteilen und mit dem gehackten Schnittlauch auf dem Salat verteilen.

176 kcal/Person	KH	E	F
Menge	5g	12g	12g

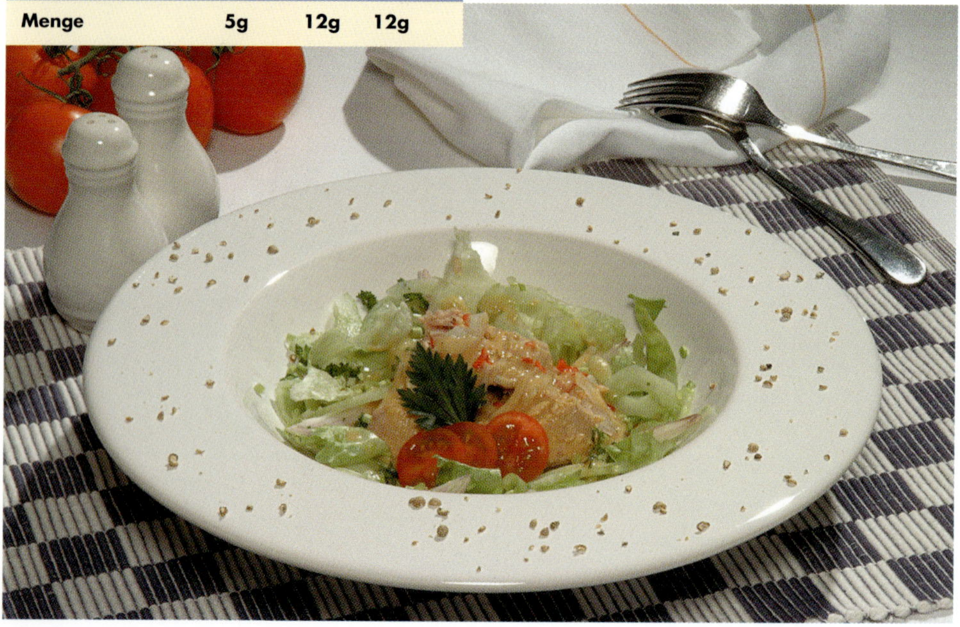

Fischgulasch mit gemischtem Gemüse

- 250g gemischtes tiefgekühltes Gemüse (kein Mais, keine Erbsen)
- 150g Fischfilet (z. B. Rotbarsch, Kabeljau, Seelachs)
- 1 EL Zitronensaft
- Jodsalz, Pfeffer
- Paprika (edelsüß)
- Dill oder Schnittlauch
- 75g Joghurt (1,5% Fett)
- 1 TL Rapsöl
- ½ TL mittelscharfer Senf
- Cayennepfeffer

Das Gemüse mit 100 ml Wasser in einem Topf aufkochen. Zugedeckt in 10 Minuten fast bissfest dünsten.

Inzwischen das Fischfilet waschen, trockentupfen und in Würfel schneiden. Mit Zitronensaft beträufeln und mit Salz, Pfeffer und Paprikapulver würzen.
Die Fischwürfel auf das Gemüse legen und zugedeckt bei starker Hitze in 4 Minuten garen. Die Flüssigkeit soll nahezu vollständig verdampft sein.
Währenddessen Dill oder Schnittlauch waschen und fein schneiden. Joghurt, Öl, Senf, etwas Salz und die Hälfte der Kräuter verrühren, mit Cayennepfeffer abschmecken.
Die Joghurtsauce vorsichtig unter Fisch und Gemüse heben, abschmecken und mit Kräutern bestreuen.

300 kcal/Person	KH	E	F
Menge	9g	34g	12g

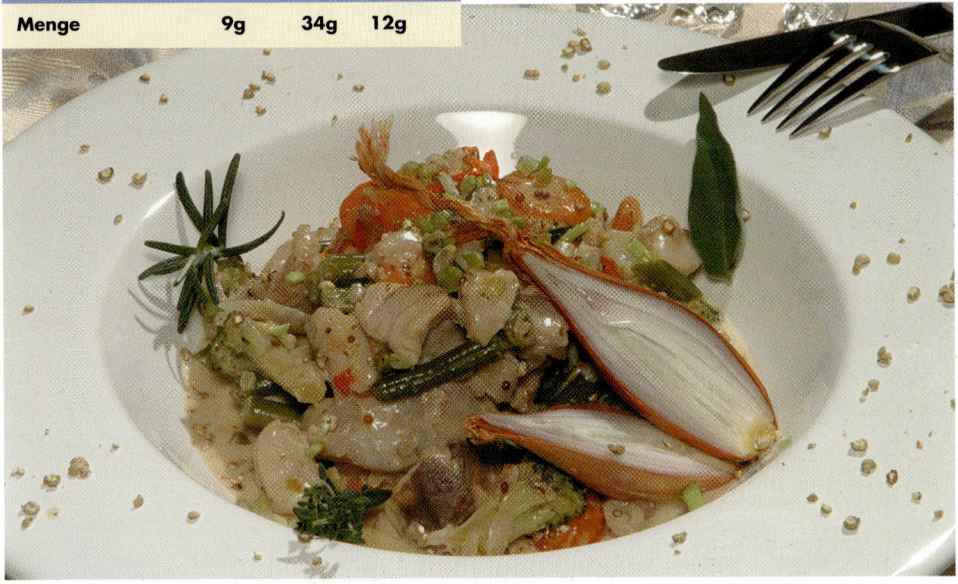

Kräuter-Rotbarbe gegrillt

- ½ TL Rapsöl
- frischer Rosmarin, Thymian und Salbei
- 1 küchenfertige Rotbarbe (150-200g, frisch oder TK)
- ½ TL Olivenöl
- ½ TL Zitronensaft
- Jodsalz, Pfeffer

Salat:

- 1 Portion Blattsalat
- 1 Tomate
- 1 TL Olivenöl
- 1 TL Balsamico-Essig
- Jodsalz, Pfeffer, Senf
- Kräuter und Zwiebeln nach Geschmack

Den Grill vorheizen. Grillrost mit Alufolie auslegen und mit Öl bepinseln.
Rosmarin, Thymian und Salbei waschen und trockentupfen.
Die Rotbarbe (aufgetaut) innen und außen waschen und trockentupfen. Das Olivenöl mit dem Zitronensaft verrühren, den Fisch damit dünn einpinseln und mit Salz und frisch gemahlenem Pfeffer würzen.
Einen Teil der Kräuterzweige um den Fisch legen, und mit Küchengarn festbinden. Die Rotbarbe auf den Grillrost legen, unter den Grill schieben und von jeder Seite 6 Minuten grillen. Mit den restlichen Kräutern bestreuen und servieren.
Dazu den Salat reichen.

252 kcal/Person	KH	E	F
Menge	3g	33g	12g

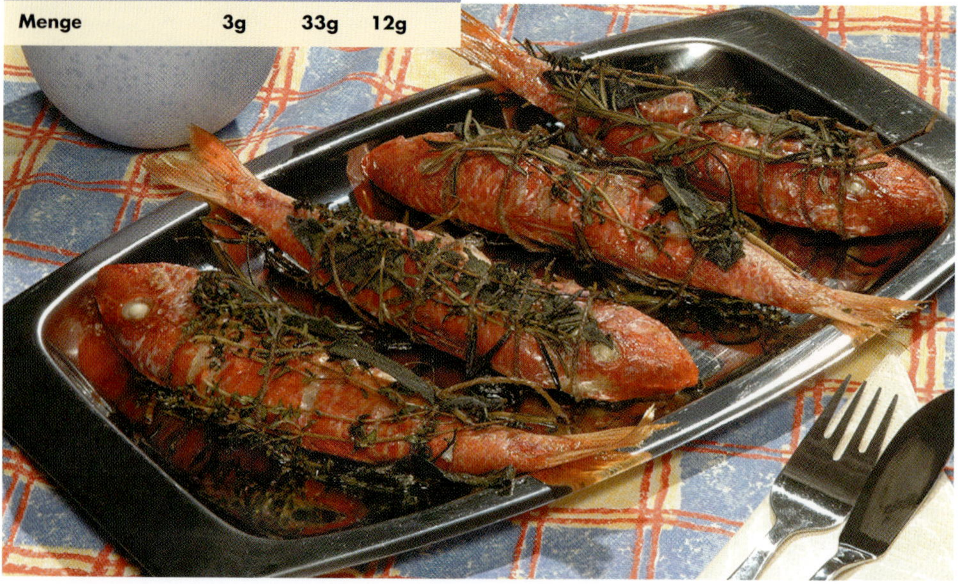

Lachsforellenfilet mit Mangoldsalat

- 150g Mangold
- ½ Schalotte
- ½ Knoblauchzehe
- 1 TL Olivenöl
- Jodsalz, Pfeffer
- ½ EL Balsamico-Essig
- 2 Tomaten (ca. 150g)
- 1 Lachsforellenfilet (150g, mit Haut, entgrätet)
- ½ TL Öl für die Pfanne
- 1-2 dünne Zitronenscheiben

Den Mangold waschen und putzen. Die Stiele ausschneiden und schräg in 1 cm breite Stücke schneiden. Die Blätter hacken.
Die Schalotte und den Knoblauch schälen, fein würfeln und im Öl glasig dünsten. Die Mangoldstiele dazugeben und ca. 5 Minuten mitdünsten. Die Blätter hinzufügen und in 3 Minuten zusammenfallen lassen, mit Salz, Pfeffer und Essig würzen.
Die Tomaten waschen und in kleine Würfel schneiden, unter den Mangold mischen. Etwas abkühlen lassen.
Inzwischen den Fisch mit Salz und Pfeffer würzen. Eine beschichtete Pfanne mit Öl einpinseln und erhitzen. Das Lachsforellenfilet darin bei mittlerer Hitze auf der Hautseite 6-7 Minuten braten, bis die Haut knusprig ist. Fisch auf dem Mangoldsalat anrichten und mit Zitronenscheiben garnieren.

289 kcal/Person	KH	E	F
Menge	8g	35g	13g

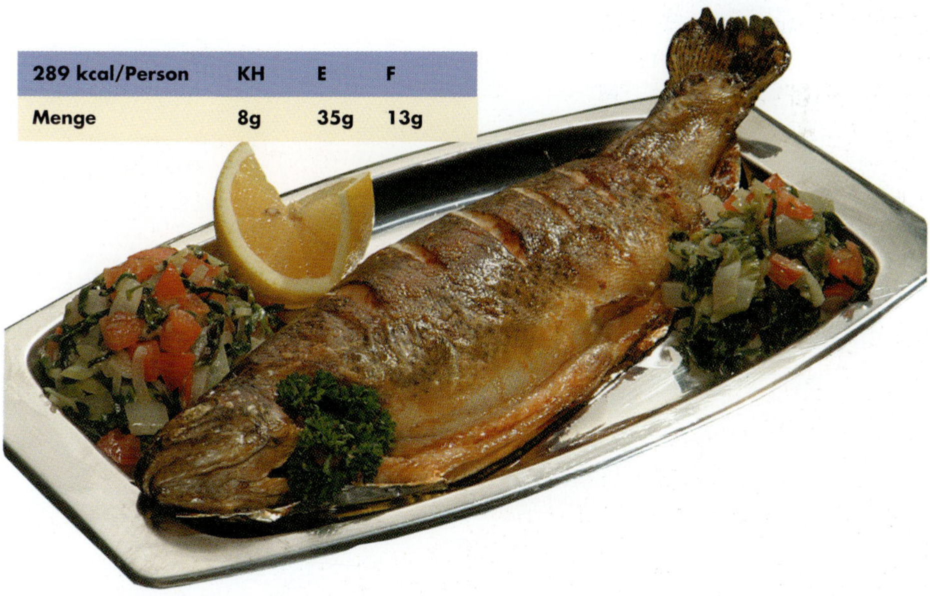

Forelle mit Petersilie

- 2-3 Tomaten (ca. 250g)
- 2-3 Frühlingszwiebeln (75g)
- Petersilie
- Jodsalz, Pfeffer
- 1 Forelle (ca. 250g)
- 1 EL Zitronensaft
- 1 Stück Bratschlauch
- Petersilie zum Garnieren

Ein ausreichend langes Stück Bratschlauch an einem Ende mit einem Clip verschließen. Den Backofen auf 200° (Umluft 180°) vorheizen.

Die Stielansätze der Tomaten entfernen. Die Tomaten kurz überbrühen, häuten, entkernen und klein würfeln.

Die Frühlingszwiebeln waschen, putzen und in Ringe schneiden. Ein paar Blättchen Petersilie abzupfen, mit den Tomaten und den Frühlingszwiebeln mischen, salzen und pfeffern.

Die Forelle waschen und abtrocknen. Die restliche Petersilie (auch die Stiele) in die Bauchhöhle geben. Den Fisch mit Zitronensaft beträufeln, mit Salz und Pfeffer einreiben.

Die Tomatenmischung in den Bratschlauch geben, die Forelle darauf betten. Den Schlauch auch am anderen Ende verschließen, auf den kalten Rost legen und den Fisch im Ofen (Mitte) 20 Minuten garen.

Den Bratschlauch aufschneiden, die Forelle und das Gemüse herausnehmen und alles mit frischer Petersilie bestreut anrichten.

341 kcal/Person	KH	E	F
Menge	10g	55g	9g

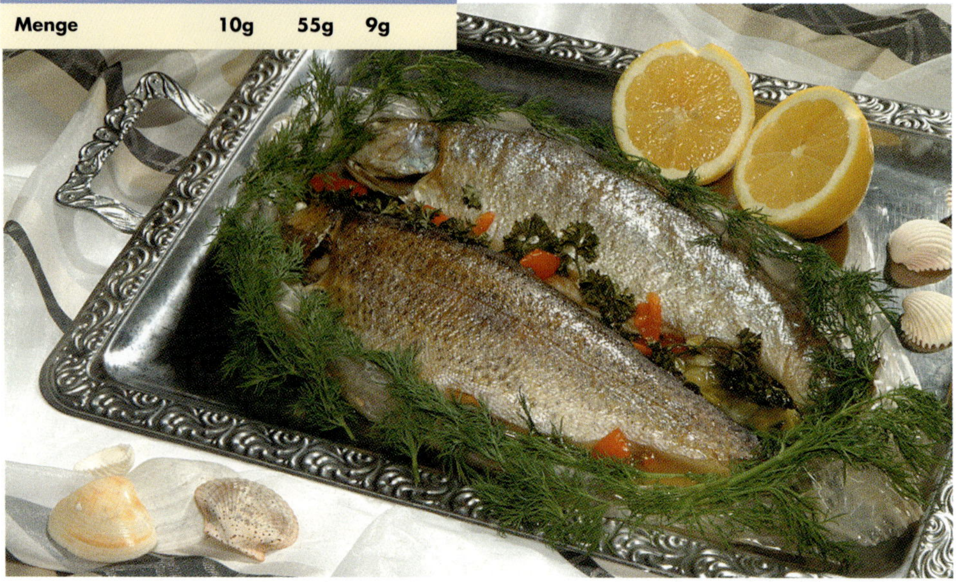

Seeteufelspießchen

- 1 rote Paprikaschote
- 150g Seeteufelfilet
- 4 Holz- oder Metallspieße
- 3 EL trockener Sherry (ersatzweise Fischfond)
- 1 EL Zitronensaft
- 1 EL Olivenöl
- 1 Knoblauchzehe
- Jodsalz, Pfeffer
- ½ TL getrockneter Thymian
- 2 Zweige Basilikum
- ½ Bund Petersilie
- Zitronenachtel und Basilikum
- 1 Portion Blattsalat (z.B. Frisée)

Den Backofen auf 250° (Umluft 225°) oder den Grill vorheizen. Paprikaschoten waschen, abtrocknen und im Backofen (Mitte) unter Wenden 10-20 Minuten grillen oder backen, bis die Haut Blasen wirft. Die Paprikaschoten etwas abkühlen lassen, häuten, putzen, längs in 2 cm breite Streifen schneiden und aufrollen.
Das Fischfilet in 2 cm große Würfel schneiden und abwechselnd mit den Paprikaröllchen auf Spieße stecken.
Aus Sherry, Zitronensaft, ½ EL Öl, geschältem und durchgepresstem Knoblauch, Salz, Pfeffer und Thymian eine Marinade rühren. Spieße darin wenden und 1 Std. marinieren.
Die Spieße im übrigen Öl unter Wenden ca. 6–7 Minuten braten. Kräuter waschen, in Streifen schneiden und unter die Marinade rühren. Die Spieße warm halten und mit Marinade kurz in der Pfanne erwärmen.
Salat auf einem Teller anrichten, die Spieße darauf verteilen und mit der Marinade beträufeln. Mit Zitronenspalten und Basilikum garniert servieren.

254 kcal/Person	KH	E	F
Menge	6g	26g	13g

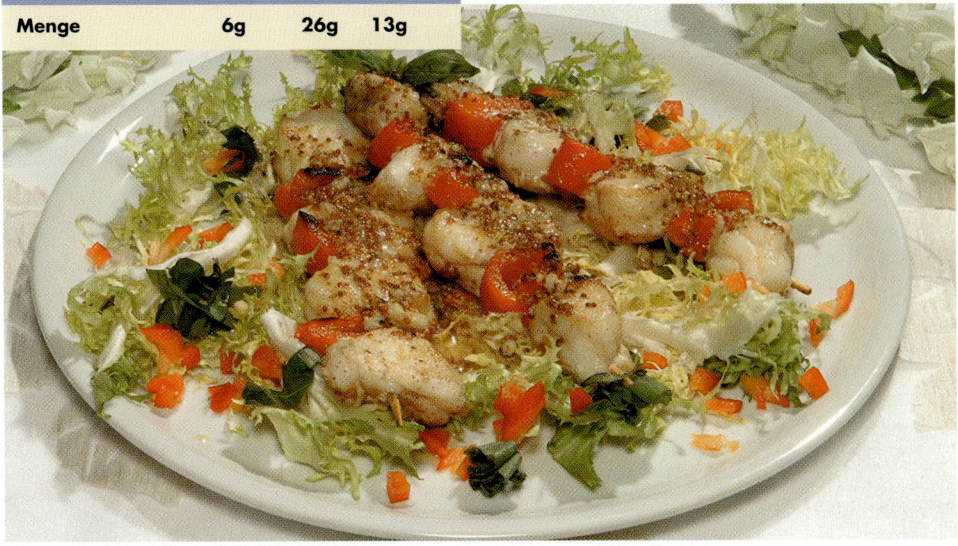

Fischspieß

- 150g Seefischfilet (z.B. Rotbarsch, Kabeljau, Seelachs)
- Jodsalz
- 250g Brokkoli
- 50g kleine Cocktailtomaten
- ¼ unbehandelte Zitrone
- 1 TL Rapsöl
- Pfeffer
- 40 ml Gemüsebrühe
- Zitronenspalten
- Dillspitzen

Das Fischfilet in Würfel schneiden und salzen. Brokkoli putzen, in Röschen teilen, in kochendem Salzwasser 3 Minuten blanchieren, abschrecken und abtropfen lassen.

Fischwürfel, Brokkoliröschen und Tomaten abwechselnd auf Spieße stecken.
Die Hälfte der Zitronenschale fein abreiben, den Saft auspressen.
Das Öl in einer beschichteten Pfanne erhitzen. 1 EL Zitronensaft einrühren, mit Pfeffer würzen. Die Fischspieße in der Pfanne 3 Minuten rundherum braten. Brühe angießen, Zitronenschale einrühren und die Spieße 3–4 Minuten bei mittlerer Hitze offen garen.
Die Sauce mit Salz, Pfeffer und Zitronensaft abschmecken. Mit Zitronenspalten und Dill servieren.

239 kcal/Person	KH	E	F
Menge	8g	36g	7g

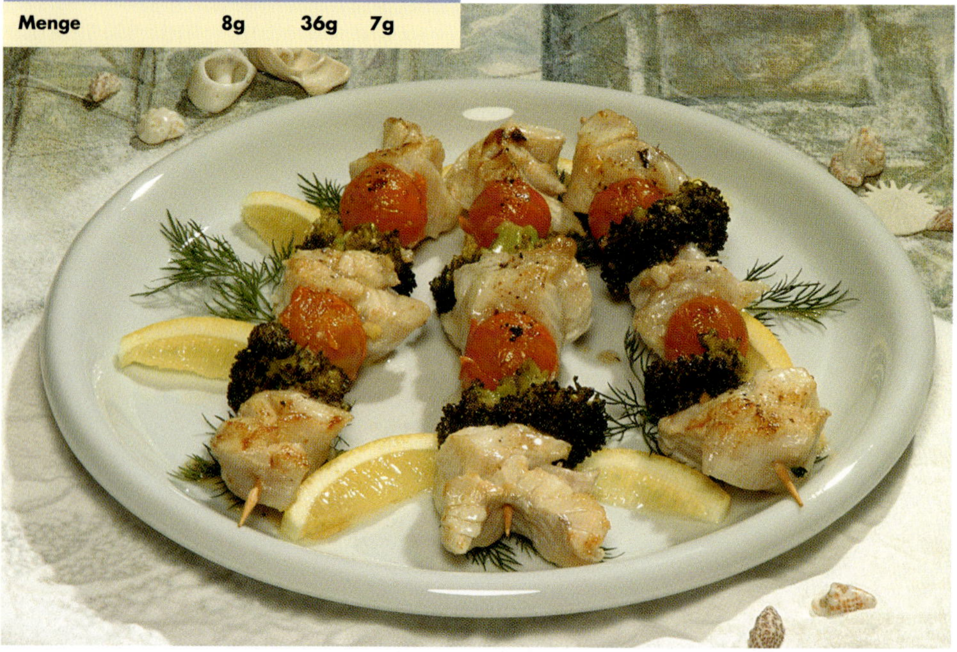

Heilbuttsteaks mit Möhren

- 200g Möhren
- 200 ml Gemüsebrühe
- ¼ unbehandelte Zitrone
- 200g Heilbuttsteak
- Pfeffer
- je ½ Bund Petersilie und Basilikum
- Jodsalz

Möhren waschen und schälen, wenn möglich, ganz lassen. In einen Siebeinsatz legen und einen Topf etwa 3–4 cm hoch mit Gemüsebrühe füllen.
Zitrone heiß abwaschen, abtrocknen und die Schale fein abreiben, den Saft auspressen. Die Möhren mit der Zitronenschale bestreuen. Den Siebeinsatz in den Topf setzen und die Brühe aufkochen lassen. Möhren zugedeckt bei mittlerer Hitze zunächst 15 Minuten dämpfen.
Inzwischen die Fischsteaks kurz abspülen und trocken tupfen. Rundherum mit frisch gemahlenem Pfeffer, Salz und 1 EL Zitronensaft würzen. Den Fisch auf die Möhren legen. Alles zusammen ca. 10–12 Minuten garen.
Fischksteaks aus dem Topf nehmen und zugedeckt warm stellen. Die gehackten Kräuter über die Möhren streuen und mit Salz und Pfeffer abschmecken. Heilbuttsteaks mit den Möhren auf vorgewärmten Tellern anrichten und mit Kräutern garnieren.

271 kcal/Person	KH	E	F
Menge	12g	40g	7g

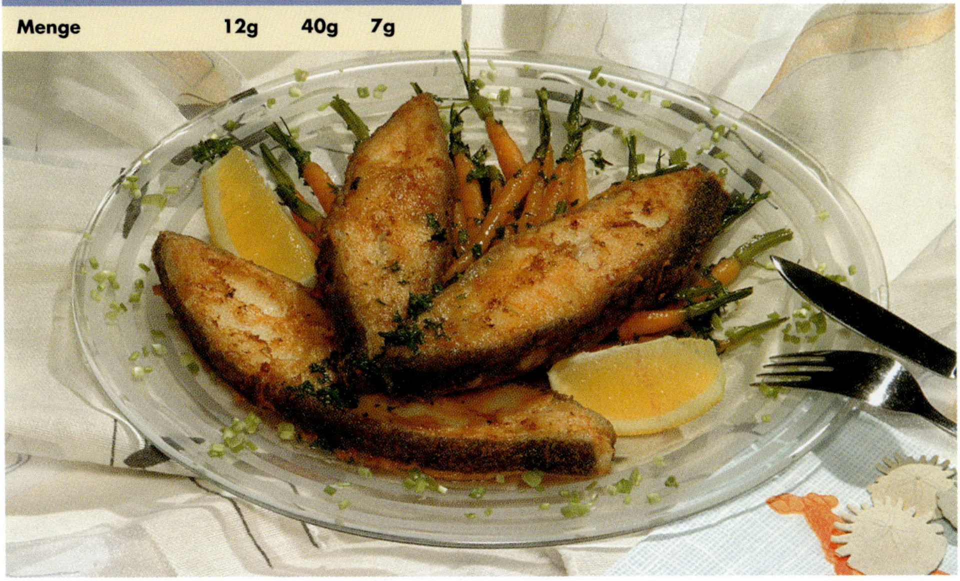

Kabeljausteaks mit Tomaten

- ¼ Bund Frühlingszwiebeln
- 150g kleine feste Tomaten
- 200g Kabeljausteak
- 1 EL Zitronensaft
- Jodsalz, Pfeffer
- 1 TL Rapsöl
- 1-2 EL trockener Weißwein oder Fischfond
- ½ Bund Basilikum
- Alufolie (extrastark)

Salat:

- 1 Portion Blattsalat
- 1 TL Olivenöl
- 1 TL Balsamico-Essig
- 1 EL Mineralwasser
- Jodsalz, Pfeffer, Senf
- Kräuter und Zwiebeln nach Geschmack

Frühlingszwiebeln und Tomaten waschen und klein schneiden.
Die Kabeljausteaks mit dem Zitronensaft beträufeln, mit Salz und Pfeffer würzen.
Den Backofen auf 200° vorheizen.
Ein großes Stück Alufolie dünn mit Öl bestreichen. Die Tomatenscheiben ziegelartig auf einer Folienhälfte verteilen, mit den Frühlingszwiebeln bestreuen, salzen und pfeffern. Den Fisch darauf legen.
Den Folienrand hochbiegen und den Wein oder Fond über den Fisch träufeln. Basilikum waschen, grob hacken und darüber streuen.
Die zweite Hälfte der Alufolie über den Fisch legen, die Ränder zusammenfalten. Vorsichtig auf ein Backblech heben und den Fisch im Ofen bei 200° (Umluft 180°) (Mitte) 35 Minuten garen.

288 kcal/Person	KH	E	F
Menge	7g	38g	12g

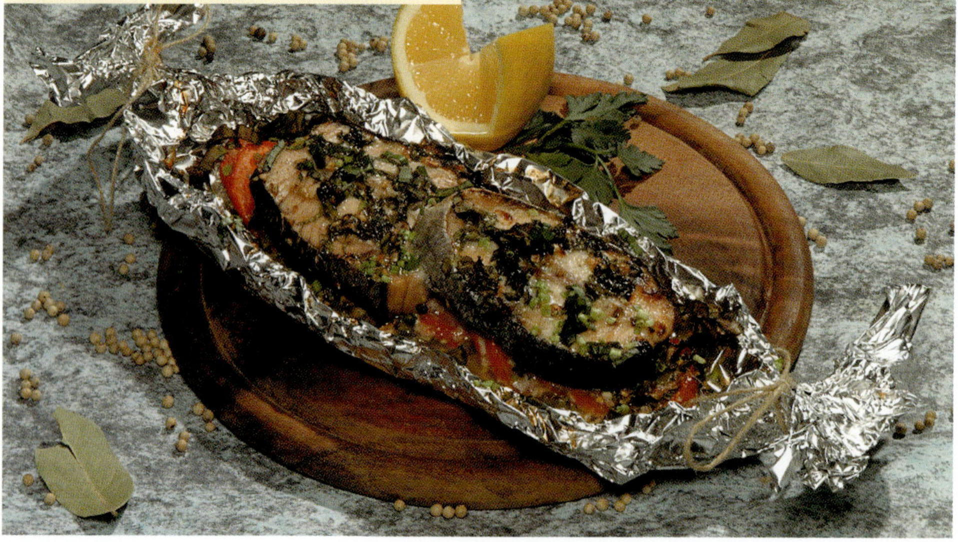

Schafskäserolle mit Oliven

- 50g milder Schafskäse (Feta; 40% F.i.Tr.)
- 25g fettarmer Frischkäse (10% F.i.Tr.)
- 2 paprikagefüllte Oliven
- 7 große Basilikumblätter
- Pfeffer
- 1 TL Zitronensaft
- ½ EL getrocknete Chiliflocken
- ½ EL Paprika (edelsüß)

Salat:

- 50g Blattsalat (z.B. Frisée)
- ½ Paprikaschote
- 1 Tomate
- 1 TL Olivenöl
- 1 TL Balsamico-Essig
- 1 EL Mineralwasser
- Jodsalz, Pfeffer, Senf, Zucker
- Zwiebeln nach Geschmack

Den Schafskäse klein würfeln und mit dem Frischkäse auf einem Teller zerdrücken.

Die Oliven sehr klein schneiden, 5 Basilikumblätter fein hacken und beides unter die Käsemasse mischen. Mit Pfeffer und Zitronensaft abschmecken. Die Käsemasse auf ein Stück Alufolie legen, mit einer weiteren Folie bedecken und durch Drehen eine Rolle von 2–3 cm Durchmesser formen. Fest einwickeln und mehrere Stunden kalt stellen.
Die Chiliflocken und das Paprikapulver vermischen. Die Käserolle aus der Folie wickeln und in den Gewürzen wälzen.
Salat waschen und putzen, Paprika in Streifen, Tomate in Achtel schneiden, alles auf einen Teller geben. Vinaigrette herstellen, über den Salat träufeln. Die Käserolle in Scheiben schneiden und auf dem Salatteller anrichten. Mit den restlichen Basilikumblättern garnieren.

233 kcal/Person	KH	E	F
Menge	6g	14g	17g

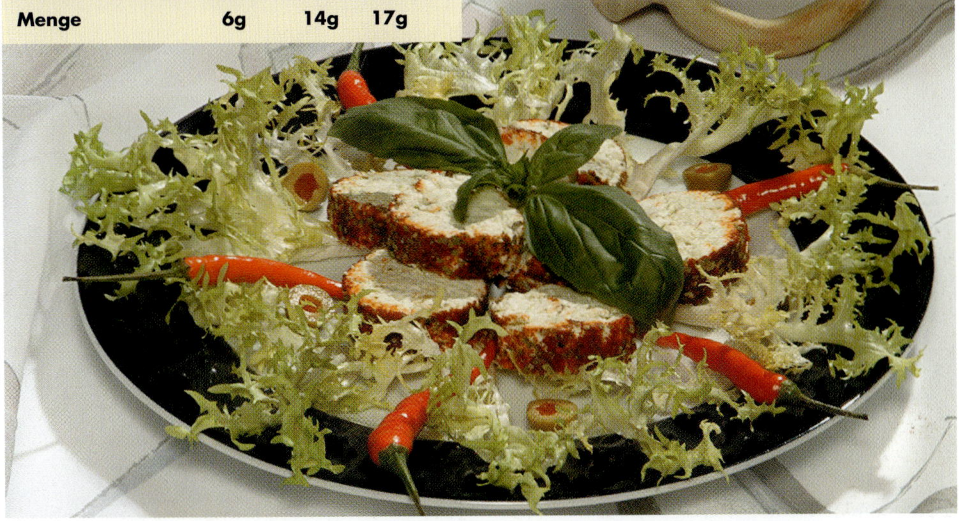

Tomaten mit Kräuter-Quark

- 2 große Tomaten (ca. 200g)
- 1 TL Pinienkerne
- 50g Magerquark
- 25g körniger Frischkäse (10% F.i.Tr.)
- Jodsalz, Pfeffer
- 1 TL Zitronensaft
- etwas abgeriebene Schale einer unbehandelten Zitrone
- ½ Bund Petersilie
- 1 kleiner Zweig Estragon
- 4–6 Basilikumblätter

Die Tomaten waschen, einen Deckel abschneiden, Tomaten mit einem Löffel aushöhlen und mit der Öffnung nach unten auf Küchenpapier legen.
Die Pinienkerne in einer beschichteten Pfanne goldbraun rösten, abkühlen lassen, hacken.
Den Quark mit dem Frischkäse verrühren. Mit Salz, Pfeffer, Zitronensaft und -schale würzen.
Petersilie und Estragon waschen, fein hacken. Basilikumblätter in feine Streifen schneiden. Kräuter und Pinienkerne mit dem Quark mischen.
Die Quarkcreme in die Tomaten füllen und mit Basilikum garnieren. Die Tomatendeckel auflegen.

155 kcal/Person	KH	E	F
Menge	9g	14g	7g

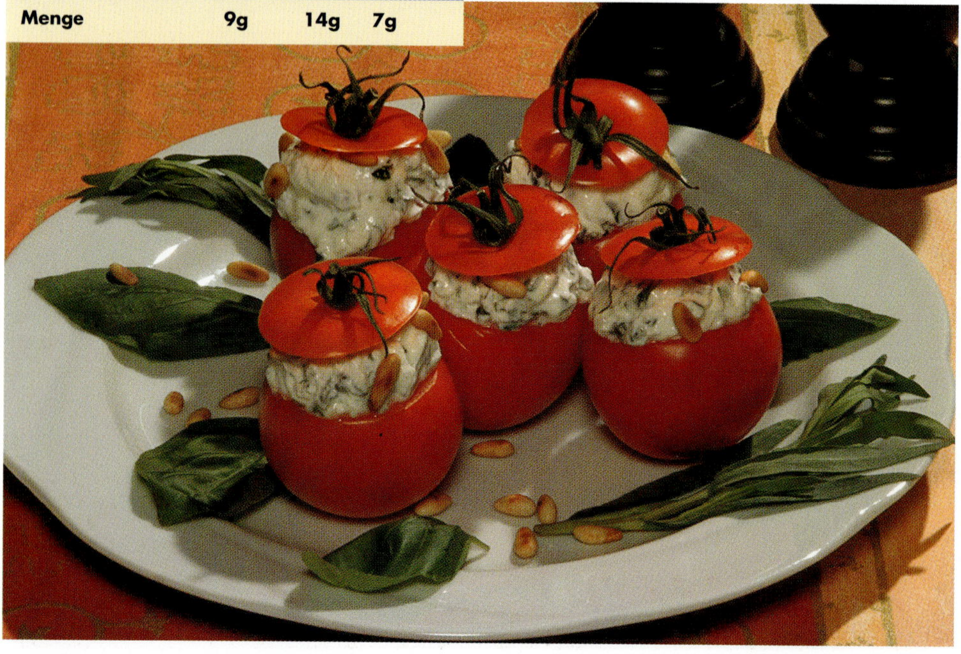

Zwiebelsuppe

- 125g kleine rote Zwiebeln
- 1 TL Rapsöl
- 200 ml Geflügelfond (aus dem Glas, ersatzweise Gemüse- oder Hühnerbrühe)
- 50 ml Rotwein (ersatzweise Geflügelfond)
- Jodsalz, Pfeffer
- 50g rote Bete (aus dem Glas)
- 15g Emmentaler
- 1 Zweig Dill zum Garnieren

Die Zwiebeln schälen und in dünne Ringe schneiden. Das Öl erhitzen, die Zwiebeln darin 10 Minuten dünsten.

Den Fond und den Wein angießen, salzen und pfeffern, aufkochen und 10 Minuten bei schwacher Hitze köcheln lassen.

Inzwischen die rote Bete abtropfen lassen und pürieren, den Käse raspeln.

Rote Bete in die Suppe geben und einmal aufkochen lassen. In eine Suppentasse füllen, mit dem Käse bestreuen und etwas Dill garnieren.

259 kcal/Person	KH	E	F
Menge	13g	18g	15g

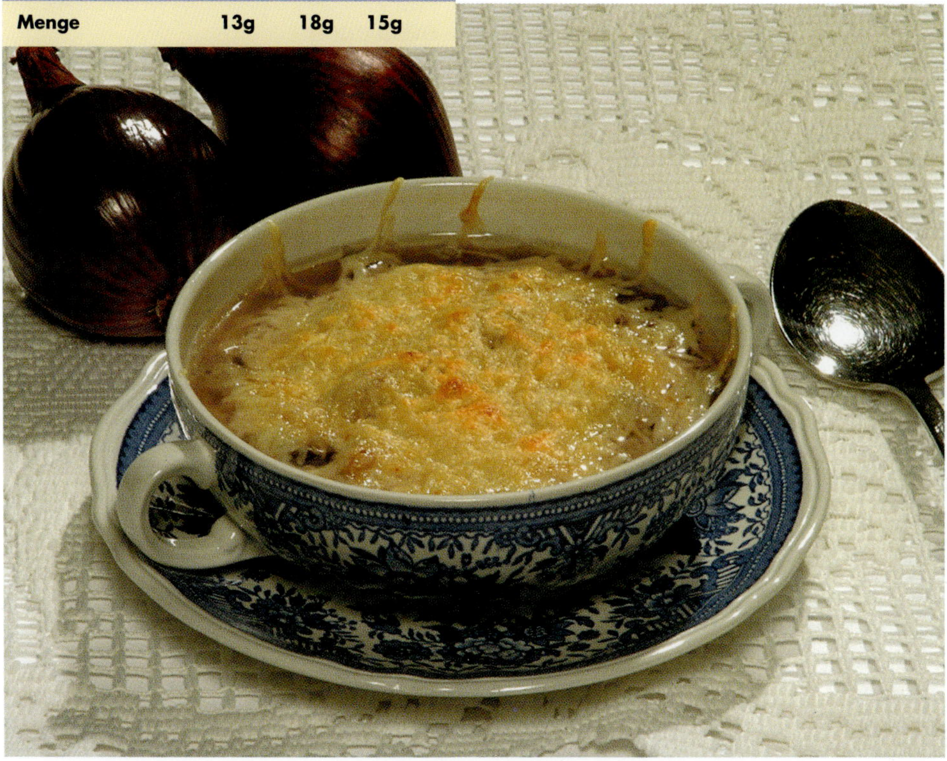

Eier im Glas

- 25g Salatgurke
- 3-4 Schnittlauchhalme (ersatzweise Dillzweige)
- 2 kleine Eier
- Jodsalz
- 1 EL saure Sahne (10% Fett)
- 1 TL Tomatenketchup
- Pfeffer
- 1 Spritzer Worcestersauce
- einige Salatblätter
- 1 kleine Tomate
- einige Gurkenscheiben

Die Salatgurke waschen, einige Scheiben beiseite legen, den Rest sehr klein würfeln. Schnittlauch waschen, trockenschütteln und in feine Röllchen schneiden.
Die Eier wachsweich kochen, anschließend abschrecken, pellen und halbieren.
Einen Glasteller mit Salatblättern, Gurken- und Tomatenscheiben dekorativ auslegen.
Saure Sahne, Tomatenketchup und Gurkenwürfel mischen, mit frisch gemahlenem Pfeffer und Worcestersauce würzen und über den Salat gießen. Die Eier leicht salzen, auf der Salatsauce anrichten und mit Schnittlauchröllchen bestreuen.

231 kcal/Person	KH	E	F
Menge	7g	17g	15g

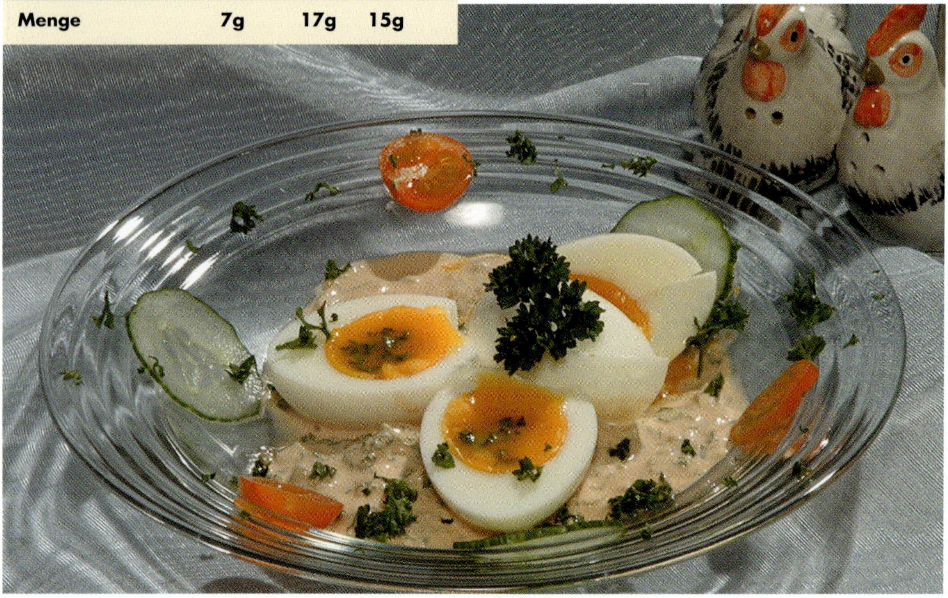

Zum guten Schluss

Kein Organismus arbeitet absolut fehlerfrei. Aber gute wie sinnvolle Voraussetzungen für ein normales Arbeiten zu schaffen, dabei können wir aktiv werden.
Und aktiv werden ist sowohl für den Normalgewichtigen als auch für den Übergewichtigen heute zwingend, damit er seiner Lebenszukunft vor allem bei scheinbar unbeeinflussbaren Gesundheits- und evtl. Gewichtsproblemen eine reelle Chance gibt.
Würden wir so leben, wie es uns unser gesunder Menschenverstand sagt, kämen wir dem Ideal nahe, ein gesundes Leben zu führen. Denn gesund und effektiv abnehmen, Gewicht halten, sich rundum wohl fühlen, einfach lange und gesund leben – das ist keine Utopie mehr.

Es stehen Ihnen über 100 Rezepte mit zahlreichen Variationsmöglichkeiten zur Verfügung, so dass Sie mit etwas Geschick und Phantasie der Fettfalle ein Schnippchen schlagen können.

Aus Ihrer Küche wird ein Schlankheitszentrum für Ihre Gesundheit.
Hier ein Tipp: Führen Sie ein Ernährungstagebuch!

Sie

- lernen Ihr Essverhalten besser kennen,
- sehen Ihre persönlichen „Schwachstellen“ und
- essen schließlich bewusster.

Denken Sie immer daran: Essgewohnheiten sind stabile Verhaltensmuster; sie lassen sich meist nicht in kurzer Zeit grundlegend und nachhaltig verändern. Haben Sie also etwas Geduld mit sich selbst und einen langen Atem (vielleicht bewegungstrainiert), aber lassen Sie Ihr Ziel niemals aus den Augen!

Nicht nur beim Ausprobieren der Rezepte wünschen wir Ihnen ein gutes Gelingen.

Auf die Gesundheit bei gutem Appetit!

Quellennachweis

Adler, C.P.
„Knochenkrankheiten“
Springer 1998

Arentz, T.; De Meirleir, K.; Hollmann, W.
„Die Rolle der endogenen opioiden Peptide während Fahrradergometerarbeit“
Dt. Z. Sportmed. 1986; 37: 210.

Ariens, E.J.A.; Mutschler, E.; Simonis, A.M.
„Allgemeine Toxikologie“
Georg Thieme Verlag, Stuttgart 1978

Biesalski, Hans Konrad et al.
„Ernährungsmedizin“
Thieme Verlag, Stuttgart 1995

Biesalski, Hans-Konrad; Grimm, Peter
„Taschenatlas der Ernährung“
Georg Thieme Verlag, Stuttgart 1999

Bös, Klaus
„Handbuch für Walking“
Meyer und Meyer Verlag, Aachen, 2. Auflage 1996

Burrig, K.-F.
„Endothel und lokale Faktoren beim Werdegang der Arteriosklerose“
Thieme, 1999

Coulston, AM; Hollenbeck, CB; Swislocki, AL; et. al.
„Effect of source of dietary carbohydrate on plasma glucose and insulin responses to mixed meals in subjects with NIDDM“
Diabetes Care 1987; 10; 395-400

Cooper, Dr. R.K.; Cooper, L.L.
„Fettarm leben“
Mosaik Verlag, München 1999

Costill, D. L.
„Inside Running, Basics of Sports Physiology“
USA 1986

De Marées, H.; Mester, J.
„Sportphysiologie I“
Verlag Moritz Diesterweg GmbH & Co., Frankfurt a. M.;
Verlag Sauerländer AG, Aarau
2. Auflage 1991

De Meirleir, K.; Smitz, J.; Van Steirteghem, A.; L´Hermite, M.; Hollmann, W.
„Dopaminergic and serotoninergic neu-rotransmitter systems are involved in exer-cise-induced release of adenohypophyseal hormones“
6th Internat. Symposium Biochem. of Exercise, Copenhagen, 1985c.

Deutsche Gesellschaft für Ernährung e.V.
„Ernährungsbericht 2000“
Frankfurt a.M. 2000

Forth, W.; Henschler, D; Rummel, W.
„Allgemeine und spezielle Pharmakologie und Toxikologie“
Wissenschaftsverlag, Mannheim 1992

Frank, K.
„Metabolisches Syndrom, Arteriosklerose und degenerative Erkrankungen des Stütz- und Bewegungsapparates“
In: Arbeitsmed.Sozialmed.Umweltmed., 38 (2003), 31-37

Godlee, F. (Hrsg.)
„Clinical Evidence“
Hans Huber Verlag, Bern 2000

Gollner; Kreuzriegler; Eitzinger
„Gesundheitstraining für Manager“
BLV; München 1992

Hauner, D.; Hauner H.
„Wirksame Hilfe bei Adipositas“
TRIAS Verlag, 2001

Hamm, M.
„Fit und schlank mit dem Glyx“
Midena Verlag, München 2001

Herholz, K.; Buskies, B.; Rist, M.; Pawlik, G.; Hollmann, W.; Heiss, W.K.
„Regional cerebral blood flow in man at rest and during exercise“
J. Neurol. 1987; 234: 9

Herzog, H.; Unger, C.; Kuwert, T.; Fischer, H.G.; Scholz, D.; Hollmann, W.; Feinendegen, L.E.
„Physical exercise does not increase ce-rebral metabolic rate of glucose utilisation. XVth Internat. Symposion on Cerebral Blood Flow and Metabolism“
Miami/USA, 1992

Hollmann, W., Hettinger, T.
„Sportmedizin“
Schattauer Verlag, Stuttgart 2000

Hollmann, W.; De Meirleir, K.; Fischer, H.G.; Holzgraefe, M.
„Über neuere Aspekte von Gehirn, Muskelarbeit, Sport und Psyche“
Dt. Z. Sportmed. 1993; 44: 478.

Hollmann, W.; Fischer, H.G.; De Meirleir, K.; Herzog, H.; Herholz, K.; Feinendegen, L.E.
„The brain ? regional cerebral blood flow, metabolism, and psyche during ergometer exercise“
In: Physical activity, fitness, and health. International proceedings and consensus statement. Bouchard, C.; Shephard, R.J.; Stephens Th, eds.: Champaign/Il. 1994.

Holt, SH; Miller, JC; Petocz, P.
„An insulin index of foods: the insulin demand generated by 1.000 kJ protions of common foods“
American journal of clinical nutrition 1997; 66; 1264-1276

Kjaer, M.; Bahgsbo, J.; Loerie, G. & Galbo, H.;
„Hormonal response to exercise in humans: influence of hypoxia and physical training“
Am. J. Physiol. 254, R 197-R 203; (1988)

Klör, H.-U.
„Adipositas–Genes –Diagnose–Therapie“
MEDIKON-Verlag, München 2000

Klurfeld, David M.
„Nutrition and Immunology“ (Ernährung und Immunologie), 1993

Konopka, P.
„Sporternährung“
BLV Verlagsgesellschaft mbH, München 1998

Kowalski, R.E.; Ezrin, C.
„Die Stoffwechsel-Revolution“
ECON-Verlag, 6. Aufl., Düsseldorf 1997

Lagerström, Dr. Sportwiss., Dieter
„Dreieckslauf zur Steuerung der Intensität bei Coronarpatienten“
Deutsche Zeitschrift für Sportmedizin, 6/1983

Lehninger, Albert L.L.
„Biochemie“
Verlag Chemie, Weinheim 1975

Lötzerich, H.; Peters, C.
„Krebs und Sport“
Sport und Buch Strauß, Köln 1997

Mader, A.
„Neue Tendenzen im Ausdauertraining“
in: Tschiene, H. (Hrsg.); BAL, Band 12, 1993

Maffetone, Dr. Philip
„Training for Endurance“
David Barmore Productions, Stamford 1996

Maffetone, Dr. Philip
„In Fitness and in Health, everyone is an athlet“
David Barmore Productions, Stamford 1994

Mehnert, H.; Standl, E.; Usadel, K.-H.
„Diabetologie in Klinik und Praxis“
Thieme-Verlag, 4. Aufl., 1999

Mikines, K.J., Sonne, B.,; Farrell, P.A. & Galbo, H.
„Effect of training on the dose-response relationship for insulin action in men“
J. Appl. Physiol. 66, 695-703; (1989a)

Nieman, D.C.; Pedersen, B.K.
„Nutrition and Exercise Immunology“ (Ernährung und Sportimmunologie), 2000

Pape, D.; Schwarz, R.; Gillessen, H.
„Gesund-Vital-Schlank“
Deutscher Ärzte-Verlag, Köln 2001

Prasad, K.N.; Santamaria, L.; Williams, R.M.
„Nutritients in Cancer Prevention and Treatment“ (Nahrungsbestandteile im Bezug auf Krebsprävention und -behandlung), 1995

Ramseier, E.
„Untersuchungen über arterioskerotische Veränderungen der Konchearterien“
Virchows Arch Pathol Anat
1962, 336, 77-86

Rapport, S.M.
„Medizinische Biochemie“
VEB Verlag Volk und Gesundheit, Berlin 1969

Reaven, G. M.; Laws, A.
„Insulin Resistance–The Metabolic Syndrome X“
Humana Press, Totowa, New Jersey, 1999

Roland, P.E.; Friberg, L.
„Localization of cortical areas by thinking“
J. Neurophysiol. 1985; 53: 1219.

Roland, P.E.; Larsen, B.; Lassen, N.A.; Skinhøy, E.

„Supplementary motor area and other cortical areas in organization of voluntary mo-vements in man“
J. Neurophysiol. 1980; 43: 118.

Rost, R.
„Sport- und Bewegungstherapie bei Inneren Krankheiten“
Deutscher Ärzte-Verlag GmbH, Köln 1991

Schettler, Dr. Gotthard
„Der Mensch ist so jung wie seine Gefäße“
R. Pieper GmbH & Co. KG, München 1984, 3. Auflage

Schmidt, D.; Krause, B.J.; Herzog, H.; Strüder, K.K.; Hautzel, H.; Klose, C.; Wouters, E.; Hollmann, W.; Müller-Gärtner, H.-W.
„Influence of memory load on the change of regional cerebral blood flow during verbal working memory in elderly subjects“
NeuroImage (Academic Press) 1999 a; 9, 6, S907.

Schmidt, D.; Krause, B.J.; Herzog, H.; Strüder, H.K.; Klose, C.; Wouters, E.; Hollmann, W.; Müller-Gärtner, H.-W.
„Age-dependent changes in activation patterns during encoding and retrieval of visully presented word-pair associates“
NeuroImage (Academic Press) 1999 b; 9, 6, S908.

Schmidt, RF; Thews, G.
„Lehrbuch der Physiologie“
Springer Verlag

Schmidt, RF; Thews, G.; Lang, F.
„Physiologie des Menschen“
Springer Verlag, 2000

Schnabel, Harre, Borde (Hrsg.):
„Trainingswissenschaft, Leistung, Training, Wettkampf“
Sport Verlag, Berlin 1998

Schusdziarra, V.
„Adipositas – Moderne Konzepte für ein Langzeitproblem“
UNI-MED Verlag AG, Bremen 2000

Schunk, Werner
„Arbeits- und Gewerbetoxikiologie“
ecomed Verlag; Landsberg, München, Zürich 2001

Shephard, R. J.; Åstrand, P.-O.
„Ausdauer im Sport“
Deutscher Ärzte-Verlag, Köln 1993

Silva, J.
„Die Silva Mind-Control Methode“
Peter Erd Verlag, München 1987

Steffny, H.; Pramann, U.
„Perfektes Lauftraining“
Südwest Verlag, München 1999

Stegemann, J.
„Leistungsphysiologie“
Thieme Verlag, Stuttgart 1991

Strüder, H.K.; Hollmann, W.; Platen, P.; Wöstmann, R.; Ferrauti, A.; Weber, K.
„Effect of exercise intensity on free tryptophan to branched-chain amino acids ratio and plasma prolactin during endurance exercise“
Can. J. Appl. Physiol. 1997; 22: 280-291.

Strüder, H.K.; Hollmann, W.; Platen, P.; Rost; Weicker, H.; Kirchhof, O.; Weber, K.
„Neuroendocrine system and mental function in sedentary and endurance-trained elderly males“
Int. J. Sports Med. 1999 a; 20: 159-166.

Strunz, Dr. med. Ulrich
„Forever Young–Das Leicht-Lauf-“Programm“
München 2000

Strunz, Dr. med. Ulrich
„Der Weg zu Kreativität und Höchstleistung“
1999

Styrer, L.
„Biochemie“
Spektrum, Akademischer Verlag Heidelberg
1987

Wackerhage, H.; Leyk, L.
„Muskulärer Energiestoffwechsel“
Sport und Buch Strauß, Köln 2000

Wade, J.
„Personal Fitness für ein neues Lebensgefühl“
Cormaron Verlag München 1998

Wechsler, J.G.
„Adipositas“ – Ursachen und Therapie
Blackwell Wissenschafts-Verlag Berlin–Wien 1998

Weineck, J.
„Optimales Training“
Spitta Verlag, Balingen 2000

Williams, Melvin H.; Rost, Richard
„Ernährung, Fitness und Sport“
Ullstein-Mosby Verlag, Berlin, Wiesbaden, 1997

Wirth, A.
„Adipositas“
Springer Verlag, 2. überarb. und erw. Auflage, 2000

Worm, N.
„Syndrom X oder Ein Mammut auf dem Teller“
Hallwag-Verlag, Bern 2000

Zimmermann, K.
„Gesundheitsorientiertes Muskelkrafttraining“
Verlag Hofmann Schorndorf 2000

Zintl, F.
„Ausdauertraining: Grundlagen, Methoden, Trainingssteuerung,“
BLV, München 1990

Bildnachweis

Wichtige Abbildungen und Tabellen im Kapitel „Ernährung und Immunsystem“ von Prof. Dr. Gerhard Uhlenbruck sind der Broschüre von Dr. P. Konopka, II Med. Klinik, Zentralklinikum Augsburg, „Krebs, Immunsystem und Ernährung“ entnommen, dem Ergebnis eines Fortbildungsseminars, an dem der Autor seinerzeit mitgewirkt hat.

Seite 5:	Mauritius/Stock Image Gestaltung: empewe
Seite 9:	Mauritius/Ley (links) Mauritius/Bernhard Lehn (rechts)
Seite 10:	Agentur focus/H. Müller-Elsner
Seite 12:	Zefa/B. Anderson
Seite 13:	Mauritius/Horillo i Riola
Seite 15:	Illustration aus: Hillis, A./Stone, P.; „Lecker, lecker, lecker!“, beustverlag GmbH München
Seite 16:	Grafik aus: Pape/Schwarz/Gillessen; „Gesund-Vital-Schlank“; Deutscher Ärzte-Verlag 2001
Seite 17:	Bilderbox
Seite 25:	Mauritius/Rosenfeld
Seite 26:	Mauritius/Biological Supply
Seite 28:	Mauritius/Cupate
Seite 32:	Mauritius/Auli
Seite 34:	mev-Verlag
Seite 43:	Mauritius/John Karapelou, CMI
Seite 56:	Mauritius/Phototake
Seite 63:	corbis/Sanford/Agliolo
Seite 64:	Zefa/Benelux
Seite 67:	Zefa/Westrich
Seite 79:	corbis/P.&R. Barnett (Mehl) corbis/Steve Terril (Kornfeld)
Seite 84:	Schubert (links) Mauritius/Rosenfeld (rechts)
Seite 88:	Zefa/Paul Anton
Seite 90:	Mauritius/Rosenfeld
Seite 93:	Mauritius/Rosenfeld
Seite 94:	Imagedirect
Seite 95:	Mauritius/Rosenfeld
Seite 109:	Mauritius/Rosenfeld
Seite 110:	Mauritius/Rosenfeld
Seite 113:	Mauritius/Rosenfeld
Seite 114:	Mauritius/Rosenfeld
Seite 115:	Mauritius/Jiri
Seite 117:	Zefa/Owen Robson
Seite 121:	Zefa/C. Schmidt
Seite 139:	Zefa/Alain Muriot Gestaltung: empewe
Seite 143:	Zefa/Creasource
Seite 145:	Grafik unten, Fotos aus: Costill; „Inside Running“
Seite 154:	Jouck
Seite 155:	Jouck
Seite 160:	corbis/Roger Ball
Seite 162:	Zefa/Peter Griffith
Seite 175:	Mauritius/Phototake
Seite 179:	Stockfood/Klaus Arras Gestaltung: empewe
Seite 187:	Stockfood/Maximilian Stock LTD
Seite 197:	Stockfood/Martina Urban
Seite 205:	Stockfood/Gabula Art-Foto

Seite 223:	Stockfood/Studio Bonisoli
Seite 230:	Stockfood/Harry Bishof
Seite 255:	Stockfood/Eising
Seite 265	Stockfood/Michael Brauner
Seite 266:	Zefa/Pierre Cabannes (unten rechts) Mauritius/Rosenfeld (alle übrigen)

Die Ratschläge in diesem Buch sind von Autoren und Verlag sorgfältig erwogen und geprüft, dennoch kann eine Garantie nicht übernommen werden. Eine Haftung des Autors bzw. des Verlages und seiner Beauftragten für Personen-, Sach- und Vermögensschäden ist ausgeschlossen.

Sachverzeichnis

Urkunde

Stadtwerke Köln

erhalten hiermit den

Lifetime Corporate Health Award 2002

für

herausragende Unternehmens-
strategie in den Kategorien
„Betriebliche Gesundheitsförderung
und Disability Management“.

Frankfurt, 24. Oktober 2002

PD Dr. G. Huber
DVGS Deutscher Verband
für Gesundheitssport
und Sporttherapie e.V.

DVGS

S. Kurzawski
Messe Frankfurt

Messe Frankfurt